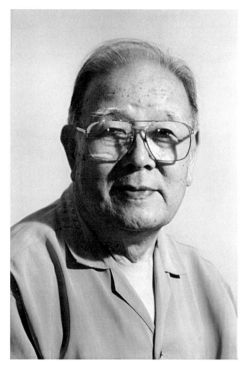
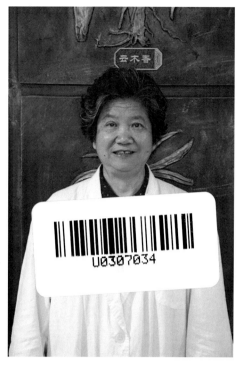

盛氏针灸疗法传承人：盛善本　　　　　盛氏针灸疗法传承人：潘守纶
（1917—2004）　　　　　　　　　　　（1950—）

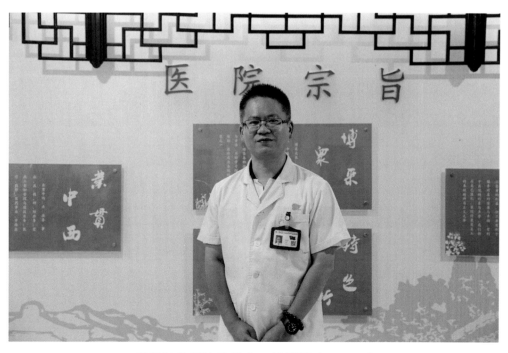

盛氏针灸疗法传承人：胡智海（1975—）

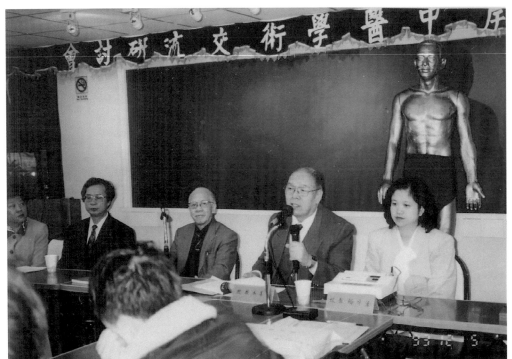

a.

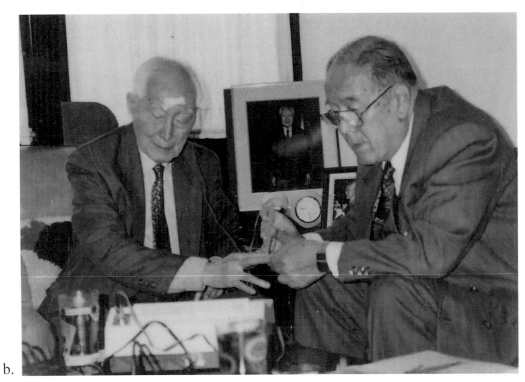

b.

1993 年盛善本与潘守纶至中国台湾地区进行学术交流，其间受到陈立夫先生接见

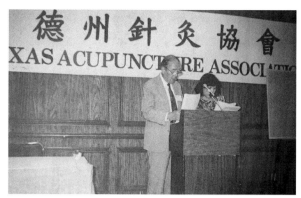

a.

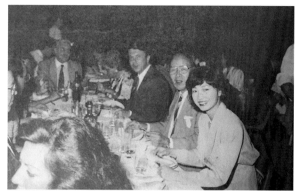

b.

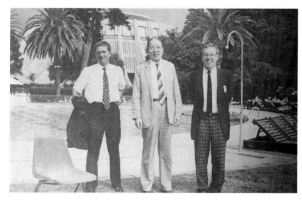

c.

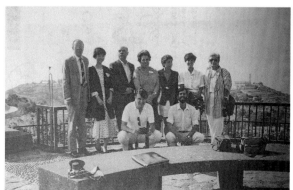

d.

盛善本在海外交流

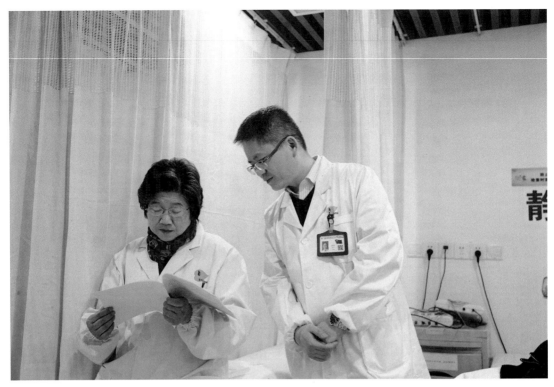

潘守纶带教胡智海，并传授盛氏针灸疗法

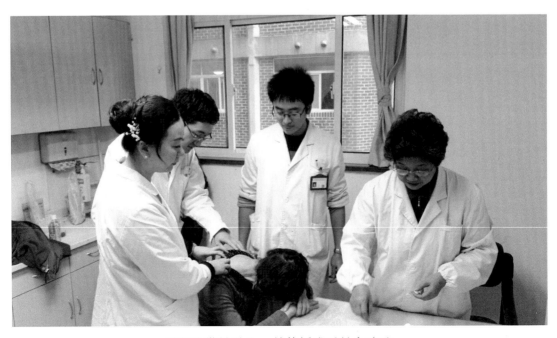

潘守纶带教学生，并传授盛氏针灸疗法

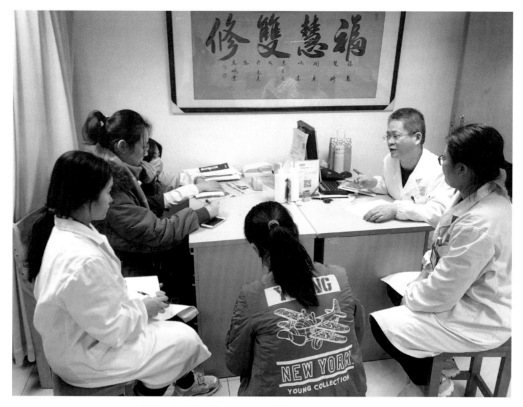

胡智海带教传承人，并传授盛氏针灸疗法

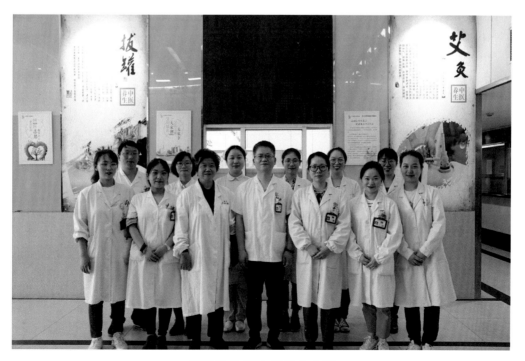

盛氏针灸疗法传承人合影

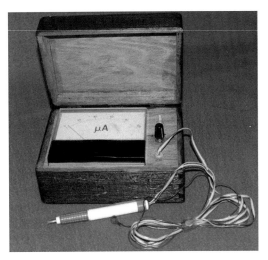

第一代测定仪

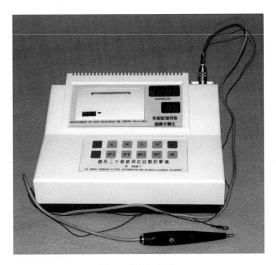

第二代测定仪

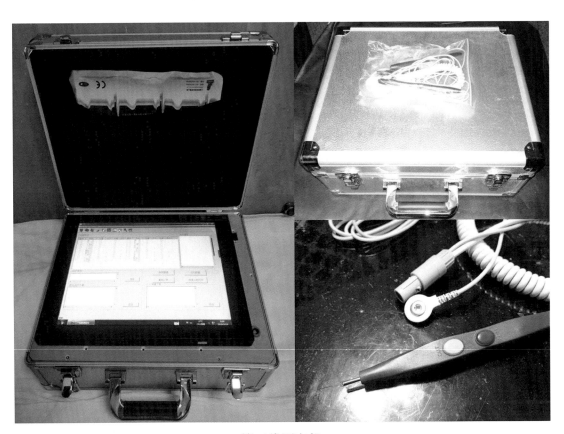

第三代测定仪

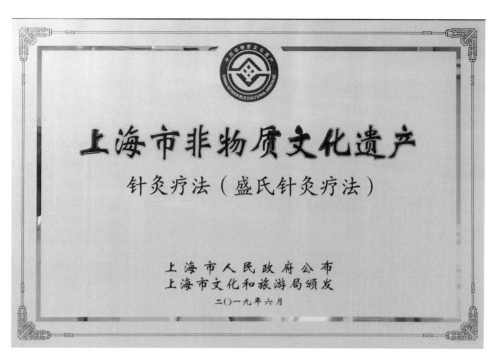

盛氏针灸疗法入选上海市非物质文化遗产项目

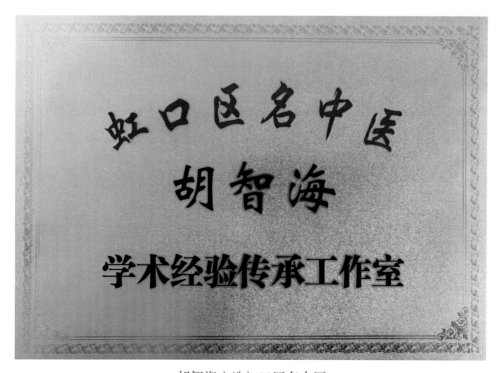

胡智海入选虹口区名中医

a.

b.

c.

盛善本手稿

上海市非物质文化遗产

盛氏针灸疗法

胡智海　王　毅　主编

科学出版社

北　京

内 容 简 介

　　盛氏针灸疗法作为上海市非物质文化遗产,具有百年历史。本书介绍了盛氏针灸疗法的发展简史、学术特征及学术价值;以学术理论成型时间为纵轴,详细阐释盛氏针灸疗法的六条新经脉、经脉节段、颈腰椎与经脉关系、动静态与虚实补泻、经脉电测定、中药归经临床应用等学说;通过总结大量临床实践,系统论述了盛氏针灸疗法的优势病种(郁证、失眠、代谢综合征等)的诊治思路与方法,最后选取了部分盛氏针灸相关医话供读者阅读参考。

　　本书适合于针灸相关专业人员阅读。

图书在版编目(CIP)数据

　盛氏针灸疗法／胡智海,王毅主编.—北京:科学出版社,2020.3
　ISBN 978－7－03－064310－0

　Ⅰ.①盛… Ⅱ.①胡… ②王… Ⅲ.①针灸疗法
Ⅳ.①R245

　中国版本图书馆 CIP 数据核字(2020)第 018551 号

责任编辑:陆纯燕／责任校对:谭宏宇
责任印制:黄晓鸣／封面设计:殷　靓

科学出版社 出版
北京东黄城根北街 16 号
邮政编码:100717
http://www.sciencep.com

南京展望文化发展有限公司排版
北京虎彩文化传播有限公司印刷
科学出版社发行　各地新华书店经销

*

2020 年 3 月第　一　版　开本:787×1092　1/16
2020 年 3 月第一次印刷　印张:14 1/4　插页:4
字数:338 000

定价:80.00 元
(如有印装质量问题,我社负责调换)

编辑委员会

顾　问：盛善本　潘守纶

主　编：胡智海　王　毅

编　委（按姓名笔画排序）：

王　雯　王　毅　王儒蒙

吴　政　金晓晓　胡智海

前　言

　　盛氏针灸疗法是上海近现代针灸领域中特色项目之一,已有百年历史。目前盛氏针灸疗法已成功入选上海市第六批及虹口区第三批非物质文化遗产名录。盛氏六脉诊疗是盛氏针灸疗法的核心学说,盛氏六脉是指六条新发现的经脉——风门经、大杼经、督俞经、气海经、关元经、中膂经组成。每条经脉均有其循行路线、穴位、归属脏腑。在学术理论方面,盛氏六条新经脉补充了传统经脉的不足,填补了体表没有经脉循行的部位,加强了肺、心、肾三脏的经脉联系,完善临床诊治方法;脊柱—经脉—四肢气血流注学说丰富了经脉辨证诊断内容,扩大了针灸临床诊断疾病谱;区分针灸治疗方法的补泻作用,提高了针灸疗效。在临床方面,盛氏针灸既重视传承又强调辨证,擅长诊治抑郁、焦虑、失眠等神志疾病,难治性颈腰椎疾病。在研制经脉诊断医疗器械方面,成功研制的经脉测定诊断仪可使经脉诊断客观化、数据化,提高中医辨经诊断的科学内涵。此外,盛氏针灸疗法历经百年发展,具有海派文化典型的中西合璧、海纳百川、创新进取的特征,具有极高的历史价值和文化价值。

　　希望通过阅读本书,读者能够从中认识盛氏针灸疗法的渊源,掌握其学说内涵,更好地提高针灸临证水平,尤其对初学针灸者,能较快地使用针灸治疗疾病。本书出版印制获得上海市卫生和计划生育委员会(现上海市卫生健康委员会)基金资助项目(No. ZYJX - 2017012),上海市虹口区国医强优计划项目(HGY - YSZK - 2018 - 03,HGY - ZYCC - 2018 - 01,HGY - KY - 2018 - 15,HGY - MZY - 2018 - 18)资助。

　　由于编书经验有限,如有不足,望广大读者能够提出宝贵的意见和建议,以便修改和提高,谢谢大家!

主　编

2019 年 3 月

目 录

第一章 盛氏针灸疗法历史源流

第一节 盛氏针灸疗法发展简史

一、历史地域及分布区域

上海虹口区地处北亚热带南缘,属亚热带季风气候,全区面积 23.45 平方千米,其中陆地面积 22.54 平方千米,水面面积 0.91 平方千米。全境原为东海之滨的滩地,多河道港汊,现留存的有黄浦江、吴淞江和以虹口港、沙泾港、俞泾浦为主的虹口港水系河流多条。

虹口区因虹口港而得名,是上海文化的发祥地之一。区域内经济发达,建筑遗迹荟萃,有深厚的历史人文内涵。二十世纪三四十年代,虹口区有大量犹太人聚集,使中西文化在这里进行了交流与对话。盛氏针灸疗法就是在这种人文地理背景中产生的。

二十世纪初,盛氏针灸疗法经历代传承人薪火相传,早期在上海市北京西路与新闸路泥城桥地区(黄浦区)设诊,后迁诊所至虹口区。传承人受其区域文化的影响,吸纳了大量西方文化,结合传统中医文化形成了盛氏针灸疗法的主体。中华人民共和国成立后,盛善本任上海市金融医院(现虹口区保定路 230 号)针灸科主任、上海市虹口中心医院(虹口区保定路 230 号)针灸科主任,曾被聘为上海针灸医生进修班(徐汇区)教授,桃李遍天下。其学生将盛氏针灸疗法广泛传播于上海多个区域及全国各地。盛善本后于 1993 年应邀赴挪威奥斯陆行医 8 年(期间往返于挪威与上海之间行医),以挪威整骨中心 Bjargo 诊所(Norsk Kiropraktorsenter Bjargo Klinikken)为中心传播盛氏针灸疗法至美国、加拿大和葡萄牙等国家,获得极大反响。

二、历史渊源与代表性传承人

盛氏针灸疗法核心传承人盛善本(1917—2004),上海著名针灸学家,1945 年毕业于中国医学院,曾任上海市虹口中心医院针灸科主任,上海针灸进修班教授。盛善本自幼天资聪明,素好传统文化,幼年即耳闻目染中医针灸之道,有着良好的中医启蒙,母亲因体弱多病常寻用中医诊治,目睹其师采用针药结合之法,选用了新穴位(临床观察与总结了有别于传统经脉的新经脉现象,其中上肢 3 条、下肢 3 条)治疗,应如神效,母亲之顽疾旬月便大功告成,盛善本为之惊叹,遂有从医之志。1934—1939 年间盛家家境渐落,盛善本经人介绍在中国银行(当时虹口地区银行业较为发达)兼职。由于盛善本天资聪慧,尤其在数学精算方面,兼职期间发明"盛氏精算法",改变了银行传统记账流程,银行内部账务流程效率得到极大的提高,获得了银行的广泛认可。兼职期间他仍始终坚持中医针灸之学,由于财务人员长期伏案低头,颈项疾病尤为高发,银行职员皆求诊于他。在诊治过程中,继承其师临床所授,重点观察与实践六条新经脉,证实了新经脉的现象及临床治疗价值。1945~1957年传承其师衣钵在上海泥顺桥开设私人诊所执业,求诊者应接不暇。中华人民共和国成立后,为响应政府号召(公私合营等政策),放弃私人诊所之高薪,1958年进入上海市金融医院针灸科(后改名为上海市虹口区中心医院)工作,任针灸科主任一职直至退休,1979~1984年间上海医学会为了普及与提高针灸治疗水平,组建了上海针灸医生进修班,盛善本受聘为该班教授,二次获表彰。经过40余年的总结,结合针灸、穴位研究的最新国际理念,盛善本逐渐形成了二十经脉理论,并于1991年在香港发表了中英文专著《六条新经脉的发现——针灸临床新疗》,获美国华盛顿国会图书馆版权局TXu 559459版权证书。此外,他还研制发明了"二十经脉测定自动诊断仪",获得国家实用新型专利(专利号:9423908)。1993年11月应邀出席日本京都第三次世界针灸学术大会做交流发言,同年承陈立夫先生接见、相互赠书,并接受海峡交流基金会副秘书长李庆平先生设宴招待。作为海派针灸的重要组成部分,盛善本是中国针灸界早期走向海外的杰出代表之一,曾应邀在美国、西班牙、葡萄牙、挪威等欧美国家做专题讲座,传授盛氏针灸相关理论及经验介绍,收到了国外医学界很好的反响。与此同时,他采用针泻灸补的原则制订了相应的针灸治疗特色技术,确立了盛氏六脉针灸治疗方案,此外他还在此基础上发明了"经脉测定自动诊断仪",形成了以"盛氏针灸疗法"为特色的中医针灸诊疗技术。1997年盛善本采用盛氏针灸疗法成功治愈挪威上议院院长佛达尔先生的头风病,次年获得了挪威的永久居留权,并与奥斯陆当地骨科医师Tom G. Bjargo联合开展门诊,应诊无暇。盛善本回到国内后在上海市中西医结合医院开设专家门诊,每周2次,一线带教与传授盛氏针灸疗法直至2004年过世。

传承人潘守纶(1951.1—   ),副主任医师,毕业于上海中医学院(现上海中医药大学),上海嘉定人,1969年进入上海市中西医结合医院针灸科工作,跟师学习35年,2001年被聘为副主任医师,是盛氏针灸疗法重要继承与实践者,参与专著《六条新经脉的发现——针灸临床新疗》的编写及"经脉测定自动诊断仪"的研发工作,实践与推广"盛氏针灸疗法",总结盛氏六脉诊断的八纲属性,提高与发展了盛氏针灸疗法。1994年随盛善本至日本与中国台湾地区进行学术交流,1997年参加在江苏省南京市举办的海峡两岸中医学术交流,并做盛氏针灸疗法学术报告。由于受到当时历史环境限制,仅带教胡智海一人作为传承人。潘守纶退休后作为上海市中医药发展三年行动计划项目("盛氏针灸临床经验继承与创新专科")与虹口区重点学科建设项目("针灸治未病专科")的学术顾问,坚持每周1次带教临床医师,继续推广与培养盛氏针灸疗法学术思想学术传承人。

传承人胡智海(1975.8—   ),主任医师,上海中医药大学副教授,上海中医药大学硕士生导师,上海中医药大学附属上海市中西医结合医院针灸科主任与教研室主任,毕业于上海中医药大学针灸专业。他担任中国整形医师协会中医美容分会常务理事,中国针灸学会灸法分会委员,中国中西医结合学会教育工作委员会青年委员,中华中医药学会全科医学分会委员,上海中医药学会治未病分会副主任委员,上海市中医药学会适宜技术分会常务委员,上海针灸学会海派针灸分会副主任委员,上海针灸学会埋线专业委员会副主任委员,上海市中医药学会美容分会副主任委员,"上海市中医专家社区师带徒项目"专家成员,上海市首届中医药科普巡讲团成员,上海中医药领军人才学术共同体成员。1998 年进入上海市中西医结合医院工作,跟随潘守纶、盛善本学习盛氏针灸疗法。他对盛氏针灸疗法进行了继承并完善。在积极行医治疗疾患的同时,还积极宣传和推广盛氏针灸疗法技术,期间积极申报课题及专科建设项目与非物质文化遗产项目,最终成功申报并立项上海市中医药发展三年行动计划项目("盛氏针灸临床经验继承与创新专科");虹口区重点学科建设项目("针灸治未病专科");虹口区非物质文化遗产项目("盛氏六脉诊疗");上海市非物质文化遗产项目("盛氏针灸疗法")。自此盛氏针灸疗法通过上述项目建设与培育,盛氏针灸疗法的学术理论,人才培养,以及学科建设得到极大的推动与发展。此外,作为主要传承人,积极培养与带教学术继承人(王毅、王雯、吴政、金晓晓、许靖华、张艾嘉、董烨卿、黄佳颖、Komang Rosa Tri Anggaraeni、曾翡翠等)。

第二节　盛氏针灸疗法学术特征与价值

一、学术特征

盛氏针灸疗法是经过临床观察与总结形成,具有百年历史,其盛氏针灸六脉学说、盛氏针灸诊断方法、盛氏针灸治疗方法均有传统经脉典型特征,是针灸领域的创新与发现。

（一）盛氏针灸疗法之六脉学说是传统十二经脉以外的重要临床发现,丰富了经脉学说内容

盛氏六脉区别于《黄帝内经》十二经脉,是通过临床症状、经外奇穴和新穴位、针刺感应、皮肤电阻、经脉电测定、经络敏感人等六个方面进行研究,突破传统思想的束缚,发现了六条新经脉(风门经、大杼经、督俞经、气海经、关元经、中膂经)。此外,盛氏六脉既纳入了经外奇穴与新穴位,解释其疗效的作用途径,又增加了经脉的分布区域,加强了肺、心、肾三脏的经脉联系,丰富了经脉学说的内容。

（二）盛氏针灸疗法诊断,即"脊柱—经脉—四肢气血流注"诊断,丰富了经脉辨证诊断内容,并扩大了针灸临床诊断疾病谱

传统经脉辨证在碰到没有经脉的部位出现病变时,治疗上缺乏理论根据。盛氏针灸诊断方法不仅解决了经脉病治疗的理论依据,而且提供简便直观的针灸治疗技术。在脏腑病方面丰富了传统经脉的治疗范围,脊椎—经脉—四肢气血流注方式使针灸治疗更全面和有效。如大杼经和风门经治疗肺部疾患,督俞经、膈俞经治疗心脏疾患等。

（三）盛氏针灸治疗方法突显中医特色,区分针灸治疗方法的补泻作用具有重要意义

补虚泻实是中医针灸治疗的总纲,在明确疾病虚实属性的前提下,选择正确的治疗方法是起效的关键因素。盛氏针灸治疗方法为根据各种针灸治疗方法的刺激量来区分补泄作用,并形成一套完整的治疗方案。

二、主要价值

1. 实用价值

中医针灸是世界非物质文化遗产名录之一,也是中国文化主要的表现方式。盛氏针灸疗法是中医针灸的重要组成部分。盛氏针灸疗法通过近百年在海内外行医实践所积累的大量病例总结出来的临床经验,具有十分重要的临床价值。通过传承及创新,将有助于揭示疾病的经脉病机,确定治疗方案,提高临床疗效,发展针灸学科,治疗疾患,造福人类,具有很高的医学价值。

2. 历史价值

盛氏针灸疗法是中医针灸领域中特色项目之一,其发现、发展的过程反映了人类发现并形成经脉理论艰辛历史过程,如长期大量的临床观察、验证,以及在较为落后的科学技术背景下,逐步从历史的长河中凝练形成盛氏针灸疗法。因此,盛氏针灸疗法的传承,有助于丰富经脉学说文化,对针灸经络学说的现代化和国际化,有着重要的启示和借鉴意义。

3. 文化价值

"医乃仁术"乃盛氏针灸疗法的理念。盛家自古就有"积善之家必有余庆,资富能训惟以永年"的家训。因此,盛善本在行医期间搭脉世人,只为救济黎民百姓。在传承的同时不断研究、探索,总结与完善了六条新经脉,形成了以"盛氏针灸疗法"为特色的盛氏中医针灸诊疗技术。盛善本仁而好施,面对前来就诊的码头工人或人力车夫等经济窘迫的患者,仍普同一等,一心赴救。在其行医期间,还定期到工厂或县(乡)等处进行义诊,以解百姓之忧。不仅如此,盛善本还经常在国内外进行学术演讲,将自己的临床经验总结并与同道交流,全身心投入于医学事业和百姓健康中。先辈的精神与理念影响颇深,因而具有很高的文化价值。

4. 学术价值

盛氏针灸疗法,通过四代人的百年努力,在针灸学术上已显示出其丰富的经验累积和独特的诊疗优势。该法包括:① 纳入了经外奇穴和新穴位,解释了其作用途径,弥补了经外奇穴等的经脉归属的不足。② 丰富了经脉辨证内容及经脉诊断的准确性。③ 开创性地区分针灸治疗方法或技术的补泻属性,在临床使用中具有简、便、灵的特点。④ 提高针灸治疗郁证、失眠、难治性颈腰椎疾病及痛证的疗效。⑤ 在治未病领域中具有防治疾病的作用,通过盛氏针灸疗法可以提示某些症状(西医诊断无异常结果)的病变经脉,并制定相应治疗措施。⑥ 具有客观化的诊断结果,诊断时除望、闻、问、切外,还辅以经脉测定仪,将所得数据与主观诊断结果相结合。因此,盛氏针灸疗法对推动针灸国际化等较高的学术价值。

5. 教育价值

盛氏针灸疗法的四代人薪火相传,是从口授到文本记录,再到思想总结的过程。目前中医药教育中,经脉辨证及经脉诊断较为缺失,盛氏针灸疗法的传授有助于提升后辈中医思维,包括经脉诊断方法及能力的提高,对中医针灸教学、从业人员的临床培训都有着重大的意义。

第二章　盛氏针灸疗法内容与学术思想

第一节　六条新经脉

一、新经脉的形成

经络学说是通过历代医学家实践与总结逐步形成的。随着历史的发展,自《黄帝内经》以后,历经不同时期的医学家长期临床实践,涌现了很多著作,经络学说的理论得到了不断的充实、提高和发展。盛氏针灸疗法学说传承人在临床中观察到与传统十二经脉循行不同,且无法用十二经脉解释的临床现象。另外,还发现这些新的循行路线与脊椎椎体有特定的联系,经不断观察与总结共发现了经脉6条(上肢3条、下肢3条),通过针刺这些经脉上的穴位能达到意想不到的疗效。这些发现主要从以下方面观察,并逐步形成盛氏六脉。

1. 临床症状

经脉的作用之一是反映机体异常的变化。脏腑和经脉如发生病变,都会有症状反映到有关经脉或穴位上来(包括自觉痛或压痛),这可以帮助诊断疾病。在针灸临床上,患者反映他们的症状,有的是局限于局部,有的往往是循经脉路线表现出来。这些路线有的是在十二经脉和奇经八脉的循经脉路线内,但有的出现在原来没有经脉的部位。从经脉的作用来看,机体任何部位出现症状必定有经脉的存在。

2. 经外奇穴和新穴位

历代医学家通过几千年的临床实践,发现了很多经外奇穴。其中很大部分在原来十四经脉路线之外。中华人民共和国成立后,一些针灸家亦发现了很多新穴位。这些经外奇穴和新穴位都对治疗疾病有一定的作用。这些穴位不可能单独孤立地存在,它们通过经脉的传导反应,才能达到调整和治疗的作用。一部分经外奇穴和新穴位恰巧在新经脉的循行路线内,其主治与它们有关的新经脉相一致。

3. 针刺感应

当针刺经外奇穴和新穴位时,同样能获得类似十四经的穴位样针感,循新经脉的上下产生感传。如患者在某些脏腑和有关的新经脉发生病变时,只有在取新经脉的穴位治疗时,才能很快得到满意的效果。

4. 皮肤电阻

当新经脉发生病变时,该经脉路线上的皮肤电阻较一般正常的低下,其反应点总是沿着新经脉排列成线状。

5. 经脉电测定

当用经脉电测定仪在测定新经脉井穴电流时,可以出现与原有十二经脉井穴类似的电流数据。如新经脉的电流数据异常,即意味着该经脉或有关脏腑发生病变。根据数据判断经脉虚实,取新经脉的穴位或其同名背俞进行补泻,其症状能很快获得好转,其电流数据亦随着趋向平衡。

6. 经络敏感人

当针刺经络敏感人的新经脉的穴位时或用电脉冲刺激新经脉的井穴时,其刺激感应沿着新经脉的路线传导到远处,有的几乎传达全程,也说明新经脉的存在。

二、新经脉的命名

五脏六腑之俞皆出于背,背俞是经脉中枢。经脉之命名皆源于背俞。从第1胸椎到第4骶椎,共有21个背俞。实践证明从第1胸椎到第3骶椎的20个背俞对应20条经脉。除原十二经和日本针灸家长滨善夫发现的两条新经脉的同名背俞外,余下的6个背俞相应六条新经脉,即大杼、风门、督俞、气海俞、关元俞、中膂俞。这20经脉分布在每一指、趾的两侧。过去只有十四经,现在加上六条新经脉,诊断和治疗效果获得了进一步提升(表2-1、图2-1~图2-3)。

表2-1　新经脉的命名与背俞的关系

	顺　序		背　　　俞		
			原十二经脉的同名背俞	日本长滨善夫发现的两条新经脉	六条新经脉
胸椎	1	1			大杼(属肺)
	2	2			风门(属肺)
	3	3	肺俞		
	4	4	厥阴俞		
	5	5	心俞		
	6	6			督俞(属心)
	7	7		膈俞(属膈)	
	8	8		八俞、胰俞、胃管下俞(属胰)	
	9	9	肝俞		
	10	10	胆俞		
	11	11	脾俞		
	12	12	胃俞		

	顺　序		背　　俞		
			原十二经脉的同名背俞	日本长滨善夫发现的两条新经脉	六条新经脉
腰椎	1	13	三焦俞		
	2	14	肾俞		
	3	15			气海俞(属肾)
	4	16	大肠俞		
	5	17			关元俞(属肾)
骶椎	1	18	小肠俞		
	2	19	膀胱俞		
	3	20			中膂俞(属肾)
	4	21	白环俞与下髎同络脾经		

三、关于第 21 椎

第 1 胸椎到第 3 骶椎相应 20 经脉,那么,第 21 椎如何安排?

《素问·缪刺论》曰:"邪客于足太阴之络,令人腰痛引少腹控肋,不可以仰息,刺腰尻之解,两胛之上是腰俞,以月生死为痏数,以针立已,左刺右,右刺左。"

张景岳注:"腰尻骨解两胛之上者,督脉腰俞之傍也,腰俞止一穴居中,本无左右。此言左取右,右取左者,必腰俞左右,即足太阳之下髎穴也。"

据此,下髎穴联系足太阴之络。下髎与白环俞邻近并在同一水平。它们相互结合,作用一致。因此,白环俞亦联系足太阴之络。临床实践证实,刺下髎及白环俞其针感均达足太阴脾经。

四、新经脉的循行、穴位和功能

盛氏六脉主要包括风门经、大杼经、督俞经、气海经、关元经、中膂经。每条经脉均有其特定的循行路线、穴位、归属脏腑及主治特点,详述如下。

(一)风门经

1. 循行

起于大指尺侧老商穴。上循上肢前廉,行肺经和大肠经之间,经腕、肘上行至肩关节前及肩峰前方联系第 2 胸椎。其支者从肩胛上升至颈项联系第 6 颈椎。再上行循巅额入鼻(图 2-4)。

2. 归属脏腑

归属于肺(包括肺、气管、支气管、咽喉及鼻)。

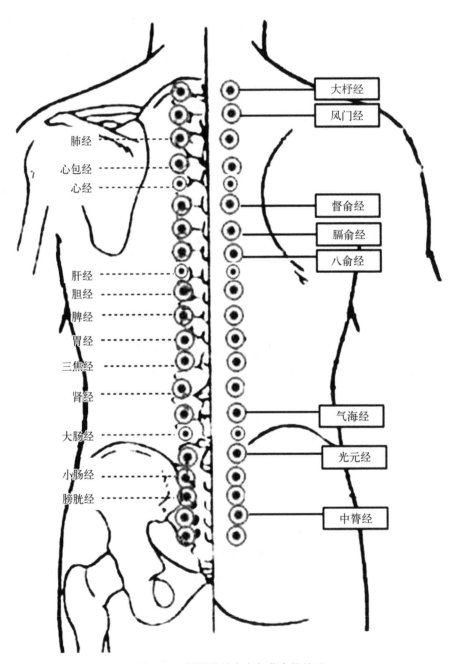

肺经

心包经

心经

肝经

胆经

脾经

胃经

三焦经

肾经

大肠经

小肠经

膀胱经

大杼经

风门经

督俞经

膈俞经

八俞经

气海经

光元经

中膂经

图 2 - 1　新经脉的命名与背俞的关系

图中加框内容为新经脉

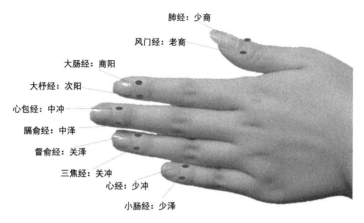

图 2 - 2　手部经脉与井穴图

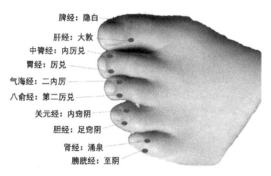

图 2 - 3　足部经脉与井穴图

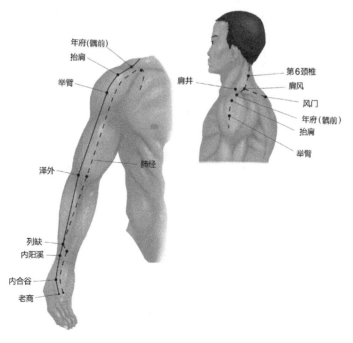

图 2 - 4　风门经循行路线与穴位

3. 穴位定位

（1）老商（奇）：大指尺侧爪甲角 0.1 寸。

（2）内合谷（新）：第 1 掌骨尺侧边缘，合谷穴对侧。

（3）内阳溪（新）：腕背两筋间，阳溪穴旁尺侧。

（4）列缺（老）：桡骨茎突上，腕后 1.5 寸。

（5）泽外（新）：肘横纹上，尺泽与曲池之间中点。

（6）举臂（新）：抬肩穴下方 2 寸。

（7）抬肩（新）：肩关节前外方最高点，肩髃与肩前中点。

（8）年府（髃前，奇）：云门穴与肩峰间凹陷。

（9）肩风（新）：肩井穴与天髎穴间凹陷。

（10）风门（老）：第 2 胸椎棘突下旁开 1.5 寸。

（11）第 6 颈椎嵴（新）：第 6 颈椎棘突最高点两侧边缘。

4. 功能与主治（是动则病及主经脉所过之病）

（1）本经和大杼经均属肺脏。大杼穴及风门穴的作用均以治疗呼吸道疾病为主。经脉电测定提示呼吸道疾患除涉及肺经外，还涉及风门、大杼，共三条经脉。

（2）主治肺、气管、支气管、咽喉及鼻部疾患。

（3）循本经所过处的痛、胀、麻、酸。

（4）《四总穴歌》："头项寻列缺。"通过经脉电测定及临床实践证实只有在第 6 颈椎及其周围软组织病变引起的头项强痛，取列缺穴才有效。其他颈椎及软组织病变引起的头项强痛取列缺穴无效。

（5）第 2 胸椎及其周围软组织病变引起的胸背痛及第 2 肋间神经痛。

（6）肩周炎、肘痛、腕关节风湿痛、扭伤、腱鞘炎。

（7）急、慢性鼻炎及鼻窦炎。

（8）本经通任脉，八脉交会穴中"列缺通任脉"。风门经联系任脉，不仅仅是列缺穴。

5. 经外奇穴功效

（1）老商：主治感冒风寒，咳嗽。

（2）年府（髃前）：主治肩膀痛，臂不能举。

6. 新穴位功效

（1）内合谷：主治感冒、鼻塞。

（2）举臂：主治小儿麻痹后遗症、肩周炎。

（3）抬肩：主治小儿麻痹后遗症、肩周炎。

（4）第 6 颈椎嵴：主治高血压、鼻炎、鼻窦炎、咽喉炎。

（二）大杼经

1. 循行

起于食指外侧端次阳穴。上行循上肢前外廉，居大肠经和膈俞经之间。经腕、肘、肩，联系第 1 胸椎大杼穴。其支者由肩上行至颈,联系第 4 颈椎。上会天柱穴与膀胱经相并行,循巅额会攒竹,睛明穴抵目内眦入目(图 2 - 5)。

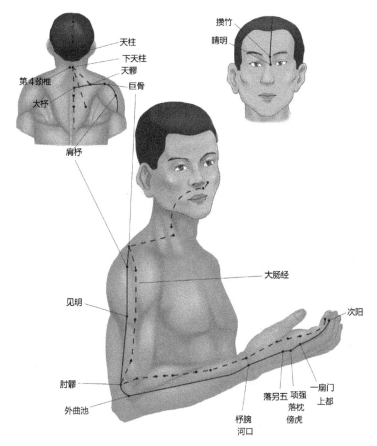

图 2 - 5　大杼经循行路线与穴位

2. 归属脏腑

归属于肺(包括肺、气管、支气管、咽喉及鼻)。

3. 穴位定位

(1) 次阳(新):食指尺侧去爪甲角 0.1 寸。

(2) 上都(奇):两穴在同一部位,食指掌关节末端。八邪穴之一。

(3) 落枕(项强,奇):食指指掌关节近端,第 2 掌骨尺侧边缘,平中渚。

(4) 落另五(新):落枕穴后 0.5 寸。

(5) 河口(杼腕,奇):腕背阳溪尺侧之次,两筋间。

(6) 外曲池(新):曲池穴外方,桡骨前缘。

(7) 肘髎(老):肱骨外上髁上 1 寸,肱骨前缘。

(8) 见明(新):臂臑穴外上方 1 寸,三角肌边缘。

(9) 肩杼(新):肩髃穴后 0.5 寸。

（10）巨骨（老）：锁骨肩峰末端，与肩胛骨脊突之间凹陷。

（11）天髎（泽田派）：日本泽田健医师将天髎移向中行1寸。在肩胛骨内侧角上缘。

（12）大杼（老）：第1胸椎棘突下旁开1.5寸。

（13）下天柱（新）：天柱穴下方，平第4颈椎，大筋外侧边缘。

（14）第4颈椎嵴（新）：第4颈椎棘突最高处边缘。

（15）天柱（老）：入后发际0.5寸，中行旁开1.3寸，大筋外侧边缘。

（16）攒竹（老）：眼眶上方，两眉内侧末端。

（17）睛明（老）：目内眦上方0.1寸。

4. 功能与主治（是动则病及主经脉所过之病）

（1）本经与风门经均属于肺。

（2）主治肺、咽、气管、支气管疾患。

（3）胃痉挛。

（4）高血压、项强。

（5）循本经所过处的酸、痛、麻、胀、痒。

（6）第4颈椎肥大或其软组织病变引起的头项强痛。

（7）第1胸椎及其软组织病变引起的胸或背痛。

（8）第1肋间神经痛。

（9）肩周炎、网球肘、腕关节扭伤或腕关节炎。

（10）头痛、眩晕、目疾、近视、远视、散光、结膜炎、角膜炎。

5. 经外奇穴功效

（1）上都：主治手臂红肿、风热、目疾。

（2）河口（杼腕）：主治惊痫狂走。

（3）落枕：主治头痛、项强、肩臂痛、胃痛。

6. 新穴位功效

（1）落另五：主治胃痉挛、高血压。

（2）见明：主治眼病、上肢麻痹、中风。

（3）第4颈椎嵴：主治甲状腺功能亢进、角膜炎、结膜炎、近视、远视、散光。

（三）督俞经

1. 循行

起于无名指内侧端关泽穴。循上肢外侧，行三焦经和膈俞经之间。上肩下行经肩胛骨入第6胸椎（图2-6）。

2. 归属脏腑

归属于心。

3. 穴位定位

（1）关泽（新）：无名指内侧爪甲角0.1寸。

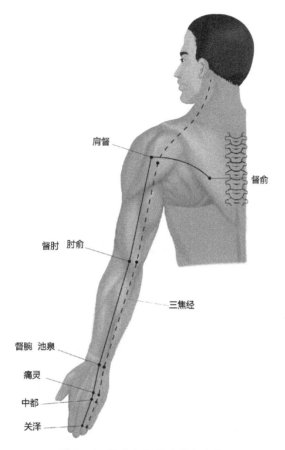

图 2-6　督俞经循行路线与穴位

（2）中都（疟门，奇）：手背面第 3、4 指缝间，紧靠第 4 掌骨。

（3）痛灵（奇）：手背面第 3、4 指掌关节后 1 寸，紧靠第 4 掌骨，平中渚穴。

（4）池泉（督腕，奇）：腕背两筋间，阳池穴的桡侧。

（5）肘俞（督肘，奇）：鹰嘴与肱骨外上髁间凹陷。

（6）肩督（新）：肩髎穴前 0.5 寸。

（7）督俞（老）：第 6 胸椎棘突下旁开 1.5 寸。

4. 功能与主治（是动则病及主经脉所过之病）

（1）本经与心经、心包经均属于心脏系统并联系脑部。督俞穴主治心痛气逆。

（2）经脉电测定提示心脏疾患除表现在心经和心包经外，还涉及督俞，如冠心病、心绞痛、心动过速、胸闷等。

（3）循本经所过处的痛、胀、麻、酸。

（4）腕关节炎、风湿痛、扭伤、无名指用力过度引起的肘痛。

（5）本经通督脉。八脉交会穴中"后溪通督脉"。后溪本属小肠经，盛氏针灸疗法认为取后溪穴治疗督脉病，其针必须到达痛灵穴，才能实现通达督脉。

（6）第6肋间神经痛。

5. 经外奇穴功效

（1）痛灵：主治心动过速、牙痛、胸痛。

（2）池泉：主治一切心胸痛。

（3）肘俞：主治肘关节痛。

（4）中都：主治手臂红肿、风热目痛。

6. 新穴位功效

疟门：主疟疾。

（四）气海经

1. 循行

起于第3腰椎，横出共3支，第1支围腰入脐腹；第2支围腰入少腹系带脉；第3支横出经髂翼下行大转子后缘，循大腿骨外侧胆经之后，经腓骨小头，循腓骨直下，经外踝尖，达第3趾内侧端（图2-7）。

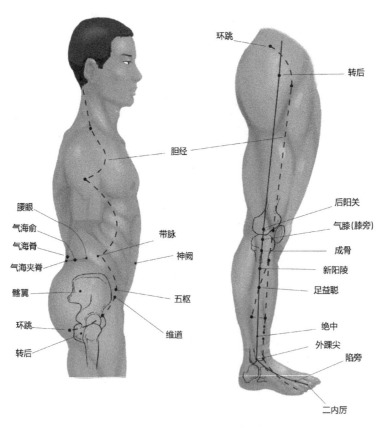

图 2-7 气海经循行路线与穴位

2. 归属脏腑

归属于肾。

3. 穴位

（1）气海脊（新）：第 3 腰椎棘突高处边缘。

（2）气海夹脊（老）：第 3 腰椎棘突下旁开 0.5 寸。

（3）气海俞（老）：第 3 腰椎棘突下旁开 1.5 寸。

（4）腰眼（奇）：气海俞外方 1.5 寸。

（5）髂翼（新）：腰眼穴直下 2.5 寸，髂翼上凹陷。

（6）转后（新）：大转子后缘，髂翼穴下方 4 寸。

（7）后阳关（新）：膝阳关穴后方 1 寸。

（8）气膝（膝旁，奇）：腓骨小头上方凹陷。

（9）成骨（奇）：腓骨小头上顶端。

（10）新阳陵（新）：成骨穴直下 3 寸。

（11）足益聪（新）：新阳陵穴直下 2 寸。

（12）绝中（外踝上，奇）：外踝上方，绝骨穴的后方。

（13）外踝尖（奇）：在外踝骨尖端。

（14）气踝（新）：丘墟穴与申脉穴之间。

（15）陷旁（新）：陷谷穴旁，第 3 趾骨内侧。

（16）二内厉（新）：第 3 趾内侧爪甲角 0.1 寸。

4. 功能与主治（是动则病及主经脉所过之病）

（1）日本泽田健医师把阳陵泉穴移到腓骨小头直下 3 寸处，称之为泽田派阳陵泉，并强调灸该穴能治月经过多（功血），该穴恰好在气海经上与新阳陵穴同一部位。

（2）本经联系带脉（奇经八脉之一），带脉联系生殖系统，诸如经带盆腔疾患、前列腺炎等，在经脉电测定中，本经数据经常出现异常。

（3）气海俞位于肾俞与大肠俞之间，部分肾结石、肾绞痛、肠胀气等常涉及本经。

（4）循本经所过处的痛、麻、胀、酸。

（5）第 3 腰椎及其软组织引起的腰痛、髋部疼痛、坐骨神经痛、腓骨痛。

5. 经外奇穴功效

（1）气膝（膝旁）：主治腰痛不能仰俯、脚酸不能久立。

（2）成骨：主治腰痛、膝痹。

（3）外踝尖：主治足外廉转筋、牙痛、偏瘫、痛风。

（4）绝中（外踝上）：主治妇女生育过多、脚气。

（5）腰眼：主治腰部软组织损伤、肾下垂、睾丸炎、妇科疾病。

6. 新穴位功效

（1）后阳关：主治膝关节痛、下肢瘫痪。

（2）足益聪：主治耳聋、耳鸣。

（五）关元经

1. 循行

于第5腰椎下横出，达关元俞外3寸中空穴，下行于气海经和膀胱经之间，循大腿后外廉股骨后缘，会浮郄、委阳于外，再下行循腓骨后缘，会阳交、申脉，绕外踝，终于第4趾内侧端（图2-8）。

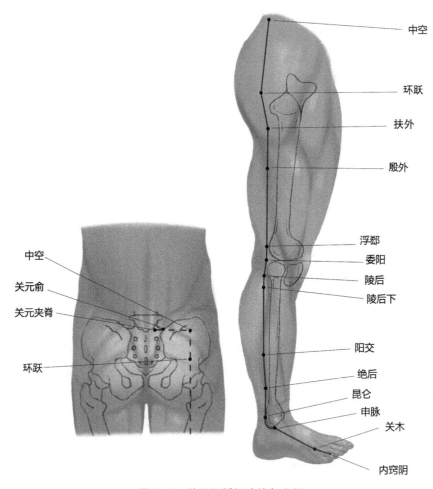

图 2-8 关元经循行路线与穴位

2. 归属脏腑

归属于肾。

3. 穴位定位

（1）关元夹脊（老）：第5腰椎棘突下旁开0.5寸。

（2）关元俞（老）：第5腰椎棘突下旁开1.5寸，平关元夹脊。

（3）中空（奇）：关元俞外方3寸凹陷中。

（4）环跳（新）：中空直下平下髎穴。

（5）扶外（新）：平承扶穴外方，股骨外缘。

（6）殷外（新）：平殷门穴外方,股骨外缘。

（7）浮郄（老）：委阳穴上方 1 寸。

（8）委阳（老）：平委中穴外方,股二头肌腱内侧。

（9）陵后（奇）：腓骨小头后缘。

（10）陵后下（奇）：陵后穴下 0.5 寸。

（11）阳交（老）：外踝上 7 寸,腓骨后缘。

（12）绝后（新）：绝骨穴后方,腓骨后缘。

（13）昆前（新）：外踝骨后缘,昆仑穴前方。

（14）申脉（老）：外踝骨下缘正中。

（15）关木（新）：第 4 跖骨内侧缘,平陷谷穴。

（16）内窍阴（新）：第 4 趾内侧爪甲角 0.1 寸。

4. 功能与主治（是动则病及主经脉所过之病）

（1）关元经与气海经都属于中医学"肾"的范畴,其主治均与生殖系统有密切关系。经脉电测定显示,诸如前列腺、睾丸、月经、子宫和盆腔疾病,与本经有关。

（2）关元俞居大肠俞与小肠俞之间,因此本经与肠腑亦有关联,关元俞主治腰痛、慢性腹泻、小便困难、遗尿、妇科疾病等。

（3）由于第 5 腰椎及其软组织病变引起的腰扭伤、腰大肌劳损、腰椎肥大、坐骨神经痛均涉及本经。

（4）足太阳膀胱经在腰腿部的循行较复杂,尤其在大腿后方,呈现两脉交叉状,临床观察到,腰腿痛如放射到大腿后方时,有两种情况。其一,是从次髎、膀胱俞、胞肓循大腿后廉正中经承扶、殷门、委中,向下放射。其二,是从关元夹脊、关元俞、中空循大腿后外廉（股骨外缘）经扶外、殷外、浮郄、委阳向下放射。针刺的针感与临床症状完全相符。在临床中从未发现像原膀胱经路线在大腿后方有两脉呈交叉状,临床症状及针感均是直线向下放射的,因此,盛氏针灸疗法认为,膀胱经在腰腿部的循行应是"……胞肓、秩边、承扶、殷门、委中……至阴"。与第 2 骶椎、次髎、膀胱俞直接联系。从中空到委阳一线属关元经与第 5 腰椎、关元、夹脊、关元俞,直接联系。申脉穴应属关元经,不属膀胱经。

5. 经外奇穴定位

（1）陵后：主治膝痛。

（2）中空：主治腰扭伤、坐骨神经痛。

（3）陵后下：主治下肢腿痛、膝痛、坐骨神经痛、膝关节炎、腓骨神经痛、下肢瘫痪。

6. 新穴位定位

环跃：主治下肢麻痹。

（六）中膂经

1. 循行

起于第 3 骶后孔横出,经中膂俞折向前方,贯臀经腹股沟下行循大腿前廉正中,经膝、

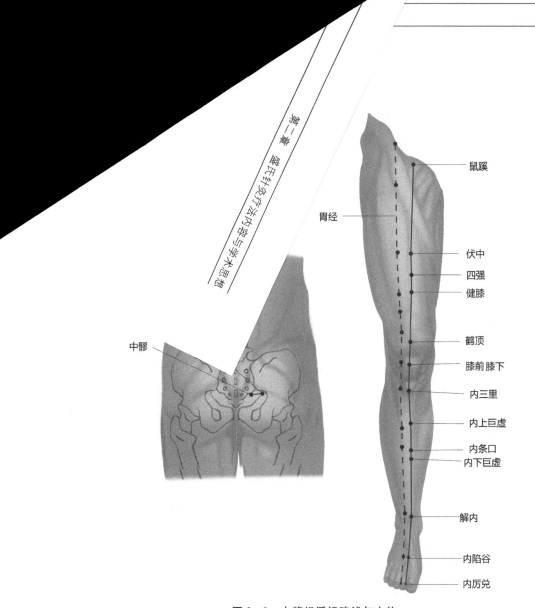

图 2-9　中膂经循行路线与穴位

2. 归属脏腑

归属于肾。

3. 穴位定位

（1）中髎（老）：第 3 骶后孔。

（2）中膂俞（老）：平中髎外侧 1 寸。

（3）鼠蹊（新）：腹股沟中央，居脾经与胃经之中点。

（4）伏中（新）：大腿前方正中，平伏兔穴。

（5）四强（新）：伏中穴下 1.5 寸。

（6）健膝（新）：四强穴下 1.5 寸。

（7）鹤顶（奇）：髌骨上缘正中。

（8）膝下（膝前，新）：两穴在同一部位，髌骨正前方下缘凹陷。

（9）内三里（新）：平足三里内侧，胫骨边缘。

（10）内上巨虚（新）：平上巨虚内侧，胫骨边缘。

（11）内条口（新）：平条口内侧，胫骨边缘。

（12）内下巨虚（新）：平下巨虚内侧，胫骨边缘。

（13）解内（新）：解溪穴内侧，隔一筋。

（14）内陷谷（新）：平陷谷穴，第2趾骨内侧缘。

（15）内历兑（新）：第2趾内侧，爪甲角0.5寸。

4. 功能与主治（是动则病及主经脉所过之病）

（1）中髎穴主治大便困难、小便不利、泄泻、妇女不育、白带、月经失调。中膂俞主治肾虚、消渴、汗不出、腰脊强痛，肠冷、赤白痢、腹胀、胁痛。因此，本经关系到消化、生殖、泌尿系统疾患。经脉电测定显示，部分消化、生殖、泌尿系统疾患，与本经有关。

（2）本经的循行与胃经平行。

（3）中髎与中膂俞均治腰痛不能仰俯。当第3骶骨及其软组织病变而引起的腰痛取之才有效。

（4）循下肢前廉正中作痛，均属本经循行范围以内。

（5）本经循行路线及其功能近似冲脉（奇经八脉之一）。八脉交会穴中公孙通冲脉。公孙本属脾经，如取公孙治疗冲脉疾患，我认为针刺必须到达中膂经，才能获得效果。

5. 经外奇穴功效

（1）鹤顶：主治中风麻痹、膝痛、下肢无力。

（2）膝前：主治膝关节炎、膝扭伤、下肢麻痹瘫痪。

6. 新穴位功效

（1）鼠蹊：主治腹股沟淋巴结炎、风湿痛下肢无力。

（2）四强：主治下肢麻痹瘫痪。

（3）健膝：主治膝关节炎、下肢麻痹无力。

（4）膝下：主治膝关节及周围软组织病变。

附1　　　　　　　　　　　**膈俞经和八俞经**

（一）膈俞经

日本长滨善夫医生所著《经络之研究》一书中说："当他针刺经络敏感人的膈俞穴和手背腕中央之穴位（该穴与阳池穴隔一筋，经查系经外奇穴中泉穴）时，发现一条新经脉膈俞经。"又日本赤羽幸兵卫医生在所著《知热感度测定》一书中说："膈俞经循行起于中指外侧端（心包经的对侧），上行与三焦经平行达肩，下行第七胸椎两旁的膈俞穴。"并提出了两个新穴位如下。

第二阳池：在腕关节中央四陷部，即阳池和阳溪穴的中间，是膈俞经原穴的相当穴。（按即经外奇穴中泉穴）

中泽：在中指端中冲穴的反面，是膈俞经的井穴。

通过长期临床实践和观察，盛氏针灸疗法认为膈俞经的循行和穴位应补充如下。

1. 循行

起于中指尺侧，经手背第 3 掌骨尺侧缘、上臂，行督俞经与大杼经之间，经腕、肘、肩，下行贯胛达第 7 胸椎棘突下旁开 1.5 寸的膈俞穴（图 2－10）。

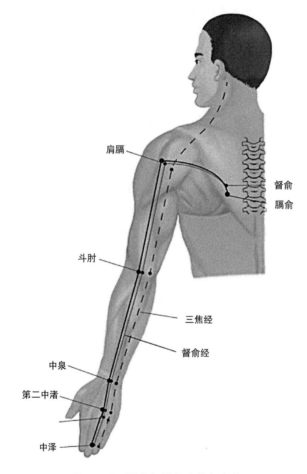

图 2－10　膈俞经循行路线与穴位

2. 归属脏腑

归属于心。

3. 穴位定位

（1）中泽（新）：中指尺侧爪甲角 0.1 寸。

（2）第二中渚（新）：平中渚穴，第 3 掌骨桡侧缘。

（3）中泉（奇）：手腕背侧中央，阳池穴桡侧。

（4）斗肘（奇）：肱骨外上髁顶点前方凹陷。

（5）肩膈（新）：肩髃穴后1寸，肩杼穴后0.5寸。

（6）膈俞（老）：第7胸椎下旁开1.5寸。

4. 功能与主治（是动则病及主经脉所过之病）

（1）本经属膈、兼与心、肺、食管、贲门有联系。

（2）膈俞穴主治心痛、咳逆吐血、吞咽困难、呃逆、盗汗。临床经脉电测定显示部分心、肺及食管、贲门疾患，如呃逆、胸闷、膈肌或贲门痉挛、哮喘与本经有关。

（3）循本经所过处的痛、酸、麻、胀、痒。

（4）第7肋间神经痛。

（5）中指用力过度而引起的网球肘是临床常见的，其主要症状是斗肘穴处疼痛为主。该处是肱桡关节韧带和肌腱的附着点。

5. 经外奇穴功效

（1）中泉：主治胃气上逆、吐血、胸中气满不得卧、掌中热、目生白翳。

（2）斗肘：主治偏瘫、肘臂痛。

（二）八俞经

日本长滨善夫医生在所著《经络之研究》一书中说："当他针刺经络敏感人的八俞穴（经外奇穴）及女膝穴（经外奇穴）时，发现了中国古书中未有记载之新经脉八俞经。"日本赤羽氏医师在《知热感度》一书中说："八俞经起于第三足趾外侧端，纵行足底，由小腿后方上行，通过脊髓的旁边而达到第八胸椎的横面。"并提出了一个新穴位——厥兑（第二厉兑）：在第3趾的外侧端，是八俞经的井穴。

通过长时期的临床实践和观察，本人认为八俞经的循行和取穴应补充如下。

1. 循行

起于第8胸椎横出，并膀胱经下行经背、腰、臀、腿入腘中，直下经小腿后方正中，贯足跟，行足底，终于第3趾外侧端（图2-11）。

2. 归属脏腑

归属于脾。

3. 穴位定位

（1）八俞（新）：第8胸椎棘突下旁开1.5寸。

（2）落地（新）：承山穴直下2.5寸。

（3）泉生足（奇）：女膝穴上0.5寸。

（4）女膝（奇）：足跟部赤白肉际。

（5）足踵（奇）：女膝穴下0.5寸。

（6）失眠（新）：足底正中，足跟与足底心之分线上。

（7）八木（新）：第3跖骨外侧，平陷谷，足背进针。

（8）第二厉兑（新）：第3趾外侧端、爪甲角0.1寸。

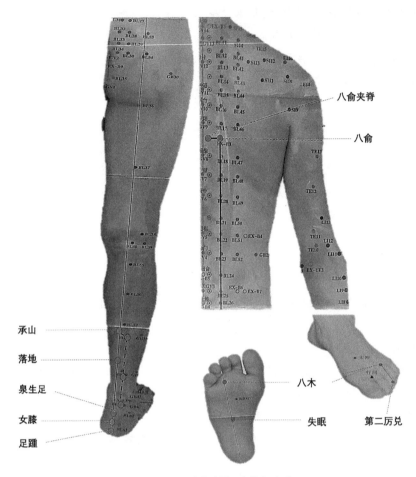

图 2-11　八俞经循行路线与穴位

4. 功能与主治(是动则病及主经脉所过之病)

(1) 本经属胰脏。

(2) 八俞穴又名胰俞、胃管下俞。

(3) 本经主治胰腺疾患、急慢性胰腺炎、糖尿病、胃痛、腹痛、呕吐。

(4) 本经所过之处的痛、酸、胀、麻。

(5) 第 8 肋间神经痛。

5. 经外奇穴功效

(1) 泉生足:主治难产、呕吐吞酸。

(2) 女膝:主治牙槽风、腹痛。

(3) 足踵:主治腰痛、霍乱转筋、黄疸。

6. 新穴位功效

(1) 落地:主治小儿麻痹后遗症,足跟痛不能落地。

(2) 失眠:主治失眠、足底痛。

附2　　　　　　　　**十二经脉循行路线与主治**

1. 手太阴肺经

(1) 经脉循行：起于中焦，向下联络大肠，回绕过来沿着胃的上口，通过横膈，属于肺脏，从"肺系"(肺与喉咙相联系的部位)横行出来(中府)，向下沿上臂桡侧，行于手少阴经和手厥阴经的前面，下行到肘窝中，沿着前臂桡侧前缘，进入寸口，经过鱼际，沿着鱼际的边缘，出拇指桡侧端(少商)。

手腕后方的支脉：从列缺穴分出，一直走向食指桡侧端(商阳)，与手阳明大肠经相接。

(2) 主治病症：本经腧穴主治喉、胸、肺病，以及经脉循行部位的其他病症。如咳嗽，气喘，少气不足以息，咳血，伤风，胸部胀满，咽喉肿痛，缺盆部及手臂桡侧前缘痛，肩背寒冷、疼痛等。

2. 手阳明大肠经

(1) 经脉循行：本经起于食指桡侧端(商阳穴)，经过手背行于上肢伸侧前缘，上肩，至肩关节前缘，向后与督脉在大椎穴处相会，再向前下行入锁骨上窝(缺盆)，进入胸腔络肺，通过膈肌下行，入属大肠。其分支从锁骨上窝上行，经颈部至面颊，入下齿中，回出夹口两旁，左右交叉于人中，至对侧鼻翼旁，经气于迎香穴处与足阳明胃经相接。

(2) 主治病症：本经腧穴主治头面、五官疾患，热病，皮肤病，肠胃病，神志病及经脉循行部位的其他病症。如腹痛，腹鸣腹泻，大肠功能减弱，肩膀僵硬，皮肤无光泽，肩酸，喉干，喘息，宿便，腹胀，易便秘，易患痔疮，肩背部不适或疼痛，牙疼，皮肤异常，上脘部异常等。

3. 足阳明胃经

(1) 经脉循行：起于鼻翼两侧(迎香)，上行到鼻根部，与旁侧足太阳经交会，向下沿着鼻的外侧(承泣)，进入上齿龈内，回出环绕口唇，向下交会于颏唇沟承浆(任脉)处，再向后沿着口腮后下方，出于下颌大迎处，沿着下颌角颊车，上行耳前，经过上关(足少阳经)，沿着发际，到达前额(神庭)。

面部支脉：从大迎前下走人迎，沿着喉咙，进入缺盆部，向下通过横膈，属于胃，联络脾脏。

缺盆部直行的支脉：经乳头，向下挟脐旁，进入少腹两侧气冲。

胃下口部支脉：沿着腹里向下与气冲会合，再由此下行至髀关，直抵伏兔部，下至膝盖，沿着胫骨外侧前线，下经足跗，进入第2趾外侧端(厉兑)。

胫部支脉：从膝下3寸(足三里)处分出，进入足中趾外侧。

足跗部支脉：从跗上(冲阳)分出，进入足大趾内侧端(隐白)，与足太阴脾经相接。

(2) 主治病症：本经腧穴主治胃肠病、头面、目、鼻、口、齿痛、神志病及经脉循行部位的其他病症。如肠鸣腹胀，水肿，胃痛，呕吐或消谷善饥，口渴，咽喉肿痛，鼻衄，胸部及膝膑等本经循行部位疼痛，热病，发狂等。

4. 足太阴脾经

(1) 经脉循行：起自足大趾末端(隐白)，沿着大趾内侧赤白肉际，经过大趾本节后的第一跖趾关节后面,上行至内踝前面,再上腿肚,沿着胫骨后面,交出足厥阴经的前面,经膝股部内侧前缘,进入腹部,属于脾脏,联络胃,通过横膈上行,挟咽部两旁,连系舌根,分散于舌下。

胃部支脉:向上通过横膈,流注于心中,与手少阴心经相接。

(2)主治病症:本经腧穴主治脾胃病、妇科病、前阴病及经脉循行部位的其他病症。如胃脘痛,食则呕,嗳气,腹胀便溏,黄疸,身重无力,舌根强痛,下肢内侧肿胀,厥冷等。

5. 手少阴心经

(1)经脉循行:起于心中,出属"心系"(心与其他脏器相联系的部位),通过横膈,联络小肠。

"心系"向上的脉:挟着咽喉上行,连系于"目系"(眼球连系于脑的部位)。

"心系"直行的脉:上行于肺部,再向下出于腋窝部(极泉),沿着上臂内侧后缘,行于手太阴经和手厥阴经的后面,到达肘窝,沿前臂内侧后缘,至掌后豌豆骨部,进入掌内。沿小指内侧至末端(少冲),与手太阳小肠经相接。

(2)主治病症:本经腧穴主治心、胸、神志病,以及经脉循行部位的其他病症。如心痛,咽干,口渴,目黄,胁痛,上臂内侧痛,手心发热等。

6. 手太阳小肠经

(1)经脉循行:起于小指尺侧端(少泽),沿着手背尺侧至腕部,出于尺骨茎突,直上沿着前臂尺侧后缘,经尺骨鹰嘴与肱骨内上髁之间,沿上臂尺侧后缘,出于肩关节,绕行肩胛部,交会于大椎(督脉),向下进入缺盆部,联络心脏,沿着食管通过横膈,到达胃部,属于小肠。

缺盆部支脉:沿着颈部,上达面颊,至目外眦,转入耳中(听宫)。

颊部支脉:上行目眶下,抵于鼻旁,至目内眦(睛明),与足太阳膀胱经相接,而又斜行络于颧骨部。

(2)主治病症:本经腧穴主治头、项、耳、目、咽喉病,热病,神经病,以及经脉循行部位的其他病症。如少腹痛,腰脊痛引睾丸,耳聋,目黄,颊肿,咽喉肿痛,肩臂外侧后缘痛等。

7. 足太阳膀胱经

(1)经脉循行:起于目内眦(睛明),上额交会于巅顶(百会,属督脉)。

巅顶部支脉:从头顶到颞颥部。

巅顶部直行的脉:从头顶入里联络于脑,回出分开下行项后,沿着肩胛部内侧,挟着脊柱,到达腰部,从脊旁肌肉进入体腔,联络肾脏,属于膀胱。

腰部的支脉:向下通过臀部,进入腘窝中。

后项的支脉:通过肩胛内缘直下,经过臀部(环跳,属足少阳胆经)下行,沿着大腿后外侧,与腰部下来的支脉会合于腘窝中。从此向下,通过腓肠肌,出于外踝的后面,沿着第5跖骨粗隆,至小趾外侧端(至阴),与足少阴经相接。

(2)主治病症:本经腧穴主治头、项、目、背、腰、下肢部病症及神志病;背部第1侧线的背俞穴及第2侧线相平的腧穴,主治与其相关的脏腑病症和有关的组织器官病症。如小便不通,遗尿,癫狂,疟疾,目痛,迎风流泪,鼻塞多涕,鼻衄,头痛,项、背、腰、臀部及下肢后侧本经循行部位疼痛等。

8. 足少阴肾经

(1) 经脉循行:起于足小趾之下,斜向足心(涌泉),出于舟骨粗隆下,沿内踝后,进入足跟,再向上行于腿肚内侧,出腘窝的内侧,向上行股内后缘,通向脊柱(长强,属督脉),属于肾脏(腧穴通路还出于前,向上行腹部前正中线旁开0.5寸,胸部前正中线旁开2寸,终止于锁骨下缘俞府穴),联络膀胱。

肾部直行的脉:从肾向上通过肝和横膈,进入肺中,沿着喉咙,挟于舌根部。

肺部支脉:从肺部出来,联络心脏,流注于胸中,与手厥阴心包经相接。

(2) 主治病症:本经腧穴主治妇科,前阴病,肾、肺、咽喉病及经脉循行部位的其他病症。如咳血,气喘,舌干,咽喉肿痛,水肿,大便秘结,泄泻,腰痛,脊股内后侧痛,痿弱无力,足心热等。

9. 手厥阴心包经

(1) 经脉循行:起于胸中,出属心包络,向下通过横膈,从胸至腹依次联络上、中、下三焦。

胸部支脉:沿着胸中,出于胁部,至腋下3寸处(天池)上行到腋窝中,沿上臂尺侧,行于手太阴和手少阴之间,进入肘窝中,向下行于前臂两筋(掌长肌腱与桡侧腕屈肌腱)的中间,进入掌中,沿着中指到指端(中冲)。

掌中支脉:从劳宫分出,沿着无名指到指端(关冲),与手少阳三焦经相接。

(2) 主治病症:本经腧穴主治心、胸、胃、神志病,以及经脉循行部位的其他病症。如心痛,胸闷,心悸,心烦,癫狂,腋肿,肘臂挛急等。

10. 手少阳三焦经

(1) 经脉循行:起于无名指末端(关冲)向上出于第4、5掌骨间,沿着腕背,出于前臂外侧桡骨和尺骨之间,向上通过肘尖,沿上臂外侧,上达肩部,交出足少阳经的后面,向前进入缺盆部,分布于胸中,联络心包,向下通过横膈,从胸至腹,属上、中、下三焦。

胸中支脉:从胸直上,出于缺盆部,上走项部,沿耳后向上,出于耳部上行额角,再屈而下行至面颊部,到达眶下部。

耳部支脉:从耳后进入耳中,出走耳前,与前脉交叉于面颊部,到达目外眦(丝竹空之下),与足少阳胆经相接。

(2) 主治病症:本经腧穴主治侧头、耳、目、胸胁、咽喉病,热病,以及经脉循行部位的其他病症。如腹胀,水肿,遗尿,小便不利,耳鸣,耳聋,咽喉肿痛,目赤肿痛,颊肿,耳后、肩臂肘部外侧疼痛等。

11. 足少阳胆经

(1) 经脉循行:起于目外眦(瞳子髎),向上到达额角部(颔厌),下行至耳后(风池),沿着颈部行于手少阳经的前面,到肩上交出手少阳经的后面,向下进入缺盆部。

耳部的支脉:从耳后进入耳中,出走耳前,到目外眦后方。

外眦部的支脉：从目外眦处分出，下走大迎，会合于手少阳经到达目眶下，下行经颊车，由颈部向下会合前脉于缺盆，然后向下进入胸中，通过横膈，联络肝脏，属于胆，沿着胁肋内，出于少腹两侧腹股沟动脉部，经过外阴部毛际，横行入髋关节部(环跳)。

缺盆部直行的脉：下行腋部，沿着侧胸部，经过季胁，向下会合前脉于髋关节部，再向下沿着大腿的外侧，出于膝外侧，下行经腓骨前面，直下到达腓骨下段，再下到外踝的前面，沿足背部，进入足第4趾外侧端(足窍阴)。

足背支脉：从足临泣处分出，沿着第1、2跖骨之间，出于大趾端，穿过趾甲，回过来到趾甲后的毫毛部(大敦，属肝经)，与足厥阴肝经相接。

(2) 主治病症：本经腧穴主治侧头、目、耳、咽喉病，神志病，热病，以及经脉循行部位的其他病症。如口苦，目眩，疟疾，头痛，颔痛，目外眦痛，缺盆部肿痛，腋下肿，胸、胁、股及下肢外侧痛，足外侧痛，足外侧发热等。

12. 足厥阴肝经

(1) 经脉循行：起于足大趾上毫毛部(大敦)，沿着足跗部向上，经过内踝前一寸处(中封)，向上至内踝上8寸处交出于足太阴经的后面，上行膝内侧，沿着股部内侧，进入阴毛中，绕过阴部，上达小腹，挟着胃旁，属于肝脏，联络胆腑，向上通过横膈，分布于胁肋，沿着喉咙的后面，向上进入鼻咽部，连接于"目系"(眼球连系于脑的部位)，向上出于前额，与督脉会合于巅顶。

"目系"支脉：下行颊里，环绕唇内。

肝部支脉：从肝分出，通过横膈，向上流注于肺，与手太阴肺经相接。

(2) 主治病症：本经腧穴主治肝病，妇科病，前阴病，以及经脉循行部位的其他病症。如腰痛，胸满，呃逆，遗尿，小便不利，疝气，少腹肿等。

━+

五、新经脉的临床调查情况

在针灸门诊2016年7~9月2个月内325例显效病例中，涉及6条新经脉的有211例，占全部病例的64.9%。这211例中所涉及6条新经脉共297经次。其中某些病例同时涉及新经脉2条或2条以上(表2-2)。

表2-2　新经脉临床调查表

	病　　　种	例数	经　　　脉						合计
			风门	大杼	督俞	气海	关元	中膂	
1	腰腿痛(包括坐骨神经痛、腰椎间盘突出症、腰肌劳损)	44				27	23	4	54
2	急性腰扭伤	20				8	16	1	25
3	慢性气管炎	6	5	4	1				10

续　表

	病　种	例数	经　脉						合计
			风门	大杼	督俞	气海	关元	中膂	
4	肩袖损伤	17	7	6	1				14
5	肩关节周围炎	9	6	5	2				13
6	肱骨外上髁炎	3	1	1	1				3
7	膝骨关节炎	4				1	1	2	4
8	颈椎病	5	4	3					7
9	落枕	3	1	2					3
10	慢性腹泻	1					1		1
11	位置性眩晕	3	1	3					4
12	慢性结膜炎	1		1					1
13	习惯性便秘	1				1		1	2
14	慢性附件炎	1				1			1
15	肩关节挫伤	1	1	1					2
16	肋间神经痛	3			3				3
17	盆腔炎	1				1			1
18	腓侧副韧带损伤	1				1			1
19	尿潴留	1				1		1	2
20	前列腺炎	11				9	5		14
21	血管神经性头痛	4		4	2				6
22	过敏性鼻炎	2	2						2
23	屈指肌腱腱鞘炎	7	7						7
24	继发性头痛	1			1				1
25	拇指关节扭伤	1	1						1
26	肠痉挛	1				1			1
27	遗尿症	2			1		1		2
28	慢性食管炎	1	1	1					2
29	膈肌痉挛	3	1	1	1			3	6
30	膝关节挫伤	1				1		1	2
31	肱骨内上髁炎	2	2	2					4
32	原发性痛经	1				1			1

病　　种	例数	经　脉						合计
		风门	大杼	督俞	气海	关元	中膂	
33 慢性腹泻	1			1				1
34 慢性胃炎	1						1	1
35 神经症	3		2	1	2		1	6
36 睡眠障碍	2			2				2
37 勃起功能障碍	1					1		1
38 室性期前收缩	2					2		2
39 血管性痴呆	1		1	1				2
40 颈性眩晕	2			2				2
41 缺血性中风	1					1		1
42 慢性疲劳综合征	35		12	27	13	16	11	79
合　　计	211	40	49	47	68	67	26	297

第二节　经脉节段

神经节段是人体神经组织特质之一,指胚胎发育的早期,正常人体躯干部分的胚胎性组织,沿脊椎中线的两侧呈明显的节段性分化。31 对脊神经,自上而下,排列整齐,呈现着分节的现象,故称为神经节段。每个神经节段分支的分布,从脊椎到脏腑、躯体、四肢,以及调节体躯各节段的皮肤感觉和肌肉运动功能,均呈现横向分布。神经节段性分布可以作为生理、病理检查和临床应用的依据,具有重要意义。

一、经脉节段假说

基于神经生理的功能状态与神经节段现象,反观经脉系统是否也存在以上纵向与横向的功能分布? 首先在这里要明确中医对"身与体"的理解,中医认为"身"为包含五脏六腑的躯干,而"体"为四肢,因此,身与体在人体中的生理功能及作用有以下不同: ① 身为体之帅。五脏六腑居于身中,人体的生理功能主要依靠五脏六腑的气血运行与气机升降而实现,四肢的气血主要来源于脏腑产生的气血。因此,身相对于体来说是统领,是主帅。② 体为身之用。体为四肢,又名四末,为气血到达最远处,机体之阴阳盛衰常以四肢之温凉探知,四肢气血适常亦说明脏腑之功能司职,因此,健体可以反馈性强身,也是通过调节四肢气血反射性加强脏腑功能的方法之一。

从中医基础理论可以推断身与体区别的主要原因与经脉的关系最为密切。究其原因与经脉是气血运行的通道密切相关,主要体现在以下方面。

1. 经脉循行起止点功能不同

躯干多为气血始发或归结之处,也说明躯干为精气深藏及散精之所,如手太阴肺经起于中焦,手少阴心经起于心中等。而四肢多为气血交换之处,为脏腑之精在四肢的功能发挥之所。

2. 经脉循行的复杂程度不同

在四肢,经脉分布以纵行为主,与神经分布相似。而在躯干,经脉分布除了纵向分布外,还存在大量的交会穴,穴位治疗作用实现的通道一定与经脉有关,也就是说经脉存在除纵向分布以外的循行或者分布方式。

3. 任督二脉、膀胱经与肾经在阴阳总督的作用,与神经系统及神经节段的功能相类似

任脉与肾经相邻,督脉与膀胱经相邻,任督两脉分别为阴脉之海、阳脉之海。督脉总督一身之阳气,可见上述四脉是全身功能始发之所在,具有统领全身气血的作用,与中枢神经相类似。

4. 关于华佗夹脊穴

华佗夹脊穴最早见于《素问·刺疟》:"十二疟者,……又刺项以下侠脊者必已。"最早明确提出位置的是晋代葛洪的《肘后备急方·卷二》曰:"夹背脊大骨完中去脊各 1 寸。"从定位来看,夹脊穴位于督脉与足太阳膀胱经之间,与此二经最为相关,而督脉和足太阳膀胱经,统属"背为阳"之列。从督脉的循行来看,《素问·骨空论》曰:"督脉者,起于少腹之下……,至少阴与巨阳中络者合,少阴上股内廉,贯脊属肾,与太阳起于目内眦,上额交巅,上人络脑,还出别下项,循肩膊内,挟脊抵腰中,人循膂,络肾……"因此,夹脊穴所在恰是督脉与足太阳膀胱经经气外延重叠覆盖之处,夹脊穴于此联络沟通两脉,具有调控两脉的枢纽作用,针灸夹脊穴时能起到调节两经的整合作用(图 2 - 12)。

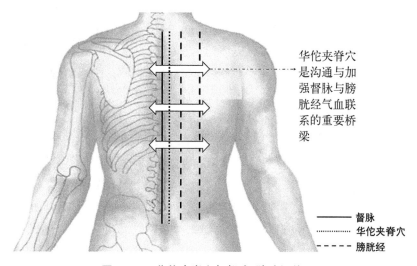

华佗夹脊穴是沟通与加强督脉与膀胱经气血联系的重要桥梁

——— 督脉
·········· 华佗夹脊穴
- - - - 膀胱经

图 2 - 12　华佗夹脊穴与督脉、膀胱经关系

5. 古籍记载

《黄帝内经》："五脏之俞,皆出于背""背为阳,腹为阴""阴病治阳,阳病治阴"。这些论述都阐释脏腑阴阳的关系,如果联系到经脉学说,则与经脉之阴阳有关,也就是背部的阳经与腹部的阴经存在对应关系,在针灸治疗学穴位配伍原则中有俞募配穴法即是阴阳经配穴法。

二、经脉节段临床现象

综上所述,盛氏针灸疗法认为经脉在躯干部存在横向水平分布关系,而且可认为经脉与神经系统虽有密切关系,但它又是一个独立的传导系统,有它自己的传导路线和经脉节段。经脉横向分布的可能性一直是盛氏针灸疗法历代传承人关注的问题。通过大量的临床实践发现的现象及针刺疗效,我们提出以下思考与观点。

(1) 针刺华佗夹脊穴治疗脏腑病时,取背俞穴或其同名夹脊穴有同样效果,而且取华佗夹脊穴安全性显著高于背俞穴。此外,当遇到胸痛彻背、胃痛彻背、腹痛引腰情况时,在辨明虚实的前提下进行补泻,如胸痛如在膻中,刺心夹脊,其痛立解;胃痛如在中脘,刺脾夹脊,中脘之痛立解;胃痛在巨阙,刺肝夹脊,其痛立解;腹痛在脐中,刺气海夹脊立解;月经痛在石门,刺上髎立解。

(2) 针灸治疗上腹痛的取穴按照现行教材通常为巨阙配不容、上脘配承满、中脘配梁门等,治疗下腹痛也总是石门配大巨、关元配水道、中枢配归来等,这亦意味着腹部经脉有横水平的联系。

(3)《难经》中谈到脐中与命门相对,当人体直立时,与脐相对的是第3腰椎下的下极俞而不是命门,而当针刺下极俞旁气海夹脊时,其针感可围腰入脐,而针刺命门旁肾夹脊时则无上述针感。此外,脐上1寸水分穴应与命门相对,命门旁为肾俞,这说明肾有阴、阳、水、火,腹为阴,水分位在腹;背为阳,命门之火在背。

(4) 肝炎、肝肿大、肝气郁结、十二指肠球部溃疡的患者,其腹痛经常出现在巨阙,并有明显的压痛。巨阙与筋缩相对,筋缩两旁为肝俞,肝的募穴期门在巨阙旁3.5寸,与巨阙同一水平。这充分说明第9胸椎肝俞具有躯体前后横水平经脉节段的存在。同样情况,胆囊疾病患者出现的上腹痛,总是在上脘穴水平,它与督脉中枢相对,中枢两旁为胆俞,胆的募穴日月与上脘同一水平。

(5) 按照针灸学教材上的上腹部的骨度分寸,歧骨(即剑突骨)到脐中是8寸,但历来医家有所争论,有的认为是指剑突骨尖端至脐中8寸,有的认为是指剑突骨根部至脐中8寸。盛氏针灸疗法认为骨度分寸应以剑突骨下缘为准,才能正确掌握。亦就是说,上腹部穴位的分寸应是剑突骨下缘至脐中为8寸,而鸠尾穴应在剑突骨下缘,横膈或贲门疾患,该处出现明显压痛。因此,鸠尾应为脐上8寸,巨阙穴为脐上6寸,鸠尾与巨阙间应加入一个新穴位鸠下与督脉的八椎下及其旁经外奇穴胰俞穴相对。患胰腺疾病时,鸠下会出现明显压痛,刺胰夹脊穴能获明显效果。

(6) 月经痛大部分在小腹石门穴处,刺上髎有显效。经脉电测定提示,月经痛绝大部分表现在肝经气滞血瘀,上髎穴是足厥阴少阳之会,肝经的循行"……入毛中,环阴器,抵小腹……"月经痛刺上髎有效说明:其一,上髎联系肝经;其二,石门前后亦联系肝经;其三,上髎与石门相联系。

三、经脉节段具体分布

根据上述诸多临床观察与总结,我们认为躯干部前后存在着横水平的联系。此外关于躯干前后中点,认为任脉在胸腹部正中,其中点是中脘。督脉在背椎正中,其中点是第11椎下的脊中,中脘是中焦的中央。脊中是21椎的中央;而且旁开1.5寸是脾俞,这完全符合《黄帝内经》所云:"脾为中土。"因此,我们以中脘和脊中为中点,对督脉、膀胱经、任脉、肾经、胃经在胸、腹、背、腰部的穴位做横水平的排列见表2-3。

表 2-3　经脉节段对应表

背别	椎数	督脉	膀胱经		任脉	肾经	胃经	所属脏器
			夹脊穴	背俞				
胸椎	1	陶道	大杼夹脊	大杼	璇玑	俞府	气户	肺
	2	二椎下	风门夹脊	风门	华盖	彧中	库房	
	3	身柱	肺夹脊	肺俞	紫宫	神藏	屋翳	
	4	巨阙俞	心包夹脊	厥阴俞	玉堂	灵墟	膺窗	心
	5	神道	心夹脊	心俞	膻中	神封	乳中	
	6	灵台	督夹脊	督俞	中庭	步廊	乳根	
	7	至阳	膈夹脊	膈俞	鸠尾			膈
	8	八椎下	胰夹脊	胰俞	鸠下			胰
	9	筋缩	肝夹脊	肝俞	巨阙	幽门	不容	肝
	10	中枢	胆夹脊	胆俞	上脘	腹通谷	承满	胆
	11	脊中	脾夹脊	脾俞	中脘	阴都	梁门	脾
	12	接骨	胃夹脊	胃俞	建里	石关	关门	胃
腰椎	13	悬枢	三焦夹脊	三焦俞	下脘	商曲	太乙	三焦
	14	命门	肾夹脊	肾俞	水分		滑肉门	肾、生殖、泌尿系
	15	下极俞	气海夹脊	气海俞	脐中	肓俞	天枢	
	16	腰阳关	大肠夹脊	大肠俞	阴交	中注	外陵	大肠
	17	十七椎下	关元夹脊	关元俞	气海			肾(生殖、泌尿、消化系)

背别	椎数	督脉	膀胱经		任脉	肾经	胃经	所属脏器
			夹脊穴	背俞				
骶椎	18	鸠杞	上髎	小肠俞	石门	四满	大巨	小肠、生殖、泌尿系
	19	腰奇	次髎	膀胱俞	关元	气穴	水道	膀胱
	20	下椎	中髎	中膂俞	中极	大赫	归来	肾(生殖、泌尿)
	21	玉田	下髎	白环俞	曲骨	横骨	气冲	脾(生殖、肛门、消化系)

表中内容历代传承人经过大量临床实践总结而成。该观点在临床中具有诊断与治疗意义,同时也能体现针灸经脉辨证的优势。通过此表如能很好地掌握胸腹背横水平的联系,可以极大地提高针灸临床诊治水平。

四、经脉节段临床应用

胸腹部疼痛发生时往往涉及的范围甚广,心、肺、肝、胆、脾、胃、胰都可能有关,通过压痛的检查,可初步诊断脏腑的病变情况,取其横水平的背俞、夹脊穴治疗,可做到取穴精简、疗效显著。如在脏腑辨证有困难时,"二十经脉测定自动诊断仪"会帮助正确提示经脉脏腑的病变属阴、属阳、属虚、属实。上腹痛举例如下。

(1)压痛在鸠下,要考虑胰的病变。

(2)压痛在巨阙,应考虑肝的病变或十二指肠球部溃疡、肝气郁结、肝胃不和等情况。

(3)压痛在上脘,应考虑胆囊疾患。

(4)压痛在中脘,应考虑脾的运化功能失常、消化不良、脾气积滞、脾胃不和。

(5)压痛在建里,应考虑胃的病变或功能失常。

(6)压痛在下脘,可考虑脏腑气机不利、水谷不化。

(7)压痛在水分,应考虑肾脏疾患或水湿滞留、消化不良。

第三节　颈椎与经脉关系

颈椎位于头颅和躯干之间,较为窄细,有着脊髓神经等重要组织器官,而且颈椎下段活动度较大,因此,颈椎是脊柱中最早出现退行性改变的部位之一。在结构上也是人体各部中较为脆弱的部位。

一、颈椎的结构、神经分布与血液供应

颈椎由颈椎骨、椎骨间连接、肌肉、血管、神经等构成。颈椎骨由前方的椎体和后部的椎

弓构成,椎体和椎弓围成椎孔。椎孔相连成一管,称为椎管,容纳脊髓和神经根及其被膜。椎体借椎间盘和前、后纵韧带紧密相连结。椎间盘位于相邻椎体之间,前、后纵韧带分别位于椎体的前后方。在颈部脊柱、椎体的侧后方有钩椎关节,为椎间孔的前壁。钩椎关节的后方有颈脊神经根、根动静脉和窦椎神经;其侧后方有椎动脉、椎静脉和椎神经。椎弓由椎间关节和韧带所联结。相邻椎骨的上下关节面构成椎间关节,由薄而松弛的关节囊韧带联结起来,其内有滑膜。横突之间有横突间肌,对颈脊柱的稳定性所起的作用很小。椎板之间有黄韧带,呈扁平状,黄色,弹性大,很坚韧,是由弹力纤维组成。棘突之间有棘间韧带和棘上韧带。

颈椎血液供应与脊神经分布与颈部疾病关系最为密切。颈椎的血液循环主要来自椎间动脉。椎间动脉一般1条,有时成对,沿脊神经根的腹侧,经椎间孔,分支进入椎管内。在椎间孔内分为3个主要分支:① 脊侧支,供应硬膜、硬膜外组织、黄韧带和椎弓的血液循环。② 中间支,供应神经根和其脊膜的血循环。③ 腹侧支,供应硬膜、硬膜外组织、韧带和椎体的血液循环。按照脊髓节段,颈脊神经的分布呈节段性分布。皮肤的神经支配,虽是按节段分布,但每一皮节的带状区有相邻的上位皮节的神经纤维和下位皮节的神经纤维参加,形成相互重叠掩盖现象。第1颈脊神经是在寰椎后弓上方穿出,以下各颈脊神经都是在相应颈椎椎弓上方穿出,但第8颈脊神经是在第1胸椎的椎弓上方穿出。椎间盘的数序多以相应颈椎的下方为标准,或以两椎骨的数目。但受累的神经根的数字在此椎间盘的数字多一个,或取标有两椎骨数目的下位数字。第1~4颈神经前支组成颈丛、第5~8颈神经及第1胸神经组成臂丛,分出腋神经、尺神经、桡神经、正中神经,其中臂丛神经区域分布:第4~5颈神经——三角肌、上臂外侧皮肤;第5~6颈神经——前臂桡侧、手拇指侧皮肤;第6~7颈神经——中指皮肤;第7颈神经至第1胸神经——前臂尺侧、小指。

颈椎病是临床最为常见疾病,包括颈椎综合征、颈椎骨关节炎、增生性颈椎炎、颈神经根综合征、颈椎间盘脱出症、颈部软组织病变、劳损性颈椎关节病等,是一种以退行性病理改变为基础的疾患。此病主要由于颈椎长期劳损、骨质增生,或椎间盘脱出、韧带增厚,致使颈椎脊髓、神经根或椎动脉受压,出现一系列功能障碍的临床综合征。临床表现为椎节失稳、松动,髓核突出或脱出,骨刺形成,韧带肥厚和继发的椎管狭窄等,刺激或压迫邻近的神经根、脊髓、椎动脉及颈部交感神经等组织,引起一系列症状和体征。

二、颈椎疾病的传统辨经、取穴

针灸治疗颈椎疾患具有悠久历史,晋代皇甫谧《针灸甲乙经》指出,头重痛,头眩,项似拔,颈直不可顾,肩膊项痛,五劳不可屈伸或麻,主要以针灸为主……膀胱经穴主之。经临床证实针灸治疗颈椎病方法众多,选穴亦多,疗效肯定,临床报道总有效率多在80%以上。目前针灸治疗颈椎病多以局部配穴与远端配穴相结合,如颈夹脊穴及局部腧穴为主,多采用综合疗法,在针刺基础上配以其他疗法,针推结合、针刺牵引结合、针刺与中药内服外敷结合等。其体针疗法主要取穴如下。

主穴:颈夹脊穴。据X线片确定的病变节段和局部压痛选取相应节段的颈夹脊穴。

配穴：神经根型配肩井、天宗、秉风；手指麻木配肩髃、曲池、外关、合谷、八邪；椎动脉型配风池；颈型配天柱、大杼、百劳、风池、肩井。

虽然针灸治疗颈椎疾患疗效尚可，但依旧存在如下诸多问题，致使针灸在治疗颈部疾患方面，缺乏理论依据，辨经论治缺乏客观标准，影响疗效的提高。

（1）如何辨经诊治颈椎疾患以体现中医辨证论治之精髓？

（2）颈椎疾患发生时，除了神经分布理论外，是否存在经脉理论的支撑？

（3）颈夹脊穴是如何通过经脉实现治疗作用的？

（4）颈椎椎体节段数是否与经脉存在一一对应关系？

（5）有效治疗颈椎疾患的穴位是否存在经脉对应选择性？

根据传统经脉理论，结合经脉循行路线及交会穴特点，以及古今针灸相关书籍关于颈项部经脉循行的描述，可以总结出在颈部的经脉有正中督脉、两侧膀胱经、胆经、小肠经和三焦经，都是纵行的，与颈椎没有直接的联系。根据古今针灸书籍记载各经脉治疗项强的穴位总结为表2-4。

表2-4　古今颈椎病治疗选用经脉与穴位

经　　脉	穴　位　名　称
督脉	风府、脑户、强间、哑门、大椎
手太阴肺经	列缺
手阳明大肠经	合谷
手少阳三焦经	中渚、外关、天髎、天牖
手太阳小肠经	后溪、腕骨、养老、支正、肩外俞、天窗
足少阳胆经	绝骨、肩井、风池、脑空、完骨
足太阳膀胱经	足通谷、束骨、京骨、昆仑、魄户、附分、风门、大杼、天柱
经外奇穴	新设、百劳、崇骨、落枕

通过以上穴位分析，不难发现颈项疾病主要与阳经受损有密切关系，阴经中只有手太阴肺经之列缺可以治疗颈项疾患。此外，根据古今针灸书籍穴位配伍原则中的远近配穴法，治疗颈椎疾患穴位可归纳成表2-5。

表2-5　颈椎病经脉的远近配穴

经　　脉	局　部　取　穴	远　部　取　穴
督脉	风府、脑户、强间、哑门、大椎、崇骨	
手太阴肺经		列缺
手阳明大肠经		合谷
手少阳三焦经	天髎、天牖	外关、中渚

经 脉	局 部 取 穴	远 部 取 穴
手太阳小肠经	肩外俞、天窗	后溪、腕骨、养老、支正
足少阳胆经	肩井、风池、脑空、完骨	绝骨
足太阳膀胱经	天柱、大杼、风门、附分、魄户(新设、百劳)	足通谷、束骨、京骨、昆仑
经外奇穴		落枕

在经络学说中,历代医书非常重视背部21椎(即12节胸椎、5节腰椎、4节骶椎),背椎除与督脉、华佗夹脊及膀胱经的背俞穴有联系外,还与各脏腑、经脉有密切联系,并作为背部俞穴取穴的重要标志。但是在古今文献中尚未见到颈椎与经脉关系的阐述。但从表2-5中可以发现唯有手太阴肺经之列缺可以治疗颈项疾病,而且《四总穴歌》有云:"头项寻列缺",但从手太阴肺经经脉循行路线来说,在列缺穴处发生了转弯,而不是一条直线。此外,从手太阴肺经穴位的主治与功能看,大部分穴位以疏通局部经气与治疗肺系疾病为主,皆与颈项疾病没有联系,因此,列缺穴治疗颈椎疾患的作用应该不是通过手太阴肺经实现的,有可能存在其他经脉循行而实现。也就是说列缺有可能与颈椎椎体之间存在一定联系。经过长期临床观察及试验研究,选用列缺单穴治疗颈项疾病(按照严格纳入标准),证实列缺穴仅对压痛在第6颈椎棘突旁的颈项疾患有显著疗效,明显高于其他颈椎棘突旁压痛的颈椎疾患(《中国针灸》,2002年)。该研究说明列缺并不能治疗所有颈项疾患,仅仅对第6颈椎发生的相关问题有密切联系。

穴位的治疗作用一定是通过经脉实现的,不论是十二正经穴位,还是阿是穴都是如此,但目前临床仅仅讨论穴位的治疗效果,往往置经脉循行于不顾,结果导致经脉辨证越发薄弱。例如,落枕穴位于手背第二、三掌骨间,掌指关节后0.5寸处。(针灸学教材中的定位是手背第二、三掌骨间,掌指关节后0.5寸处,我们认为应紧靠第二掌骨尺侧缘,假使偏近第三掌骨桡侧缘,则是心包经的外劳宫穴),其主治项强落枕,但该处原无经脉循行所过。既然该穴能作用于颈项部,肯定是通过经脉才能实现。那既然存在经脉,是什么经脉,经脉与颈椎存在什么关系?

督脉的循行路线贯穿所有颈椎棘突,但临床症状多与项强,痛引至上背部有关,与上肢等根性症状并不存在太多关系。《伤寒论》有云:"太阳病,项背强几几,反汗出恶风者,桂枝加葛根汤主之"亦说明这一点。因此,督脉虽然与颈椎直接联系,但不与上肢联系。

三、颈椎与经脉的辨经与远近配穴方法

通过上述研究及总结,我们认为颈项疾患应该除了肺、大肠、三焦、小肠、胆、膀胱等六条经脉传统经脉循行联系外,还存在类似于颈脊神经从颈椎—肩背部—上肢—手指分布的经脉可能,也就是颈椎与经脉存在一一对应关系。

经过长期临床观察,反复验证,基于传统针灸经络理论,结合临床症状、针刺感应及

经脉传导路线,结合六条新经脉学说,以及经脉电测定方法,发现颈椎疾患的临床表现往往是有规律地循经脉路线出现的。在第 3~7 颈椎嵴(嵴:颈椎棘突最高处的两侧边缘,与颈椎棘突角度有关,如直刺可到达相当于夹脊的位置)穴位上试针,其针感很明显地规律性地分别向肩臂传感。结果发现颈椎与经脉的客观联系见表 2-6、图 2-13。

表 2-6　颈椎椎体与经脉关系

颈椎椎体数	局部穴位	联系经脉
第 3 颈椎	第 3 颈椎嵴	胆经、大肠经
第 4 颈椎	第 4 颈椎嵴	大杼经(新经脉)
第 5 颈椎	第 5 颈椎嵴	三焦经
第 6 颈椎	第 6 颈椎嵴	风门经(新经脉)
第 7 颈椎	第 7 颈椎嵴	小肠经

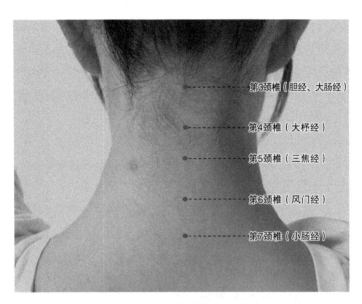

图 2-13　颈椎椎体与经脉关系

通过表 2-6、图 2-13 可以发现每节颈椎都有一一对应的经脉,其中第 4 颈椎与新经脉大杼经相联系,第 6 颈椎与新经脉风门经相联系,而且每条经脉与颈椎均有固定的循行路线,均存在颈椎—肩背部—上肢—手指分布,具体循行路线详述如下。

1. 第 3 颈椎

循行路线:自第 3 颈椎横出经风池,下达肩井,属胆经路线,少数从肩井走向肩髃,循大肠经路线,达食指内侧。

其支者:自第 3 颈椎向下,达魄户。如向上则上头。循巅系胆经。

2. 第 4 颈椎

循行路线：自第 4 颈椎横出经下天柱向下外方斜向天髎（泽田派天髎,在肩胛骨内侧角上缘,原天髎穴内侧 0.5 寸许）、巨骨穴循肩臂行大肠经之后,经经外奇穴落枕,达食指外侧端,即新经脉大杼经的循行路线。

其支者：自第 4 颈椎横出经下天柱（天柱下方,平第 4 颈椎）,向下走向肩外俞（大杼穴外 1.5 寸）,如向上则与足太阳膀胱经并行达攒竹,睛明穴。

3. 第 5 颈椎

循行路线：自第 5 颈椎横出,向天髎、肩髎,纳入三焦经,达无名指外侧。

其支者：自第 5 颈椎横出向下达膏肓穴。

4. 第 6 颈椎

循行路线：自第 6 颈椎横出,斜向肩风（肩井与天髎之间）,经肩肘时循行于肺经与大肠经之间,经列缺达大指外侧。即新经脉风门经的循行路线。

其支者：自第 6 颈椎横出向下达附分（风门穴外 1.5 寸）,如向上循巅额入鼻。

5. 第 7 颈椎

循行路线：自第 7 颈椎横出经肩中俞纳入小肠经,循肩胛经肩臂达小指外侧。

其支者：自第 7 颈椎横出向下达神堂（心俞外 1.5 寸）。

因此,在临床中治疗颈椎疾患时,从颈项强痛的症状来分析,如发生在正中督脉,可取大椎、哑门等穴治之;如项痛达背循膀胱经路线作痛,刺天柱、次髎、膀胱俞或京骨、束骨显效;如项痛引肩,应按其疼痛路线来辨别属哪一颈椎及其软组织的病变及联系哪一经脉,具体取穴见表 2-7。

表 2-7　颈椎与经脉穴位关系

颈椎	联系经脉	局部穴位	远部穴位
第 3 颈椎	胆经、大肠经	第 3 颈椎嵴、风池	绝骨、合谷、上髎
第 4 颈椎	大杼经（新经脉）	第 4 颈椎嵴、下天柱	落枕
第 5 颈椎	三焦经	第 5 颈椎嵴、天髎	中渚
第 6 颈椎	风门经（新经脉）	第 6 颈椎嵴、肩风	列缺
第 7 颈椎	小肠经	第 7 颈椎嵴、肩中俞	后溪

四、颈椎与经脉关系的临床问题解读

通过解读上述表中经脉与颈椎及穴位与颈椎的一一对应关系,以及经脉在颈椎与穴位之间循行路线,可以很好地解释与解决了本章提出的部分问题。

【问题 1】列缺治头项强痛很有效,但是为什么在临床中对头项强痛的患者,取列缺治疗时有的有效,有的无效? 列缺属肺经,是肺经的络穴,但肺经并不到达颈项部,为什么列缺能治头项强痛,而肺经其他穴位不能治疗头项强痛呢?

答:因为列缺是在新经脉风门经的循行路线上,而风门经除联系第2胸椎、风门外,还联系第6颈椎。所以,"头项寻列缺"只限于第6颈椎及其软组织病变引起的头项强痛才有效果,其他颈椎及其软组织病变引起的头项强痛无效。由于风门经也属于肺脏,所以列缺穴除能治头项强痛外,还能治肺及呼吸道疾病。

【问题2】经外奇穴落枕主治项强落枕,但也不是对所有项强落枕都有效果,该穴位于手背第2、3掌骨间,掌指关节后0.5寸处。该处无经脉循行所过。它是如何起效的?

答:落枕,恰在新经脉大杼经的循行路线上,而大杼经除联系第1胸椎、大杼外,还联系第4颈椎。因此,经外奇穴落枕治疗头项强痛,仅限于第4颈椎及其软组织病变所引起的头项强痛才有效,其他颈椎及其软组织病变无效。由于大杼经也属于肺脏,所以落枕(项强)穴除治疗头项强痛外,还能治咽喉及呼吸道疾患。

【问题3】合谷的主治中有头项痛、偏头痛、眼耳疾患等,按大肠经的循行来看,似乎不可能治疗上述疾患,它是如何起效的?

答:从第3颈椎的针感及感传路线看,与头项部大肠经和胆经的关系很密切,合谷属于大肠经,与胆经相交于肩井,因此合谷治疗头项痛、偏头痛、眼耳疾患是通过大肠经与胆经共同实现的。

综上所述,根据现代医学理论,颈椎疾患的发生多与颈椎肥大、骨质增生对其周围软组织产生压迫或刺激,造成水肿或无菌性炎症,而出现各种不同的临床表现有关,针灸主要是通过改善颈椎周围软组织水肿或无菌性炎症状态而达到改善症状,因此,针灸疗效多能立竿见影,尤其在针刺后,如果不能速效或者针后显著改善,说明针刺穴位或者方法存在一定问题。如果能按照表2-7取穴,那就很容易进行治疗,而且会出现明显的疗效。如果经脉辨证及颈椎辨别发生困难时,经脉电测定方法是目前较理想的客观测定工具。

第四节　腰椎与经脉关系

腰椎是人体最为承重位置之一,椎体较大;棘突板状水平伸向后方,相邻棘突间间隙宽,可做腰椎穿刺,关节突关节面呈矢状位。人体有5个腰椎,每一个腰椎由前方的椎体和后方的附件组成。

一、腰椎的结构

腰椎椎板内缘成弓形,椎弓与椎体后缘围成椎孔,上下椎孔相连,形成椎管,内有脊髓和神经通过,两个椎体之间的联合部分就是椎间盘。它是由纤维环和髓核两部分组成。髓核位于椎间盘的中央,髓核的周围是纤维环,一层层的纤维环把两个椎体连接在一起,并把髓核牢牢地固定在中央。纤维环的前侧及两侧较厚,而后侧较薄。纤维环的前部有强大的前纵韧带,后侧的后纵韧带较窄、较薄。因此,髓核容易向后方突出,压迫神经根或脊髓。当椎体承受纵向负载时,髓核凭纤维环良好的弹性向外周膨胀,以缓冲压力,有减震作用,在行走、弹跳、跑步时防止震荡颅脑;且能使脊柱有最大的活动度,使人能进行腰部的各方向活动。但是纤维环一旦破损,其间包裹的髓核就会穿过破损的纤维环向外突出,即发生了椎间盘突出(脱出),压迫脊髓或神经根,引起相应的症状和体征。

二、腰椎疾病的传统辨经、取穴

腰椎疾病是临床最为常见的疾病,所引起腰痛有其特殊的临床表现,疼痛的同时还有一些伴随症状。例如,腰椎间盘突出症可以伴随坐骨神经痛;大腿或小腿的麻木、疼痛;肌肉瘫痪,如足下垂、第一足趾背伸无力;马尾综合征,如会阴区麻木,大便功能障碍,性功能障碍。而且在患者咳嗽、喷嚏时疼痛加重。腰椎管狭窄症与腰椎滑脱则伴有间歇跛行与双下肢麻木、发凉,同时也伴有下肢的肌肉瘫痪,大腿与小腿外侧的麻木等表现。

中医关于腰椎疾病的论述历史悠久,有其特有的病名:"腰痛"。早在《素问》中就有《刺腰痛》的专论,其中叙述了各种腰痛的症状、经脉辨证、取穴和治法。该篇涉及腰痛的经脉除足六经腰痛外,还提出了同阴脉、昌阳脉、飞阳脉、阳维脉、会阴脉、解脉、衡络脉、散脉、肉里脉等总共15条脉的腰痛。为了能深入理解腰椎与经脉的关系,试将《素问·刺腰痛》的辨经取穴与现代针灸学的辨经取穴,以及历代医家或者医籍关于腰痛与经脉关系予以归纳对比见表2-8,以期探讨与腰椎疾病临床实际的异同点。

表 2-8　《素问·刺腰痛》腰痛经脉对照表

经　脉	腰痛症状	治　法	取　穴	著　者　意　见
足太阳	引项脊尻背如重状	刺其中。太阳正经出血	委中	可兼取次髎、膀胱俞
	腰痛侠脊而痛至头,几几然目茫茫欲僵仆	刺足太阳郄中出血	委中	同上
	如折,不可以俯仰,不可举	刺足太阳	委中	同上
足少阳	如以针刺其皮中,循循然不可以俯仰,不可以顾	刺少阳成骨之端出血,成骨在膝外廉之骨独起者	成骨穴,膝外侧之高骨独起者,乃骨之上端,所以面立其身	成骨穴在腓骨上头顶端,不属足少阳,乃新经脉气海经所过,能治第3腰椎及其软组织病变所引起的腰痛
足阳明	不可以顾,顾如有见者,善悲	刺阳明于前三,上下和之出血	前即足三里穴	足阳明经联系第4腰椎、大肠俞
足少阴	痛引脊内廉	刺少阴于内踝上二痏	复溜在内踝后上同身之2寸	可兼取肾俞

续 表

经 脉	腰痛症状	治 法	取 穴	著者意见
足厥阴	腰中如张弓弩弦,令人善言,默默然不慧	刺厥阴之脉,在踵鱼腹之外,循之累累然,刺之三痏		足厥阴蠡沟穴或中都穴
足太阴	腰痛引少腹控䏚,不可以仰	刺腰尻交者,两髁肿上,以月生死为数,发针立已,左取右,右取左	腰尻交者,指足少阴之络下髎穴也	
阳维脉	痛上怫然肿	刺阳维之脉,脉与太阳合下间去地一尺所	按穴之所在,乃承山穴	既属阳维脉,应取阳交穴为妥。纳入关元经
解脉	痛引肩,目䀮䀮然,时遗溲	刺解脉,在膝筋肉分间,郄外廉之横脉出血,血变而止		"郄外廉之横脉"应为委阳穴。纳入关元经
	如引带,常如折腰状,善恐	刺解脉在郄中结络如米,刺之血射以黑,见赤血而已		郄中应是委中穴。纳入膀胱经
衡络脉	不可以俯仰,仰则恐仆,得之举重伤腰,衡络绝,恶血归之	刺之在郄阳筋之间,上郄数寸,衡居为二痏出血	郄阳,谓浮郄穴在侧委阳穴也,筋之间,膝后之上两筋之间,殷门穴也	郄阳系委阳穴无误,筋之间,上郄数寸衡居,似应为委阳穴上数寸,居新经脉关元经之殷外穴也
同阴脉	痛如小锤居其中,怫然肿	刺同阴之脉,在外踝上绝骨之端,为三痏	刺外踝绝骨之端,则足少阳之脉所抵耳	纳入胆经
会阴脉	痛上漯漯然汗出,汗出令人欲饮,饮已欲走	刺直阳之脉上三痏,在跷上郄下五寸横居,视其盛者出血	跷为阳跷,指申脉穴,跷为血郄,即委中穴,跷上郄下上承郄中之穴,下当申脉之位,急谓承筋穴	纳入膀胱经
飞阳脉	痛上拂拂然,甚则悲以恐	刺飞阳之脉,在内踝上五寸,少阴之前与阴维之会	足少阴筑宾穴,为阴维之郄	纳入肾经
昌阳脉	痛引膺,目䀮䀮然,甚则反折,舌卷不能言	刺内筋为二痏,在内踝上大筋前,太阴后,上踝二寸所	内筋,筋之肉也,即复溜穴	复溜一名昌阳。纳入肾经

续　表

经　脉	腰痛症状	治　法	取　穴	著者意见
散脉	腰痛而热,热甚生烦,腰下如有横木居其中,甚则遗溲	刺散脉在膝前骨肉分间,络外廉束脉为三痏		"腰下如有横木居其中"指痛在腰下骶部。"膝前分肉间"指足三里内侧骨肉分间,系新经脉中臀经内三里穴
肉里脉	不可以咳,咳则筋缩急	刺肉里之脉为二痏,在太阳之外,少阳绝骨之后	足少阳胆经有阳辅穴,又名分肉,故王氏以肉里为分肉	纳入胆经

1.《素问·刺腰痛》中关于治疗腰痛的辨经取穴

具体归纳参考《内经太素》及《针灸甲乙经》,其中除去重复者及只取经脉无穴位者,共描述了15经脉、18条腰痛症状(表2-8)。

《素问·刺腰痛》除提出六经腰痛外,还提出了很多脉,按照历代医家注释,其所取穴位大部分是原十二经的穴位,有些脉的名称即是所取穴位的别名。如昌阳脉取复溜穴,复溜别名昌阳;又如解脉,一取委中,一取委阳,王冰注:"两脉如绳之解股,故名解脉。"盖指足太阳膀胱经在腿股后廉的循行有二脉相交叉,犹如绳之解股,实则乃指膀胱经也。又如衡络脉是指由委阳横(衡者横也)行至委中之脉。取穴委阳、殷门,实则也是指足太阳也。其他如同阴脉取绝骨,肉里脉取阳辅均可纳入胆经。为了更好理解《素问·刺腰痛》关于经脉归经的内容,兹按原十二经和奇经八脉的循行和穴位来归纳《素问·刺腰痛》所涉及的经脉见表2-9。

表2-9　腰痛归经取穴小结(《素问·刺腰痛》)

经　脉	取　穴	有关其他经脉的归纳		
		脉　名	取　穴	纳　入
足太阳	委　中	解脉 衡络脉 会阴脉	委中、委阳 委阳、殷门 承筋	足太阳膀胱经
足少阳	成　骨	同阴脉 肉里脉	绝骨 阳辅	足少阳胆经
足阳明	足三里			足阳明胃经
足少阴	复　溜	昌阳脉 飞阳脉	复溜 筑宾	足少阴肾经
足厥阴	蠡　沟			足厥阴肝经
足太阴	下　髎			足太阴脾经
阳维脉	阳　交		·	阳维脉
散　脉	膝前骨肉分间			中臀经

注:按表中来看,腰痛与足六经有关,同时还与阳维脉和散脉联系。

2. 关于腰背痛选穴与归经的历代针灸歌赋

历代针灸歌赋关于腰背痛选穴与归经具体见表 2 - 10。

表 2 - 10　历代针灸歌赋关于腰背痛选穴与归经

歌 赋 名 称	症　状	督脉	膀胱经	肾经	胆经	小肠经
百症赋	背连腰痛		白环俞、委中			
玉龙歌	除腰脊痛闪之难治	人中	委中			
玉龙歌	肾弱腰疼不可当 强痛脊背泻人中	人中	肾俞			
胜玉歌	肾败腰疼小便频		肾俞			
四总穴歌	腰背委中求		委中			
席弘赋	专治腰间痛 腰间冷风冷痹疾难愈	腰俞	委中		环跳	
马丹阳天星十二穴歌	腰痛不能举 善治腰疼痛 转筋腰尻痛 腿胯连痛		委中 承山 昆仑		环跳	
通玄指要赋	肾俞把腰疼而泻尽		肾俞			
扁鹊神应针灸玉龙经	腰痛昆仑曲里 艾灸腰俞腰痛愈 要知脊痛治人中 委中肾俞治腰行	腰俞 人中	昆仑 肾俞			

注：历代歌赋腰背选穴主要集中在督脉、膀胱经与胆经。除肾俞外很少取腰部俞穴。

3. 现代针灸学教材中关于治疗腰痛及坐骨神经痛的辨经取穴

现代针灸学教材中腰痛经脉对照归纳见表 2 - 11。

表 2 - 11　现代针灸学教材中腰痛经脉对照表

		常 用 穴	备 用 穴	涉及经脉
腰背痛	急性腰扭伤	(1) 人中、委中、然谷 (2) 人中、殷门、肾俞 (3) 人中、殷门、委中、阿是穴、相应夹脊穴 (4) 支沟、阳陵、委中、大椎 (5) 委中、膈俞、秩边、八髎、肾俞、志室	腕骨、后溪、京骨	督脉 膀胱经 胆经 肾经 三焦经 小肠经 华佗夹脊
	慢性腰背痛	(1) 委中、昆仑、阿是穴 (2) 肾俞、气海俞、大肠俞、阿是穴、夹脊穴 (3) 肾俞、次髎、委中、腰俞、环跳、人中、阳陵、昆仑 (4) 风府、阳关、秩边、太溪、昆仑、肾俞、命门、志室	三焦俞、肾俞、腰眼夹脊、居髎、腰眼、志室、命门、阳关	

续　表

	常　用　穴	备　用　穴	涉及经脉
坐骨神经痛	（1）肾俞、白环俞、环跳、承扶、殷门、委中、阳陵 （2）大肠俞、秩边、环跳、阳陵、环跳、髂嵴下1寸、秩边、第4~5腰夹脊	第2~5腰夹脊、上髎、次髎、秩边、承山、悬钟、昆仑、足临泣、阿是穴 肾俞、气海俞、第3~5腰夹脊、上髎、承扶、居髎、殷门、委中、承山、腕骨、后溪、液门、中渚、殷门、承山、阳陵泉、悬钟	

注：从表中可以发现近代针灸学教材及文献引用多使用督脉、膀胱经、胆经、肾经、三焦经、小肠经穴位治疗腰腿痛，包括选用华佗夹脊治疗，对经脉归经的选穴方法日渐趋少。

通过比对从《黄帝内经》、历代针灸歌赋、近代针灸学教材关于腰痛选穴及经脉的变化，不难发现辨经由多样化到单一化，穴位选取由系统化到杂乱化，究其原因与经脉在腰部循行以纵向联系为主，以及腰痛与经脉关系的研究较少，着重于穴位与腰痛关系的研究有关。比如中药，对方剂研究较弱于中药单体的研究，但针灸之所以是中医框架下的重要组成部分，是由于经络系统的存在，也就是说经络是灵魂，如果丢弃了经络的穴位，也就失去了其研究的价值，正如欧美目前风行的"干针"，其区别就在于经络理论。因此，就盛氏针灸疗法认为腰痛的针灸治疗必须依据经脉而谈，否则是没有意义的。

三、盛氏针灸解读腰痛

回归本源，我们不妨还是从《素问·刺腰痛》入手。在《素问·刺腰痛》中所选用的穴位均集中在下肢，既然这些穴位能有效治疗腰痛，按照其作用原理，则其所属经脉必到达腰骶部。那么是如何起效的？

首先从腰骶椎解剖学看，第1~5腰椎与第1~4骶椎的结构均与腰痛有密切关系。从腰骶脊神经分布来看，腰骶部脊神经从椎间孔发出分为前支、后支，前支与相邻神经根的前支联合，形成腰骶神经丛，主要构成股神经和坐骨神经而分布于下肢；后支转向背侧，分布于腰骶的骨、关节、韧带、肌肉和皮肤。因此，腰与下肢的关系非常密切。

从针灸临床来看，地球有经纬，织物有经纬，人体亦有经纬。经络的原意："经脉是纵行的干线，络脉是横斜的分支。"从腰骶部的经脉系看，除纵行的督脉、膀胱经外，每一腰椎还均有横行经脉。临床症状告诉我们，每个腰椎或骶椎及其软组织如发生病变，其症状可表现在局部，亦可表现从病椎横向两侧或向下肢放射，但相当于部分腰痛所表现出来的路线与神经分布区域有相当的差异，有趣的是绝大部分是循经脉路线出现，而其放射方向均有各自特定的路线，且经大量临床观察证实有其客观的规律性。以下是我们观察到的经脉现象与传统经脉循行路线差异的疑问及观点。

足太阳膀胱经在腰腿部的循行较复杂，尤其在大腿后方，有二脉呈交叉状。但从临床上观察到，腰腿痛如放射到大腿后方时，有2条直线向下放射：其一，是从次髎、膀胱俞、胞肓循大腿后廉正中经承扶、殷门、委中向下放射。其二，是从关元夹脊、关元俞、中空循大腿后外廉（股骨内缘）经扶外、殷外、浮郄、委阳向下放射；针刺次髎、膀胱俞、胞肓时其针感循大腿后廉正中向下放射；针刺关元夹脊、关元俞、中空时，其针感循大腿后外廉向委阳及小腿腓骨后缘放射。针感和症状完全一致，区别于原膀胱经的路线在大腿后方二脉成交叉状。因此，我们认为膀胱经在腰腿部的循行应是"……胞肓、秩边、承扶、殷门、委中……至阴"，与第 2 骶椎、次髎、膀胱俞直接联系。从中空到委阳一线属于关元经，与第 5 腰椎、关元夹脊、关元俞直接联系。

阳交穴原属胆经，又是阳维脉的郄穴。绝骨穴的定位，有的书中说在腓骨前缘，有的书中说在腓骨后缘。从针感来看，胆经在小腿诸穴，均应在腓骨前缘，它们的针感亦是一致的，均循腓骨前缘下达足背。因此，我们认为胆经阳交穴、绝骨穴应在腓骨前缘。

"带脉者，起于季胁，回身一周，如束带然。"其脉气所发，在季胁下 1.8 寸，正名带脉，以其回身一周如带也。带脉穴平第 3 腰椎。《灵枢·经别》中有"当十四椎，出属带脉"，我们认为带脉似应起于十五椎，而不是十四椎。在针灸临床中，第 3 腰椎的腰痛出现频率比第 2 腰椎的腰痛要多，且第 3 腰椎及其软组织病变出现的腰痛症状有回身一周，如束带然，而第 2 腰椎及其软组织病变出现的腰痛，并未发现有如束带的症状。因此，第 3 腰椎与带脉关系密切。

通过上述腰部问题与经脉联系与传统经脉循行的差异，可以得出以下几个观点：① 腰痛与下肢是通过一定经脉相联系的；② 腰痛部位存在横向水平的经脉现象；③ 腰骶部的背俞穴除与膀胱经有纵行的联系外，还与其同名经脉及所属脏腑有联系，这是横的联系，有的还与其手足同名经相联系及交会穴的联系。上述 3 个观点非常重要，这为诠释《素问·刺腰痛》中关于各种经脉腰痛提供了一种途径，尤其是新经脉的引入将经脉与腰椎做了合理的联系，为临床治疗腰痛提供经脉理论学说。为了更好地理解《素问·刺腰痛》中各经脉腰痛，详述如下。

（1）足太阳腰痛：该经在背腰骶部的循行是夹脊纵行左右 1.5~3 寸，其腰痛症状应是背腰骶部循膀胱经纵行作痛，甚则引项头部，如其痛引向下肢，则是从次髎、膀胱俞引达下肢后廉正中。《素问·刺腰痛》强调取委中出血，针灸歌赋中治腰痛除委中外，还取肾俞、白环俞、承山、昆仑诸穴，均属膀胱经穴位。其疼痛主要部位应是次髎、膀胱俞。

（2）足少阳腰痛：按胆经的循行来看，似乎并不到达腰骶部，但从它的交会穴来看，在腰骶部是上髎是足太阳、少阳之会；中髎是足厥阴、少阳之会；下髎是足太阴、足厥阴、足少阳三脉之会。

从上述来看，上、中、下髎均涉及足少阳经，按长期的临床观察及经脉电测定证实，上髎穴是足厥阴少阳之会，不是中髎穴亦不是下髎穴。深刺上髎穴入第 1 骶骨孔，其针感可达下肢肝经，稍浅则循小肠俞居髎下达下肢胆经。因此，足少阳腰痛的重点，应是在上髎穴的水平。至于《素问·刺腰痛》："刺少阳成骨之端出血"，如成骨取穴在腓骨小头之端，则应属气海经循行范围之内。

（3）足阳明腰痛：足阳明胃经的循行根本不达腰骶部，何来阳明腰痛？但部分腰痛患者主诉,其痛自腰部引达下肢胃经。这是客观事实,而第 4 腰椎、大肠夹脊、大肠俞的针感很明显传达下肢胃经。因此,可以肯定阳明腰痛应在第 4 腰椎水平。近代针灸学著作中,足三里的主治中无腰痛,殊不知足三里的确能治第 4 腰椎、大肠俞水平的腰痛。

(4)足少阴腰痛:该经脉的循行是"……上股内后廉,贯脊属肾,络膀胱……"内行于脊里,下肢肾经与肾俞有联系,临床证实少阴腰痛是在第 2 腰椎、肾俞的水平。《素问·刺腰痛》足少阴腰痛取穴复溜。

(5)足厥阴腰痛:该经的循行是"……上腘内廉,循阴股,入毛中,环阴器,抵小腹,挟胃,属肝,络胆……"并不经过腰部。临床证实,上髎是足厥阴、少阳之会,深刺上髎其针感可达下肢肝经,经脉电测定也显示如第 1 骶椎上髎水平的腰痛,肝经或胆经的读数会出现异常。《素问·刺腰痛》取蠡沟穴治足厥阴腰痛,亦说明下肢肝经行达上髎。

(6)足太阴腰痛:该经的循行是"……上膝股内前廉,入腹,属脾,络胃……"并不行经腰骶部,何来太阴腰痛?《素问·刺腰痛》《素问·缪刺论》均谈到"足太阴腰痛引少腹控䏚,不可以仰息,刺腰尻交者,两踝肿上,以月生死为痏数,发针立已,左取右,右取左"。张景岳注:"腰尻骨解两胂之上者,督脉腰俞之傍也——即足太阳之下髎穴也。"这说明下髎穴与下肢脾经有联系。临床证实足太阴腰痛在第 4 骶椎下髎穴的水平,同时经脉电测定脾经的读数会出现异常。

此外,关于阳维脉和散脉。

(1)阳维脉腰痛:《素问·刺腰痛》:"阳维之脉,令人腰痛,痛上怫然肿;刺阳维之脉,脉与太阳合腨下间,去地一尺所。"新校正云:"按穴之所在,乃承山穴。"盛氏针灸疗法认为阳维脉并不到达承山穴,即是"刺阳维之脉"似应是阳维之郄阳交穴为妥。该穴亦在腨下外间,去地一尺所。查阳交原属胆经,胆经的阳陵泉、外丘、光明、阳辅均在腓骨前缘,而独阳交在腓骨后缘,其针感亦与其他胆经穴位各异,而阳维脉的循行仅经"……上髀关,抵少腹,侧循胁肋……",并不到达腰骶部。新经脉关元经自"第五腰椎下横出,经髀枢,下行腿股后外廉,循腓骨后缘……",因此,阳交穴系关元经循行所过,刺阳交穴可作用于第 5 腰椎关元俞水平的腰痛。阳维脉腰痛很可能即指第 5 腰椎部位的腰痛。

(2)散脉腰痛:《素问·刺腰痛》认为"散脉令人腰痛而热,热甚生烦,腰下如有横木居其中,甚则遗溲;刺散脉在膝前骨肉分间,络外廉束脉,为三痏。"王冰注:"是太阴之别也,散行而上,故以名焉。"我们认为原文"腰下如有横木居其中"说明其痛处在腰下骶骨部。"刺散脉在膝前骨肉分间"指在膝前胫骨边缘与肉之间,恰系新经脉中膂经的内三里穴(足三里内侧,胫骨边缘),而中膂经刚好始于第 3 骶椎(中髎)。因此,散脉腰痛的部位和取穴基本符合中膂经。

另外,关于新经脉——气海经、关元经在腰部循行路线如下。

(1)气海经从第 3 腰椎横出共 3 支:第 1 支围入脐腹;第 2 支经气海俞、腰眼、带脉穴下循少腹,联系带脉;第 3 支自腰眼穴下行经髂冀穴,循大转子后缘,行大腿胆经与关元经之间,出膝外廉,经腓骨小头,循腓骨直下外踝尖,经足背达第 3 趾内侧端。

(2)关元经起于第 5 腰椎下横出,达关元俞外 3 寸中空穴,下行于气海经和膀胱经之间,循大腿后外廉股骨后缘,会浮郄、委阳于外,再下行循腓骨后缘,会阳交、申脉、绕外踝,终于第4趾内侧端。

四、腰椎与经脉的辨经与远近配穴方法

为了方便读者理解,兹将腰骶椎与经脉的客观联系,结合《素问·刺腰痛》提出的足六经腰痛,以及其他各脉,并结合盛氏针灸疗法的意见,综合归纳见表2-12、图2-14。

表2-12　腰骶椎与经脉关系

腰骶椎	腰痛部位的背俞穴	与下肢经脉的关系	《素问·刺腰痛》腰痛经脉的归纳
第1腰椎	三焦俞	胆经	足少阳
第2腰椎	肾俞	肾经	足少阴、昌阳脉、飞阳脉
第3腰椎	气海俞	气海经	带脉(盛氏针灸疗法提出)
第4腰椎	大肠俞	胃经	足阳明
第5腰椎	关元俞	关元经	阳维脉、解脉、衡络脉
第1骶椎	上髎、小肠俞	肝经、胆经	足厥阴、足少阳、同阴脉、肉里脉
第2骶椎	次髎、膀胱俞	膀胱经	足太阳、解脉、会阴脉
第3骶椎	中髎、中膂俞	中膂经	散脉
第4骶椎	下髎、白环俞	脾经	足太阴

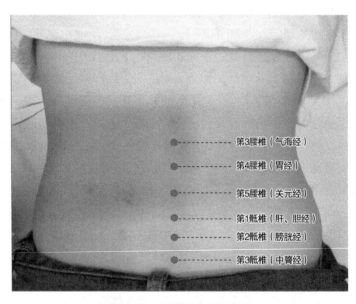

图2-14　腰骶椎与经脉关系

盛氏针灸疗法根据经脉与腰椎关系,结合长期临床实践,兹将各经腰痛的部位、症状、联系经脉及取穴列表见表2-13。

表 2 - 13 腰痛的部位、症状、联系经脉及取穴列表

腰痛经脉	腰痛部位	症状方向	联系下肢经脉	取 穴	
				局 部	循 经
足太阳腰痛	第2骶椎水平	纵行	膀胱经	次髎、膀胱俞	委中
足少阳腰痛	第1腰椎下水平或第1骶椎水平	横行	胆经	三焦夹脊、三焦俞或上髎、小肠俞	阳陵泉
足阳明腰痛	第4腰椎下水平	横行	胃经	大肠夹脊、大肠俞	足三里
足少阴腰痛	第2腰椎下水平	横行	肾经	肾夹脊、肾俞	复溜
足厥阴腰痛	第1骶椎水平	横行	肝经	上髎(深刺)	蠡沟
足太阴腰痛	第4骶椎水平	横行	脾经	下髎、白环俞	阴陵泉
气海经腰痛	第3腰椎下水平	横行	气海经	气海夹脊、气海俞、髂翼、转后;如围腰痛取气海脊(第3腰椎棘突最高处两侧边缘)、气海夹脊、气海俞	新阳陵
关元经腰痛	第5腰椎下水平	横行	关元经	关元夹脊、关元俞、中空	委阳
中膂经腰痛	第3骶椎水平	横行	中膂经	中髎、中膂俞	内三里

针灸治疗腰痛的关键是辨经脉、辨虚实,如掌握了表 2 - 13 所述情况,就能很方便地辨别腰痛的经脉、部位和取穴,达到辨证精确、取穴精简、有的放矢,而且疗效显著。

第五节 经脉电测定介绍

中医与西医的区别在于诊断思维方式,西医是直线型思维,遵循"所见既真实"的原则,通过症状罗列各种系统疾病的可能性,结合视、触、叩、听、嗅等体格检查方法及现代科学技术,尤其是仪器,予以明确诊断,其中客观标准是西医区别于中医的基本点。中医的特色是个体化,也就是说每个人的体质不同,即使同样体质也有气血阴阳多少之分。因此,当疾病发生时西医通过体检结合实验室检查、辅助检查,根据参考标准可以明确诊断。但中医最多得出一个证型,很难明确到"量",究其原因还是与中医自古迄今历代传下的四诊八纲来诊断和治疗疾病的思维方式有关。辨证论治是中医核心特色,亦就是根据四诊(望、闻、问、切)的方法来辨别八纲(阴、阳、表、里、寒、热、虚、实)的证候来做出诊断和进行治疗的。望、闻、问三诊多是通过眼睛、口、舌、耳、鼻五官完成,也就是说是医者的五官对患者病症的直接感觉,为真实且直观的判断,可以说这三诊是可以有客观标准的。但四诊的"切"与前三诊不同,是诊病的关键,为什么呢? 首先切诊包括切脉和躯体按压检查,切脉是按两手寸、关、尺三部所配合五脏的部位,根据桡动脉搏动的形态,来测脏、腑的病变属阴、属阳、属表、属里、属寒、属热、属虚、属实。切脉即是医者指腹与患者桡动脉处皮肤的接触后,通过对其指腹下桡动脉搏动的形态的判断,经过医者大脑的经验整合给出判定,有"意"的作用。因此,我们认为切

脉是对望、闻、问三诊的综合,在诊病中具有关键作用。正因为切脉中有大量的经验成分,不太可能有很明确的客观标准,初学者往往因为实践过少造成误判而影响中医后续的治疗原则确定。因此,通过切脉也不太可能把全身的脏腑、经脉病变的情况都从脉象中测出来,经脉穴位的压诊,亦不可能把脏腑病都检查出来。因此考虑通过仪器结合中医元素进行诊断,并将四诊信息量化及标准化一直是历代中医研究开拓的方向。

一、盛氏经脉测定仪发展历程

20世纪50年代经脉检测首先在日本风行起来,以中谷义雄等为代表的针灸专家通过在患者及正常人体上进行电阻检测,发现传统经脉上的穴位均具有良导络特性,也就是在穴位点上具有导电性。当发生疾病时在相应的经脉穴位上导电量会发生相应的变化,通过大量研究发现这些良导络点与我们传统经脉循行路线竟高度吻合,因此,穴位低电阻特性学说成为当时世界范围流行且运用的临床研究及应用方法。除了中谷义雄针灸专家以外,还有一位针灸专家赤羽幸兵卫的"穴位知热感度学说"也深深影响着针灸学术及临床的发展。其学说的核心思想是通过两侧井穴的耐热时间的比值来判定经脉的虚实状态。具体的操作方法是使用线香放置在每个井穴上方相同高度,开始计时,当患者不能忍受时即为耐热时间。以此方法计算每个井穴的耐热时间,操作完毕后,计算左右相同经脉井穴皮肤耐热时间的比值,据此方法可以诊断经脉状态,依此进行针灸治疗的疗效显著提高。因此,已成为当时日本主流针灸诊断的方法之一。

20世纪30年代上海虹口区是欧美及犹太人聚集居住地之一,大量的西方先进文化及思维方式也随之带入到虹口区,在盛氏针灸疗法核心创始人与传承人盛善本继承其师傅遗志,承其衣钵,继续用中医针灸为患者服务,由于他善思笃学,性格外向,在坚持传统基础上尝试西方思想,尤其是西方电子技术的学习,其中穴位良导络测定及知热感度测定就是他学习并在国内早起应用于临床的内容之一。初期由于国内物质匮乏,他想尽办法购买一些电子元件,在其堂弟盛善效的鼎力帮助下制造了第一代穴位电阻测定仪,同时利用二极管技术使灯泡脉冲式发光代替线香作为热源进行知热感度测定,在临床中都取得了一定的研究数据。在长期临床实践中,发现已有的经脉电测定方法虽然可以起到临床诊断作用,但依旧存在以下问题与思考。

(1)临床症状有时往往不在原十二经脉和奇经八脉的循行路线范围以内。以手足而言,除十二经循行以外,其他部位没有经脉和穴位,如这些部位发生病变,怎么办? 是否有新经脉存在?

(2)同一种疾病,发生在同样的部位,用同样的方法治疗,有的疗效很显著,但有的完全无效,这是为什么?

(3)根据中医阴阳学说,每一脏腑都有它本身的阴(血)阳(气),这在针灸取穴中,如何来区别和应用?

(4)颈椎和上肢的经脉,腰骶椎和下肢的经脉是否有其客观的规律性的联系?

(5)是否有经脉节段存在?

（6）中医的辨证论治有无客观指标？

基于这些问题及考量，结合临床经验，着重思考与传统十二经脉循行不同，且无法用十二经脉解释的临床现象，以及这些新的循行路线与脊椎椎体有特定的联系。最终经过大量的临床实践与观察研究，反复验证发现了 6 条新经脉（风门经、大杼经、督俞经、气海经、关元经、中膂经），加上日本长滨善夫医生发现的八俞经（属胰）和膈俞经（属心），以及传统十二正经，形成二十经脉电测定学说。

二十经脉电测定仪是综合中谷义雄的穴位良导络、赤羽幸兵卫的穴位知热感度特性的优点，同时结合与六条新经脉学说、经脉节段学说、颈椎与经脉关系学说、腰椎与经脉关系等学说而设计发明。它基本可以作为中医临床辨证的客观指标，从指标的分析，可以提示脏腑经脉的八纲辨证，能正确定位脏腑、经脉、脊椎、关节等处的病变部位，大大提高了诊断水平和治疗效果。尤其当患者症情复杂、牵涉面广、涉及较多经脉，或其中有虚有实，通过问诊，仍不能明确肯定症状的虚实的时候，使用二十经脉测定仪往往能更加明确诊断，收到意外的疗效。二十经脉测定仪的诊断机制主要是通过分析全身井穴导电量的数据，基于井穴-脊柱-脏腑气血相互贯通原理进行综合判读全身的脏腑病与经脉病。该仪器与目前其他经脉测定仪不同之处是我们测定的是二十经脉。二十经脉使每一指与趾都布有经脉，而且指、趾两侧均有井穴，手足二十经相应第 1 椎到第 20 椎共 20 个背俞，共要测定手足左右 40 个井穴的数据。因此，该测定仪的测定数据更为丰富与准确。

测定仪的发展也经历了曲折道路。第一代测定仪仅仅就是一台电路万用表，1987 年研制成功，当时联合电子工程师开发，采用在印堂穴（额头部位）与井穴（四肢末端）之间施加一定的电压后，得到一个电流值的方法，通过一个个井穴测定最后有人工计算数据，判断经脉的情况后应用于临床。初步可以用于诊断与指导治疗（图 2-15）。

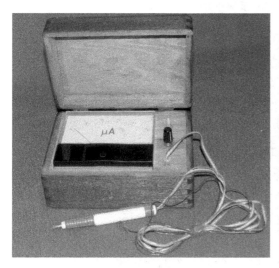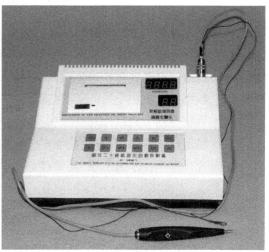

图 2-15　第一代测定仪　　　　　　　　　图 2-16　第二代测定仪

20 世纪 80 年代随着计算机微机技术的发展，我们进行大胆尝试与研发，终于在 1993 年成功研制了第二代完整意义上的二十经脉测定仪,并获得国家实用新型专利(图2-16)。

　　该测定仪由测定部分、自动诊断部分和控制键盘组成。测定部分由探棒经测定线路通过输入插座与显示器连接组成;诊断部分由单片微机系统接收输入二十经脉测定数据,通过模/数转换器将模拟的数据转化为数字供中央处理器处理后储存;通过操作功能键可打印二十经脉数据自动诊断书。该仪器将二十经脉电测定数据与中医辨证理论相结合,能客观地、正确地提示病变脏腑、经脉部位及阴阳虚实,而且该仪器使用简单,诊断特异性高,适用于中医针灸诊断治疗(图2-17)。

经脉测定

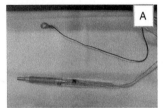

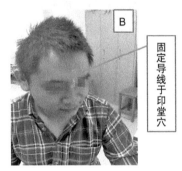

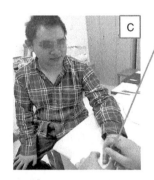

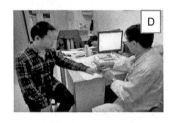

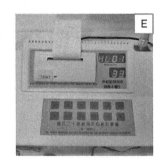

测定笔依次测定井穴:
手部,从少商到少泽,
足部,从隐白到至阴

固定导线于印堂穴

测定结束后自动打印
测试结果

图 2-17　测定仪测试及操作方法

　　虽然测定仪的科技含量得到极大的提升但还是存在以下缺点。

　　(1) 测定方法及信号采集方法存在一定的误差。测定时测定笔在接触皮肤时,易收到压力、温度、湿度及其他因素的干扰,导致结果误差。

　　(2) 数据分析方法单一,不能直接与诊断结果关联,影响治疗方案的产生。

　　(3) 数据存储及数据库建立缺失。

　　(4) 测定仪接口偏少,影响其他中医元素的融入。

　　随着现代科学技术的发展,其采样方法、数据分析方法、数据储存方法等均存在一定误差与不足,已不能满足现代医学数字化、客观化、人性化的需求,因此,引进现代先进的采样方法,提高测定的准确性,大数据可存储性,数据分析的真实性势在必行。正是在当时那种情况下,上海市卫生和计划生育委员会(现为上海市卫生健康委员会)中医药发展办公室、上海市虹口区卫生和计划生育委员会的大力扶持开发了第三代经脉测定仪,以上的问题得到了部分解决,临床诊断更为精确,尤其在中医治未病领域有了新的作为。

　　第三代经脉测定仪在测定方式、数据存储、界面显示等方面均有不同程度提升。首先利用传感器信号链路的高精度和当今嵌入式处理器之强大处理能力,实现一个全新的设计。全新的设计包括采集设备的终端设计,信号显示的终端设计,以及数据处理的主机程序设计。采集终端将重新定义现有的测定器,实现电池供应为主,并可辅助充电。采用最先进的模拟前端终端,实现数据的精确采集。同时利用低功耗的DSP 处理器,实现数字信号的处理和简单分析,同时保存数据在可移动的数据载体上。同时实现网络的有线或无线连接,提供显示接口。显示终端将实现多样化。在采集终端上可以实现LCD 显示的同时,可以通过网络,实现在平板电脑和远端 PC 电脑的多端显示。测量数据将实现分布处理,集中管理,建立统一的数据库接口(图 2 - 18)。

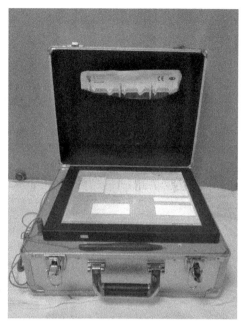

图 2 - 18　第三代测定仪

以上是三代测定仪的发展历程及每代仪器性能介绍,近些年来各种科学研究结果层出不穷,对经脉测定褒贬不一,根据我们大量临床验证与探讨认为有以下观点。

(1)经脉是气血运行通道,它内连于脏腑,外络于支节,因此,身体状况与经脉气血运行有密切关系。

(2)当身体发生疾患或者不适时,经脉气血运行必定受到影响。如果从皮肤细胞形态表达为气血变化,则皮肤形态会有相应改变。

(3)身体皮肤电阻的大小与每个人的体质密切相关,不同人体其电阻值必定不同,根据皮肤电流走向规律,一定是走电阻最低线路。因此,当身体状况发生变化时,外加电流必定改变流向且电阻值会发生变化。

(4)身体两侧的电位电势基本趋同,对比两侧特定相同线路的电阻值以判定经脉状态具有一定显示意义。

(5)大量长期临床实践与观察,反复验证及数十万例的实际案例积累,去伪存真,对经脉电测定的真实性、临床可操作性提供了有意义的积累。

二、经脉电测定的临床意义

经脉电测定的经脉诊断功能是基于临床实践,历经上百年的长期积累、几代人的努力工作总结的结果,是临床可信、可用、可推广的中医诊疗仪器及技术。经脉电测定的临床意义分为经脉病与脏腑病,详述如下。

(一) 经脉病

主要是二十经脉循行所过部位(包括关节、韧带、肌肉、肌腱、血管等)及有关器官病变时出现的症状。经脉电测定的数据如出现异常,偏低者属虚,应补之;偏高者属实,应泻之(表2-14、表2-15)。

表 2-14 手部经脉临床意义

肺经 (LU)	(1) 本经循行所过,其中如出现各种症状,都会在肺经井穴的测定数据中表现出过高或过低的异常情况 (2) 列缺属于风门经,因此,如列缺处的腱鞘炎、扭伤、劳损等病变均表现在风门经井穴的测定数字上,不表现在肺经的井穴测定数字中 (3) 肺经经过肩关节前方,该处原无穴位,经外奇穴肩内陵(肩前)在腋前纹上方凹陷,可纳入肺经,如该处出现疼痛,肺经井穴测定数字,亦会出现异常 (4) 上背部第3胸椎或肺俞穴部位作痛或同水平的胸痛 (5) 肺俞外侧1.5寸魄户处作痛,表现在大肠经的测定数字内 (6) 部分鼻部疾病、感冒 (7) 第3肋间神经痛
穴位 主治	(1) 中府:咳嗽、气喘、胸满痛等肺部病症;肩背痛 (2) 云门:咳嗽、气喘、胸痛等肺部病症;肩背痛 (3) 天府:咳嗽、气喘、鼻衄等肺系病症;瘿气;上臂痛 (4) 侠白:咳嗽、气喘等肺系病症;干呕;上臂痛 (5) 尺泽:咳嗽、气喘、咯血、咽喉肿痛等肺系实热性病症,肘臂挛痛;急性吐泻、中暑、小儿惊风等急症 (6) 孔最:咳嗽、气喘、咽喉肿痛等肺系病症;肘臂挛痛 (7) 列缺:咳嗽、气喘、咽喉肿痛等肺系病症;头痛、齿痛、项强、口眼㖞斜等头项部疾患 (8) 经渠:咳嗽、气喘、胸痛、咽喉肿痛等肺系病症;手腕痛 (9) 太渊:咳嗽、气喘等肺系病症;无脉症;腕臂痛 (10) 鱼际:咳嗽、咯血、咽干、咽喉肿痛、失音等肺系热性病症;小儿疳积 (11) 少商:咽喉肿痛、鼻衄、高热、昏迷等肺系实热证;癫狂
风门经 (LU1)	(1) 本经循行所过处的各种症状 (2) 列缺穴部位的腱鞘炎、扭伤、劳损等 (3) 肘关节作痛在曲池、尺泽之间(泽外穴) (4) 肩关节作痛在肺经与大肠经之间,即新穴位抬肩、举臂的部位,肩周炎居多 (5) 第2胸椎或风门、附分处作痛,或同水平的胸痛 (6) 第2肋间神经痛 (7) 第6颈椎肥大或其周围软组织病变、落枕 (8) 肩痛在肩井与天髎之间 (9) 鼻病、感冒
穴位 主治	(1) 老商:感冒、风寒、咳嗽 (2) 内合谷:感冒、鼻塞 (3) 内阳溪:咳嗽、气喘等肺系病症;腕臂痛 (4) 列缺:咳嗽、气喘、咽喉肿痛等肺系病症;头痛、齿痛、项强、口眼㖞斜等头项部疾患 (5) 泽外:咳嗽、气喘、咯血、咽喉肿痛等肺系实热性病症,肘臂挛痛 (6) 举臂:小儿麻痹后遗症、肩周炎 (7) 抬肩:小儿麻痹后遗症、肩周炎 (8) 年府:肩痛、臂不能举 (9) 肩风:咳嗽、气喘、胸痛等肺部病症;肩背痛 (10) 风门:感冒、咳嗽、发热、头痛等外感病症;项强、胸背痛 (11) 第6颈椎峰:高血压;鼻炎、鼻窦炎、咽喉炎

大肠经 （LI）	（1）本经循行所过处的各种症状 （2）部分头痛目疾，因本经与头部胆经有联系 （3）下牙痛、偏瘫 （4）咽喉痛、感冒、鼻疾、目疾、耳疾 （5）上背部魄户穴处作痛 （6）第3颈椎或其周围软组织病变引起的项强、落枕
穴位 主治	（1）商阳：齿痛、咽喉肿痛等五官疾患；热病、昏迷等热证、急症 （2）二间：鼻衄、齿痛等五官疾患；热病 （3）三间：齿痛、咽喉肿痛等五官疾患；腹胀、肠鸣等肠腑病症；嗜睡 （4）合谷：头痛、目赤肿痛、齿痛、鼻衄、口眼㖞斜、耳聋等头面五官诸疾；发热恶寒等外感病症，热病无汗或多汗；经闭、滞产等妇产科病症 （5）阳溪：手腕痛；头痛、目赤肿痛、耳聋等头面五官疾患 （6）偏历：耳鸣、鼻衄等五官疾患；手臂酸痛，腹部胀满，水肿 （7）温溜：急性肠鸣、腹痛等肠腑病症；疔，头痛、面肿、咽喉肿痛等头面病症；肩背酸痛 （8）下廉：肘臂痛；头痛、眩晕、目痛；腹胀、腹痛 （9）上廉：肘臂痛、半身不遂、手臂麻木等上肢病症；头痛；肠鸣腹痛 （10）手三里：手臂无力、上肢不遂等上肢病症；腹痛、腹泻；齿痛，颊肿 （11）曲池：手臂痹痛、上肢不遂等上肢病症；热病；高血压；癫狂；腹痛、吐泻等肠胃病症；咽喉肿痛、齿痛、目赤肿痛等头面五官热性疾患；隐疹、湿疹、瘰疬等皮肤科或外科疾患 （12）肘髎：肘臂部疼痛、麻木、挛急等局部病症 （13）手五里：肘臂挛痛；瘰疬 （14）臂臑：肩臂疼痛不遂、颈项拘挛等肩、颈项病症；瘰疬；目疾 （15）肩髃：肩臂挛痛、上肢不遂等肩、上肢病症；隐疹 （16）巨骨：肩臂挛痛、臂不举等局部病症；瘰疬，瘿气 （17）天鼎：暴喑气哽、咽喉肿痛等咽喉病症；瘰疬，瘿气 （18）扶突：咽喉肿痛、暴喑等咽喉病症；瘿气，瘰疬；咳嗽、气喘；颈部手术针麻用穴 （19）口和髎：鼻塞、鼻衄、口㖞、口噤等局部病症 （20）迎香：鼻塞、鼻衄、口㖞等局部病症；胆道蛔虫症
大杼经 （LU2）	（1）本经循行所过处的症状 （2）第1肋间神经痛 （3）第1胸椎或大杼、肩外俞处作痛或同水平的胸痛 （4）巨骨（原属大肠经，盛氏针灸疗法纳入大杼经）及天髎（泽田派穴在原天髎穴内侧1寸，肩胛骨内上角端）作痛 （5）第4颈椎或其周围软组织病变引起的项强、落枕 （6）目疾包括角膜炎、结膜炎、近视、远视、散光等 （7）头痛（前额或眉头攒竹穴）、感冒及咽痛
穴位 主治	（1）次阳：咽喉肿痛、鼻衄、高热、昏迷等肺系实热证 （2）一扇门、上都：热病、汗不出、目疾，手臂红肿、风热、目疾 （3）项强、落枕、傍虎：咽项痛、头痛、项强、肩臂痛、胃痛 （4）落另五：胃痉挛、高血压 （5）杼腕（河口）：惊痫狂走 （6）外曲池：咳嗽、气喘、咯血、咽喉肿痛等肺系实热性病症，肘臂挛痛 （7）肘髎：肘臂部疼痛、麻木、挛急等局部病症 （8）见明：眼病；上肢麻痹；中风 （9）肩杼：肩臂挛痛、上肢不遂等肩、上肢病症

穴位 主治	（10）巨骨：肩臂挛痛、臂不举等局部病症；瘰疬，瘿气 （11）天髎（泽田派）：咳嗽、气喘、胸痛等肺部病症；肩背痛 （12）大杼：咳嗽、项强、肩背痛 （13）下天柱：后头痛、项强、肩背腰痛等痹证；鼻塞 （14）第4颈椎嵴：甲状腺功能亢进、角膜炎、结膜炎、近视、远视、散光 （15）天柱：后头痛、项强、肩背腰痛等痹证；鼻塞；癫狂痫；热病 （16）攒竹：头痛、眉棱骨痛；眼睑眴动、眼睑下垂、口眼㖞斜、目视不明、流泪、目赤肿痛等目 　　　疾；呃逆 （17）睛明：目赤肿痛、流泪、视物不明、目眩、近视、夜盲、色盲等目疾；急性腰扭伤、坐骨神经 　　　痛；心动过速
心包经 （P）	（1）本经循行所过处的各种症状 （2）咽喉肿痛 （3）第4肋间神经痛 （4）第4胸椎及厥阴俞作痛或同水平的胸痛
穴位 主治	（1）天池：咳嗽，气喘；胸闷，胁肋疼痛；瘰疬；乳痈 （2）天泉：心痛；咳嗽；胸胁胀痛；臂痛 （3）曲泽：心痛，心悸；胃痛，呕吐、泄泻；热病；肘臂挛痛 （4）郄门：心痛，心悸；呕血；疔疮；癫痫 （5）间使：心痛，心悸；胃痛，呕吐；热病；疟疾；癫狂痫 （6）内关：心痛，心悸；胸闷；呕吐；癫痫；热病；上肢臂痛；偏瘫；失眠；眩晕，偏头痛 （7）大陵：心痛，心悸；胃痛，呕吐；癫狂；疮疡；胸胁痛 （8）劳宫：心痛；呕吐；癫狂痫；口疮，口臭 （9）中冲：心痛；昏迷；舌强肿痛；热病；小儿夜啼；中暑；昏厥
膈俞经 （DIA）	（1）本经循行所过处的各种症状 （2）第7肋间神经痛 （3）第7胸椎或膈俞作痛或同水平的胸痛或鸠尾作痛 （4）中指用力过度引起的网球肘、痛在肱骨外上髁或其下方韧带 （5）腕关节痛在手背腕正中，中泉穴处
穴位 主治	（1）中泽：心悸、心痛、癫狂、昏迷等心及神志病症；胃痛、腹痛等急性病症 （2）第二中渚：头痛，目赤，咽喉肿痛；热病；手指不能屈伸 （3）中泉：胃气上逆、吐血；胸中气满不得卧；掌中热；目生白翳 （4）斗肘：偏瘫；肘臂痛 （5）肩膈：胸痛；上腹痛；肩臂疼痛 （6）膈俞：呕吐、呃逆、气喘、吐血等上逆之证；贫血、隐疹、皮肤瘙痒、潮热、盗汗
督俞经 （H1）	（1）本经循行所过处的各种症状 （2）无名指用力过度引起的网球肘痛在鹰嘴与肱骨外上髁之间凹陷 （3）腕关节痛在阳池穴与中泉穴之间 （4）第6肋间神经痛 （5）第6胸椎及督俞穴处作痛或同水平的胸痛
穴位 主治	（1）关泽：心悸、心痛、癫狂、昏迷等心及神志病症；热病；胸胁痛 （2）疟门、中都：手臂红肿；风热目痛；疟疾 （3）痛灵：心动过速；牙痛；胸痛 （4）督腕、池泉：心胸痛 （5）督肘、肘俞：肘关节痛 （6）肩督：胸痛；肩臂疼痛 （7）督俞：心痛、胸闷、寒热、气喘、腹胀、腹痛、肠鸣、呃逆等胃肠病症

三焦经 （TH）	（1）本经循行所过处的各种症状 （2）耳聋、耳鸣、目疾、偏头痛、感冒、偏瘫 （3）第5颈椎及其周围软组织病变引起的项强、落枕 （4）肩背痛在膏肓穴、上天宗穴（天宗穴上方、肩胛冈下方凹陷）
穴位 主治	（1）关冲：头痛；目赤；耳聋；咽喉肿痛；热病；昏厥 （2）液门：头痛；目赤；耳聋；咽喉肿痛；疟疾 （3）中渚：头痛；目赤；耳聋；耳鸣，咽喉肿痛；热病；手指不能屈伸 （4）阳池：目赤肿痛；耳聋；咽喉肿痛；疟疾；腕痛；消渴 （5）外关：热病；头痛；目赤肿痛；耳鸣、耳聋；瘰疬；胁肋痛；上肢痹痛 （6）支沟：耳鸣、耳聋；暴喑；瘰疬；胁肋痛；便秘；热病 （7）会宗：耳聋；癫痫；上肢痹痛 （8）三阳络：耳聋；暴喑；齿痛；上肢痹痛 （9）四渎：耳聋；咽喉肿痛；暴喑；齿痛；上肢痹痛 （10）天井：偏头痛；耳聋；瘰疬；癫痫 （11）清冷渊：头痛；上肢痹痛；目黄 （12）消泺：头痛；齿痛；项强、肩背痛 （13）臑会：瘿气、瘰疬；上肢痹痛 （14）肩髎：肩臂挛痛不遂 （15）天髎：肩臂痛、颈项强急 （16）天牖：头痛、目痛、耳聋；瘰疬；项强 （17）翳风：耳鸣、耳聋、口眼㖞斜；牙关紧闭、齿痛；颊肿；瘰疬 （18）瘈脉：头痛；耳鸣、耳聋；小儿惊风 （19）颅息：头痛；耳鸣、耳聋；小儿惊风 （20）角孙：颊肿；目翳；齿痛；项强 （21）耳门：耳鸣、耳聋、聤耳；齿痛 （22）耳和髎：头痛；耳鸣；牙关紧闭、口㖞 （23）丝竹空：头痛；目赤肿痛；眼睑𥆧动；齿痛；癫狂痫
心经 （H）	（1）本经循行所过处的各种症状 （2）第5肋间神经痛 （3）第5胸椎及心俞穴处作痛，或同水平的胸痛（膻中） （4）舌强痛
穴位 主治	（1）极泉：心痛、心悸等心疾；肩臂疼痛、胁肋疼痛、臂丛神经损伤等痛证；瘰疬、腋臭、上肢针麻要穴 （2）青灵：头痛、振寒；胁痛；肩臂疼痛 （3）少海：心痛、癔症等心病、神志病；肘臂挛痛、痹麻手颤；头项痛、腋胁部痛；瘰疬 （4）灵道：心痛，悲恐善喜；暴喑；肘臂挛痛 （5）通里：心悸、怔忡等心病；舌强不语，暴喑；腕臂痛 （6）阴郄：心痛、惊悸等心病；骨蒸盗汗；吐血、衄血 （7）神门：心痛、心烦、惊悸、怔忡、健忘、失眠、痴呆、癫狂痫等心与神志病症；高血压；胸胁痛 （8）少府：心悸、胸痛等心胸病；阴痒、阴痛；肠痛；小指挛痛 （9）少冲：心悸、心痛、癫狂、昏迷等心及神志病症；热病；胸胁痛

小肠经 （SI）	（1）本经循行所过处的各种症状 （2）肩胛痛在神堂穴处作痛 （3）第7颈椎及其周围软组织引起的项强、落枕 （4）头痛、目疾、耳鸣、耳聋
穴位 主治	（1）少泽：乳痈、乳汁少等乳疾；昏迷、热病等急症、热证；头痛、目翳、咽喉肿痛等头面五官病症 （2）前谷：热病；乳痈、乳汁少；头痛、目痛、耳鸣、咽喉肿痛等头面五官病症 （3）后溪：头项强痛、腰背痛、手指及肘臂挛急等痛证；耳聋、目赤；癫狂痫；疟疾 （4）腕骨：指挛腕痛；头项强痛；目翳；黄疸；热病；疟疾 （5）阳谷：颈颌肿、臂外侧痛、腕痛等痛证；头痛、目眩、耳鸣、耳聋等头面五官病症；热病；癫狂痫 （6）养老：目视不明；肩、背、肘、臂酸痛 （7）支正：头痛、项强；肘臂酸痛；热病；癫狂；疣症 （8）小海：肘臂疼痛，麻木，癫痫 （9）肩贞：肩臂疼痛；上肢不遂；瘰疬 （10）臑俞：肩臂疼痛；肩不举；瘰疬 （11）天宗：肩胛疼痛、肩背部损伤等局部病症；气喘 （12）秉风：肩胛疼痛、上肢酸麻等肩胛、上肢病症 （13）曲垣：肩胛疼痛 （14）肩外俞：肩背疼痛、颈项强急等肩背、颈项痹证 （15）肩中俞：咳嗽、气喘；肩背疼痛 （16）天窗：耳鸣、耳聋、咽喉肿痛、暴喑等五官病症；颈项强痛 （17）天容：耳鸣、耳聋、咽喉肿痛等五官病症；头痛、颈项强痛 （18）颧髎：口眼㖞斜、眼睑𥆤动、齿痛、三叉神经痛等面部病症 （19）听宫：耳鸣、耳聋、聤耳等耳疾、齿痛

表 2-15　足部经脉临床意义

脾经 （SP）	（1）本经循行所过处的各种症状 （2）荨麻疹、皮肤瘙痒症 （3）上腹痛在中脘，下腹痛在曲骨 （4）背痛在第11胸椎及脾俞，腰骶痛在下髎、白环俞 （5）第11肋间神经痛 （6）阴股痛在冲门穴
穴位 主治	（1）隐白：月经过多、崩漏等妇科病；便血、尿血等慢性出血证；癫狂；多梦；惊风；腹满、暴泄 （2）大都：腹胀、胃痛、呕吐、腹泻、便秘等脾胃病症；热病，无汗 （3）太白：肠鸣、腹胀、腹泻、胃痛、便秘等脾胃病症；体重节痛 （4）公孙：胃痛、呕吐、腹痛、腹泻、痢疾等脾胃肠腑病症；心烦失眠、狂证等神志症症；逆气里急、气上冲心等冲脉病症 （5）商丘：腹胀、腹泻、便秘等脾胃病症；黄疸、足踝痛 （6）三阴交：肠鸣腹胀、腹泻等脾胃虚弱诸症；月经不调、带下、阴挺、不孕、滞产等妇产科病症；遗精、阳痿、遗尿等生殖泌尿系统疾患；心悸、失眠；高血压；下肢痿痹；阴虚诸证

穴位主治	(7) 漏谷：腹胀、肠鸣；小便不利；遗精；下肢痿痹 (8) 地机：痛经、崩漏、月经不调等妇科病；腹痛、腹泻等脾胃病症；小便不利、水肿等脾不运化水湿病症 (9) 阴陵泉：腹胀、腹泻、水肿、黄疸、小便不利等脾不运化水湿病症；膝痛 (10) 血海：月经不调、痛经、经闭等妇科月经病；隐疹、湿疹、丹毒等血热性皮肤病 (11) 箕门：小便不利；遗尿；腹股沟肿痛 (12) 冲门：腹痛疝气；崩漏、带下、胎气上冲等妇科病症 (13) 府舍：腹痛、积聚、行气等下腹部病症 (14) 腹结：腹痛、腹泻；疝气 (15) 大横：腹痛、腹泻、便秘等脾胃病症 (16) 腹哀：消化不良、腹痛、便秘、痢疾等脾胃肠腑病症 (17) 食窦：胸胁胀痛；噫气、反胃、腹胀等胃气失降性病症；水肿 (18) 天溪：胸胁胀痛；咳嗽；乳痈；乳汁少 (19) 胸乡：胸胁胀痛 (20) 周荣：咳嗽、气逆、胸胁胀满 (21) 大包：气喘、胸胁痛、周身疼痛；岔气；四肢无力
肝经（LI）	(1) 本经循行所过处的各种症状 (2) 上腹痛在巨阙，下腹痛在石门（月经痛） (3) 背痛在第9胸椎及肝俞，腰骶痛在上髎 (4) 阴茎痛、阴茎肿、阴挺、疝痛 (5) 巅顶痛、偏头痛、眩晕、高血压 (6) 目疾 (7) 第9肋间神经痛、胁痛 (8) 阴股痛在急脉
穴位主治	(1) 大敦：疝气、少腹痛、遗尿、癃闭、五淋、尿血、月经不调、崩漏、阴缩、阴中痛、阴挺；癫痫；善寐 (2) 行间：中风；癫痫；头痛、目眩、目赤肿痛、青盲、口㖞；月经不调、痛经、经闭、崩漏、带下、阴中痛、疝气、遗尿、癃闭、五淋；胸胁胀满 (3) 太冲：中风、癫狂痫；小儿惊风；头痛、眩晕、耳鸣、目赤肿痛、口㖞、咽痛；月经不调、痛经、经闭、崩漏、带下；黄疸、胁痛、腹胀、呕逆、癃闭、遗尿；下肢痿痹、足跗肿痛 (4) 中封：疝气；遗精；小便不利；腹痛 (5) 蠡沟：小便不利、遗尿、月经不调、带下；下肢痿痹 (6) 中都：疝气、崩漏、恶露不尽；腹痛、泄泻 (7) 膝关：膝部肿痛 (8) 曲泉：腹痛；小便不利、遗精、阴痒、月经不调、痛经、带下；膝痛 (9) 阴包：腹痛；遗尿、小便不利、月经不调 (10) 足五里：小腹痛；小便不通、阴挺、睾丸肿痛；嗜卧；瘰疬 (11) 阴廉：月经不调、带下；小腹痛 (12) 急脉：小腹痛、疝气、阴挺 (13) 章门：腹胀、泄泻、胁痛；痞块 (14) 期门：胸胁胀痛；腹胀、呕吐；乳痈

中脊经 （ST1）	（1）本经循行所过处的各种症状 （2）腰骶痛在第3骶椎、中髎、中脊俞；小腹痛在中极 （3）胫骨痛、膝前痛、偏瘫 （4）阴股痛在鼠蹊（冲门外上方，腹股沟中）
穴位 主治	（1）中髎：便秘、腹泻；小便不利、月经不调、带下；腰骶痛 （2）中脊俞：腹泻；疝气；腰骶痛 （3）鼠蹊：腹股沟淋巴结炎；风湿痛；下肢无力 （4）伏中：腹股沟淋巴结炎；风湿痛；下肢无力 （5）四强：下肢麻痹瘫痪 （6）健膝：膝关节炎；下肢麻痹无力 （7）鹤顶：中风麻痹；膝痛；下肢无力 （8）膝前、膝下：膝关节炎；膝扭伤；下肢麻痹瘫痪；膝关节及周围软组织病变 （9）内三里：腹泻；小便不利、月经不调、带下；腰骶痛 （10）内上巨虚：腹泻；小便不利、月经不调、带下；腰骶痛 （11）内条口：腹泻；小便不利、月经不调；腰骶痛 （12）内下巨虚：少腹胀痛；小便不利、月经不调、带下；腰骶痛 （13）解内：痛经、前列腺炎；小腹疼痛 （14）内陷谷：小腹疼痛；月经不调、遗溺；足背肿痛 （15）内厉兑：目眩；便秘；小便不利；昏厥
胃经 （ST）	（1）本经循行所过处的各种症状 （2）背痛在第12胸椎及胃俞；腰痛在第4腰椎及大肠俞水平 （3）上腹痛以建里为主，下腹痛以阴交、外陵为主，以及右下腹痛（麦克伯尼点） （4）上牙痛、头痛、眼痛、喉痛 （5）鼻衄、偏瘫
穴位 主治	（1）承泣：眼睑𬌗动、迎风流泪、夜盲、近视等目疾；口眼㖞斜、面肌痉挛 （2）四白：目赤痛痒、眼睑𬌗动、目翳等目疾；口眼㖞斜、三叉神经痛、面肌痉挛等面部病症；头痛、眩晕 （3）巨髎：口角㖞斜、鼻衄、齿痛、唇颊肿等局部五官病症 （4）地仓：口角㖞斜、流涎、三叉神经痛等面局部病症 （5）大迎：口角㖞斜、颊肿、齿痛等局部病症 （6）颊车：齿痛、牙关不利、颊肿、口角㖞斜等局部病症 （7）下关：牙关不利、三叉神经痛、齿痛、口眼㖞斜等面口病症；耳聋、耳鸣、聤耳等耳疾 （8）头维：头痛、目眩、目痛等头目病症 （9）人迎：瘿气、瘰疬、咽喉肿痛；高血压；气喘 （10）水突：咽喉肿痛等局部病症；咳嗽、气喘 （11）气舍：咽喉肿痛、瘿瘤、瘰疬；气喘、呃逆；颈项强 （12）缺盆：咳嗽、气喘、咽喉肿痛、缺盆中痛等肺系及局部病症；瘰疬 （13）气户：咳嗽、气喘、呃逆、胸胁支满等气机升降失常性病症；胸痛 （14）库房：咳嗽、气喘、咳唾脓血等肺系病症；胸胁胀痛 （15）屋翳：咳嗽、气喘、咳唾脓血等肺系病症；胸胁胀痛；乳痈、乳癖等乳疾 （16）膺窗：咳嗽、气喘；胸胁胀痛；乳痈 （17）乳中：本穴不针不灸

穴位 主治	（18）乳根：乳痈、乳癖、乳汁少等乳部疾患；咳嗽、气喘、呃逆；胸痛 （19）不容：呕吐、胃痛、纳少、腹胀等胃疾 （20）承满：胃痛、吐血、纳少等胃疾 （21）梁门：纳少、胃痛、呕吐等胃疾 （22）关门：腹胀、腹痛、肠鸣、腹泻等胃肠病症 （23）太乙：胃病、心烦、癫狂等神志疾患 （24）滑肉门：胃痛、呕吐、癫狂 （25）天枢：腹痛、腹胀、便秘、腹泻、痢疾等肠胃病症；月经不调、痛经等妇科疾患 （26）外陵：腹痛、疝气、痛经 （27）大巨：小腹胀满、小便不利等水液输布排泄失常性疾患；疝气；遗精、早泄等男科疾患 （28）水道：小腹胀满、小便不利等水液输布排泄失常性疾患；疝气；痛经、不孕等妇科疾患 （29）归来：小腹痛、疝气；月经不调、带下、阴挺等妇科疾患 （30）气冲：肠鸣腹痛、疝气、月经不调、不孕、阳痿、阴肿等妇科病及男科病 （31）髀关：下肢痿痹、腰痛、膝冷等腰及下肢病症 （32）伏兔：下肢痿痹、腰痛、膝冷等腰及下肢病症；疝气；脚气 （33）阴市：下肢痿痹；膝关节屈伸不利；疝气 （34）梁丘：急性胃病、膝关节肿痛、下肢不遂等下肢病症；乳痈、乳痛等乳疾 （35）犊鼻：膝痛、屈伸不利、下肢麻痹等下肢、膝关节疾患 （36）足三里：胃痛、呕吐、噎膈、腹胀、痢疾、便秘等胃肠病症；下肢痿痹；癫狂等神志病、乳痈、 　　　　肠痈等外科疾患；虚劳诸症，为强壮保健要穴 （37）上巨虚：肠鸣、腹痛、腹泻、便秘、肠痈等胃肠病症；下肢痿痹 （38）条口：下肢痿痹、转筋、肩臂痛、脘腹疼痛 （39）下巨虚：腹泻、痢疾、小腹痛等肠胃病症；下肢痿痹 （40）丰隆：头痛、眩晕；癫狂、咳嗽痰多等痰饮病症；下肢痿痹；腹胀、便秘 （41）解溪：下肢痿痹、踝关节病、足下垂等下肢、踝关节疾患；头痛、眩晕；癫狂；腹胀、便秘 （42）冲阳：胃痛；口眼㖞斜；癫狂痫；足痿无力 （43）陷谷：面肿、水肿等水液输布失常性疾患；足背肿痛；肠鸣腹痛 （44）内庭：齿痛、咽喉肿痛、鼻衄等五官热性病症；热病；吐酸、腹泻、痢疾、便秘等肠胃病症； 　　　　足背肿痛；跖趾关节痛 （45）厉兑：鼻衄、齿痛、咽喉肿痛等实热性五官病症；热病；多梦、癫狂等神志疾患
气海经 （K1）	（1）本经循行所过处的各种症状 （2）腰痛在第3腰椎及气海俞、腰眼水平，或围腰痛或腰痛引脐或少腹 （3）髂翼及大转子后缘作痛、坐骨神经痛 （4）腹痛在脐中、天枢水平 （5）腿痛循腓骨、外踝尖作痛 （6）耳鸣、耳聋 （7）偏瘫
穴位 主治	（1）气海脊：肠鸣腹胀；痛经；腰痛 （2）气海夹脊：肠鸣腹胀；痛经；腰痛 （3）气海俞：肠鸣腹胀；痛经；腰痛 （4）腰眼：腰部软组织损伤；肾下垂；睾丸炎；妇科病 （5）髂翼：腰痛；下肢痿痹；疝气 （6）转后：下肢痿痹；腰痛

穴位 主治	(7) 后阳关：膝关节痛；下肢瘫痪 (8) 气膝（膝旁）：腰痛不能仰俯、脚酸不能久立 (9) 成骨：腰痛；膝头痛 (10) 新阳陵：月经过多 (11) 足益聪：耳聋、耳鸣 (12) 绝中（外踝上）：妇女生育过多；脚气 (13) 外踝尖：足外廉转筋、牙痛、偏瘫、痛风 (14) 气踝：小腹疼痛；月经不调、遗溺；足背肿痛 (15) 陷旁：小腹疼痛；月经不调、遗溺；足背肿痛 (16) 二内厉：头痛、头昏、失眠、目眩、便秘、小便不利、小儿惊风、昏厥
八俞经 （PAN）	(1) 本经循行所过处的各种症状 (2) 第8肋间神经痛 (3) 跟腱、足跟足底痛 (4) 背痛在第8胸椎及八俞（胰俞）水平 (5) 上腹痛在鸠下穴（鸠尾与巨阙之间）水平
穴位 主治	(1) 八俞：血糖异常；腹胀、虚劳、腹泻等脾胃肠腑病症；背痛 (2) 落地：小儿麻痹后遗症；足跟痛不能落地 (3) 泉生足：难产；呕吐吞酸 (4) 女膝：牙槽风；腹痛 (5) 足踵：腰痛；霍乱转筋；黄疸 (6) 失眠：失眠；足底痛 (7) 八木：热病；反酸、腹泻、痢疾、便秘等肠胃病症；足背肿痛，跗趾关节痛 (8) 第二厉兑：鼻衄、齿痛、咽喉肿痛等实热性五官病症；热病；多梦、癫狂等神志疾患
关元经 （K2）	(1) 本经循行所过处的各种症状 (2) 第5腰椎及关元俞水平的腰痛、坐骨神经痛 (3) 腹痛在气海穴水平 (4) 腓骨后缘痛及外踝后缘或下缘作痛、偏瘫 (5) 偏头痛、耳鸣、耳聋
穴位 主治	(1) 关元夹脊：腹胀、腹泻；腰骶痛；小便频数或不利、遗尿 (2) 关元俞：腹胀、腹泻；腰骶痛；小便频数或不利、遗尿 (3) 中空：腰扭伤；坐骨神经痛 (4) 环跃：下肢麻痹 (5) 扶外：坐骨神经痛；下肢痿痹；腰痛 (6) 殷外：坐骨神经痛；下肢痿痹；腰痛 (7) 浮郄：股腘部疼痛、麻木、便秘 (8) 委阳：腹满；小便不利；腰脊强痛；腿足挛痛 (9) 陵后：膝痛、腰痛 (10) 陵后下：下肢腿痛、膝痛、坐骨神经痛、膝关节炎、腓骨神经痛、下肢瘫痪 (11) 阳交：胸胁胀痛；下肢痿痹；癫狂 (12) 绝后：月经不调、带下、阴挺、不孕、滞产等妇产科病症；心悸；失眠；高血压；下肢痿痹 (13) 昆前：后头痛、项背强痛、腰骶疼痛、足踝肿痛等痛证 (14) 申脉：头痛、眩晕、癫狂痫、失眠等神志疾患；腰腿酸痛 (15) 关木：小腹疼痛、腰痛、足背肿痛；月经不调 (16) 内窍阴：头痛、头昏、目眩；失眠；便秘、小便不利；小儿惊风、昏厥

胆经 （GB）	（1）本经循行所过处的各种症状 （2）背痛在第 10 胸椎及胆俞穴水平，腰骶痛在第 1 骶椎上髎水平或第 1 腰椎水平 （3）上腹痛重点在上脘，下腹痛在石门 （4）偏头痛、头晕、目疾、偏瘫、月经痛 （5）第 3 颈椎及其软组织病变引起的项强、落枕 （6）第 10 肋间神经痛、胁痛
穴位 主治	（1）瞳子髎：头痛、目赤肿痛、目翳、青盲 （2）听会：耳鸣、耳聋、齿痛、口㖞 （3）上关：偏头痛、耳鸣、耳聋、口眼㖞斜、齿痛、口噤 （4）颔厌：偏头痛、目眩、耳鸣、齿痛；癫痫 （5）悬颅：偏头痛、目赤肿痛、齿痛 （6）悬厘：偏头痛、目赤肿痛、耳鸣 （7）曲鬓：头痛、齿痛、牙关紧闭；暴喑 （8）率谷：偏头痛、眩晕；小儿急惊风、小儿慢惊风 （9）天冲：头痛；癫痫；牙龈肿痛 （10）浮白：头痛、耳鸣、耳聋、目痛；瘿气 （11）头窍阴：头痛、耳鸣、耳聋 （12）完骨：头痛、紧项强痛；齿痛、口㖞；痢疾；癫痫 （13）本神：头痛、目眩；癫痫；小儿惊风 （14）阳白：头痛、目痛、视物模糊、眼睑𥆧动 （15）头临泣：头痛、目眩、流泪、鼻塞；小儿惊痫 （16）目窗：头痛、目赤肿痛、青盲、鼻塞；癫痫；面浮肿 （17）正营：头痛、目眩、唇吻强急、齿痛 （18）承灵：头痛、眩晕、目痛、鼻塞；鼽衄 （19）脑空：头痛、目眩、癫狂；颈项强痛 （20）风池：头痛、眩晕、目赤肿痛、鼻渊、鼽衄；耳鸣；颈项强痛；感冒；癫痫；中风；热病；疟疾； 　　　瘿气 （21）肩井：头项强痛、肩背疼痛、上肢不遂；难产；乳痈、乳汁不下；瘰疬 （22）渊腋：胸痛；胁痛；上肢痹痛 （23）辄筋：胸痛；胁痛；气喘；呕吐、吞酸 （24）日月：呕吐、吞酸、胁肋疼痛、呕逆、黄疸 （25）京门：小便不利、水肿；腰痛、胁痛；腹胀、泄泻 （26）带脉：腹痛；经闭、月经不调、带下、疝气；腰胁痛 （27）五枢：腹痛、疝气、带下、便秘、阴挺 （28）维道：腹痛、疝气、带下、阴挺 （29）居髎：腰痛、下肢痿痹；疝气 （30）环跳：下肢痿痹、腰痛 （31）风市：下肢痿痹、遍身瘙痒；脚气 （32）中渎：下肢痿痹 （33）膝阳关：膝腘肿痛挛急；小腿麻木 （34）阳陵泉：胁痛、口苦、呕吐；下肢痿痹；脚气；黄疸；小儿惊风 （35）阳交：胸胁胀痛；下肢痿痹；癫狂 （36）外丘：胸胁胀痛；下肢痿痹；癫狂 （37）光明：目痛、夜盲；下肢痿痹；乳房胀痛 （38）阳辅：偏头痛、目外眦痛；瘰疬；脚气；腋下肿痛；咽喉肿痛；胸胁胀痛；下肢痿痹 （39）悬钟：项强、胸胁胀痛、下肢痿痹；咽喉肿痛；脚气；痔疾

穴位 主治	（40）丘墟：胸胁胀痛；下肢痿痹；疟疾 （41）足临泣：目赤肿痛、胁肋疼痛；月经不调、遗溺、乳痈、瘰疬；疟疾；足跗疼痛 （42）地五会：头痛、目赤、耳鸣；胁痛；乳痈；内伤吐血；足背肿痛 （43）侠溪：头痛、目眩、耳鸣、耳聋、目赤肿痛、胁肋疼痛；热病；乳痈 （44）足窍阴：头痛、目赤肿痛、耳聋、咽喉肿痛；热病；失眠；胁痛；咳逆；月经不调
肾经 （KI）	（1）本经循行所过处的各种症状 （2）腹痛在水分水平,腰痛在第2腰椎及肾俞水平 （3）消渴、咽喉痛干 （4）牙痛、目痛、头痛 （5）项痛在天柱
穴位 主治	（1）涌泉：头痛、头昏、目眩、咽喉肿痛、失音；失眠；便秘、小便不利；小儿惊风；癫狂痫；昏厥 （2）然谷：月经不调、带下、遗精；消渴；泄泻；咳血；咽喉肿痛；小便不利；小儿脐风；口噤 （3）太溪：月经不调、遗精、阳痿、小便频数、便秘；消渴；咳血；气喘；咽喉肿痛；齿痛；失音；腰痛；耳聋、耳鸣 （4）大钟：癃闭、遗尿、便秘；咳血；气喘；痴呆；足跟痛 （5）水泉：月经不调、痛经、经闭、阴挺、小便不利 （6）照海：月经不调、带下、阴挺、小便频数、癃闭、便秘；咽喉干痛；癫痫；失眠 （7）复溜：水肿、腹胀、泄泻；盗汗；热病不出汗；下肢痿痹 （8）交信：月经不调、崩漏、阴挺、疝气；泄泻、便秘 （9）筑宾：癫狂痫；疝气；呕吐；小腿疼痛 （10）阴谷：阳痿、疝气、崩漏、小便不利、膝腘酸痛 （11）横骨：少腹胀痛、小便不利、遗尿、遗精、阳痿、疝气 （12）大赫：遗精、阳痿、阴挺、带下 （13）气穴：月经不调、带下、小便不利；泄泻 （14）四满：月经不调、带下、遗尿、遗精、疝气、便秘；腹痛；水肿 （15）中注：月经不调、腹痛、便秘、泄泻 （16）肓俞：腹痛、腹胀、呕吐、便秘、泄泻 （17）商曲：腹痛、泄泻、便秘 （18）石关：呕吐、腹痛、便秘；不孕 （19）阴都：腹胀、腹痛、便秘；不孕 （20）腹通谷：腹胀、腹痛、呕吐 （21）幽门：腹痛、腹胀、呕吐、泄泻 （22）步廊：咳嗽、气喘、胸胁胀满、呕吐 （23）神封：咳嗽、气喘、胸胁胀满、呕吐；乳痈 （24）灵墟：咳嗽、气喘、胸胁胀满、呕吐；乳痈 （25）神藏：咳嗽、气喘、胸痛、呕吐 （26）彧中：咳嗽、气喘、胸胁胀满 （27）俞府：咳嗽、气喘、胸痛、呕吐
膀胱经 （UB）	（1）本经循行所过处的各种症状 （2）膀胱经的腰背痛特点是直行痛,甚则引项头,腰痛重点在次髎、膀胱俞 （3）腰腿痛循大腿后廉正中,属本经病变,如腰腿痛或坐骨神经痛在大腿后外廉引达浮郄、委阳,甚则循排骨后缘痛,则属关元经病变 （4）小腹痛在中极、水道水平 （5）目痛、头痛项强、前额痛、鼻衄、胎位不正

穴位 主治	(1) 睛明：目赤肿痛、流泪、视物不明、目眩、近视、夜盲、色盲等目疾；急性腰扭伤、坐骨神经痛；心动过速 (2) 攒竹：头痛、眉棱骨痛；眼睑眴动、眼睑下垂、口眼㖞斜、目视不明、流泪、目赤肿痛等目疾；呃逆 (3) 眉冲：头痛、目眩；鼻塞、鼻衄 (4) 曲差：头痛、目眩；鼻塞、鼻衄 (5) 五处：头痛、目眩；癫痫 (6) 承光：头痛、目眩、鼻塞；热病 (7) 通天：头痛、眩晕；鼻塞、鼻衄、鼻渊等鼻部病症 (8) 络却：头晕、目视不明；耳鸣 (9) 玉枕：头项痛、目痛；鼻塞 (10) 天柱：后头痛、项强、肩背腰痛等痹证；鼻塞；癫狂痫；热病 (11) 大杼：咳嗽、项强、肩背痛 (12) 风门：感冒、咳嗽、发热、头痛等外感病症；项强、胸背痛 (13) 肺俞：咳嗽、气喘、咯血等肺部疾病；骨蒸潮热、盗汗等阴虚病症 (14) 厥阴俞：心痛、心悸、咳嗽、胸闷、呕吐 (15) 心俞：心痛、惊悸、失眠、健忘、癫痫等心与神志病变；咳嗽、吐血；盗汗；遗精 (16) 督俞：心痛、胸闷、寒热、气喘、腹胀、腹痛、肠鸣、呃逆等胃肠病症 (17) 膈俞：呕吐、呃逆、气喘、吐血等上逆之证；贫血；隐疹、皮肤瘙痒；潮热、盗汗 (18) 肝俞：胁痛、黄疸等肝胆病症；目赤、目视不明、夜盲、迎风流泪等目疾；癫狂痫；脊背痛 (19) 胆俞：黄疸、口苦、胁痛等肝胆病症；肺痨、潮热 (20) 脾俞：腹胀、纳呆、呕吐、腹泻、痢疾、便血、水肿等脾胃肠腑病症；背痛 (21) 胃俞：胃脘痛、呕吐、腹胀、肠鸣等胃部疾病 (22) 三焦俞：肠鸣、腹胀、呕吐、腹泻、痢疾等脾胃、肠腑病症；小便不利、水肿等三焦气化不利病症；腰背强痛 (23) 肾俞：头晕、耳鸣、耳聋、腰酸痛等肾虚病症；遗尿、遗精、阳痿、早泄、不育等生殖泌尿系疾病；月经不调、带下、不孕等妇科病症 (24) 气海俞：肠鸣腹胀、痛经、腰痛 (25) 大肠俞：腰腿痛、腹胀、腹泻、便秘等胃肠病症 (26) 关元俞：腹胀、腹泻；腰骶痛；小便频数或不利、遗尿 (27) 小肠俞：遗精、遗尿、尿血、尿痛、带下等泌尿生殖系统疾病；腹泻、痢疾；疝气；腰骶痛 (28) 膀胱俞：小便不利、遗尿等膀胱气化功能失调病症；腰骶痛；腹泻、便秘 (29) 中膂俞：腹泻；疝气；腰骶痛 (30) 白环俞：遗尿、遗精、月经不调、带下、疝气；腰骶痛 (31) 上髎：大小便不利、月经不调、带下、阴挺等妇科病症；遗精、阳痿；腰骶痛 (32) 次髎：月经不调、痛经、带下等妇科病症；小便不利、遗精、疝气；腰骶痛；下肢痿痹 (33) 中髎：便秘、腹泻、小便不利、月经不调、带下；腰骶痛 (34) 下髎：腹痛、便秘、小便不利、带下；腰骶痛 (35) 会阳：痔疾、腹泻、阳痿、带下 (36) 承扶：腰、骶、臀、股部疼痛；痔疾 (37) 殷门：腰痛、下肢痿痹 (38) 浮郄：股腘部疼痛、麻木；便秘 (39) 委阳：腹满、小便不利；腰脊强痛、腿足挛痛 (40) 委中：腰背痛、下肢痿痹等腰及下肢病症；腹痛、急性吐泻、小便不利、遗尿；丹毒 (41) 附分：颈项强痛、肩背拘急、肘臂麻木等痹证 (42) 魄户：咳嗽、气喘、肺痨等肺部疾病；项强、肩背痛

穴位 主治	（43）膏肓：咳嗽、气喘、肺痨等肺之虚损证；肩胛痛；健忘；遗精、盗汗等虚劳诸症
	（44）神堂：咳嗽、气喘、胸闷等肺、胸病症；脊背强痛
	（45）譩譆：咳嗽、气喘；肩背痛；疟疾；热病
	（46）膈关：胸闷、嗳气、呕吐等气上逆之病症；脊背强痛
	（47）魂门：胸胁痛、背痛；呕吐、腹泻
	（48）阳纲：肠鸣、腹痛、腹泻等胃肠病症；黄疸；消渴
	（49）意舍：腹胀、肠鸣、呕吐、腹泻等胃肠病症
	（50）胃仓：胃脘痛、腹胀、小儿食积等脾胃病症；水肿；背脊痛
	（51）肓门：腹痛、痞块、便秘等腹部疾患；乳房疾症
	（52）志室：遗精、阳痿等肾虚病症；小便不利；水肿；腰脊强痛
	（53）胞肓：肠鸣、腹胀、便秘等胃肠病症；癃闭；腰脊强痛
	（54）秩边：腰及骶痛、下肢痿痹等腰及下肢病症；小便不利、便秘、痔疾；阴痛
	（55）合阳：腰脊强痛、下肢痿痹；疝气、崩漏
	（56）承筋：腰腿拘急、疼痛；痔疾
	（57）承山：腰腿拘急、疼痛；痔疾、便秘
	（58）飞扬：头痛、目眩；腰腿疼痛；痔疾
	（59）跗阳：腰骶痛、下肢痿痹、外踝肿痛等腰、下肢痹证；头痛
	（60）昆仑：后头痛、项强、腰骶疼痛、足踝肿痛等痛证；癫痫；滞产
	（61）仆参：下肢痿痹；足跟痛；癫痫
	（62）申脉：头痛、眩晕、癫狂痫、失眠等神志疾患；腰腿酸痛
	（63）金门：头痛、腰痛、外踝痛等痛证；下肢痿痹等痹证；癫痫；小儿惊风
	（64）京骨：头痛、项强；腰腿痛；癫痫
	（65）束骨：头痛、项强、目眩等头部疾患；腰腿痛；癫痫
	（66）足通谷：头痛、项强；鼻衄；癫痫
	（67）至阴：胎位不正、滞产；头痛、目痛；鼻塞、鼻衄

经脉病是指包括经脉、络脉、筋经、皮部的各种病痛，其测定数据的异常是说明经脉的虚和实。虚即空虚不足，是经脉本身虚弱需要补益；实即过度和有余，是外邪入侵经脉，造成阻滞不通，需要疏导。数值过低是属于虚证，应以轻刺激方法来扶正；过高是属于实证，应以强刺激方法来泻邪。少数患者的病变在测定中开始时未能表现出来，经治疗1~2次后，才能表现出来；还有极少数患者始终不表现出来，请按上文所述的辨证方法辨别虚实。

（二）脏腑病

八纲辨证（阴阳、表里、寒热、虚实）以阴阳为总纲。针灸治病如何区别阴阳来选择穴位，这是一个存在的问题。一般针灸书籍及临床治疗脏腑病，总是双侧取穴。如胃肠病总取双侧内关、足三里为主；肝胆病总是取双侧阳陵泉、太冲为主等。但每一脏腑都有阴阳气血，习惯上对肺来说有肺阴、肺气；对胃来说，有胃阴、胃气；对心来说，有心阴、心血、心阳、心气；对肝来说，有肝阴、肝血、肝气、肝阳；对肾来说，有肾阴、肾阳、肾气等。假如胃阴虚补双侧足三里，胃气虚亦补双侧足三里。又如心血瘀阻泻双侧神门，心火旺盛亦泻双侧神门，这是不是成为阴阳不分？如何来解决？

《素问·金匮真言论》："夫言人之阴阳，则外为阳，内为阴。言人身之脏腑中阴阳，则脏者为阴，腑者为阳。"《素问·阴阳应象大论》："天地者，万物之上下也；阴阳者，血气之男女也;左右者,阴阳之道路也;水火者,阴阳之征兆也;阴阳者,万物之能始也。"按上述经文,说明在人身而言,除背为阳,腹为阴之外,还存在着左为阴,右为阳。又《难经·三十六难》论肾与命门:"脏各有一耳,肾独有两者何也? 然肾两者,非皆肾也,其左者为肾,右者为命门。命门者,诸神精之所舍,原气之所系也,男子以藏精,女子以系胞,故知肾有一也。"这也说明左为肾水属阴,右为命门之火属阳。

多年来的测定数据结合症状、脉搏、舌苔来分析,阴虚、血虚、津液干枯病例,心、肝、肾经出现偏低;阳虚、气虚、中气下陷等病例,肺、心、脾、肾右侧均偏低。痰、水湿、瘀阻表现左侧偏高;外邪、燥火热、阳亢、气滞表现在右侧偏高。至于痰火、痰热、湿热、气滞血瘀则两侧均高,因此,盛氏针灸疗法认为针灸治疗脏腑病应分阴阳虚实取穴,阴虚、血虚补左侧为宜,阳虚、气虚补右侧为宜。阴盛(包括水、湿、痰、瘀)泻左侧为宜阳盛(包括火、热、阳亢、气滞)泻右侧为宜。根据测定数据结合症状分析,做出诊断,取穴补泻,进行治疗(表2-16)。

表 2-16　经脉之脏腑辨证临床意义

左侧低	阴虚、血虚、津液干枯、阴血耗损、阴虚咳嗽
左侧高	阴邪、血瘀、风寒感冒、风疾、水肿、湿阻、阴盛、肝郁、痰湿、寒湿、痰饮
右侧低	阳虚、气虚、中气下陷、气不摄血、命门火衰、大肠虚寒
右侧高	阳邪、腹胀气、气机不利、气滞、风热感冒、心火上炎、肝火上炎、肝阳上亢、胃火上升、胃气不和、胆囊炎、阑尾炎、燥火
左右均低	阴阳两虚、气血两亏、气阴两虚
左右均高	大肠湿热、气血凝滞、风热咳嗽、心绞痛、血热妄行、时行感冒、肝胆湿热、肝硬化腹水、肺热咳嗽、胆结石、急性肠胃炎、肝炎、脾胃湿热、痛经

三、经脉电测定的临床应用

经临床测定大数据分析与总结,在测定过程中出现以下结果也预示以下疾病的可能。

（1）肝经实、胆经实:心脑动脉硬化;肝、胆、脾、胰相关疾病。

（2）肝经实、胆经虚:慢性疲劳综合征。

（3）心经实、督俞经实、心包经实:心脏疾病。

（4）心经虚、督俞经虚:心脏疾病(阳虚水泛)。

（5）脾经虚、肾经虚:虚劳。

（6）气海经实、关元经实、胆经实:妇科及内分泌疾病。

（7）肺经虚、脾经虚、肾经虚:水肿(水湿浸淫)。

（8）中膂经虚,膀胱经实:前列腺及膀胱疾病。

（9）肝经虚、心经虚:睡眠障碍、视物模糊。

（10）风门经实、大杼经实、肺经实:支气管疾病。

（11）肾经虚、气海经虚、关元经虚:月经不调,月经量少。

（12）肾经虚、肝经实、心经实：绝经期综合征。

（13）脾经实、胃经实：消化道疾病。

（14）肺经虚、大肠经虚、胃经实：肠道疾病、食管疾病。

（15）八俞经虚、肾经虚：血糖异常、虚劳。

（16）膈俞经实、心经实：心脏疾病。

（17）膈俞经实、肝经实：肝、胆、脾、胰疾病。

综上所述，经脉辨证是针灸的灵魂，而且针灸的疗效关键在于正确的辨证（辨经脉、辨脏腑、辨八纲）。如何能达到正确的辨证？第一，应把新经脉和老经脉结合在一起，作为辨证的基础。因为有很多疾病涉及新经脉，单凭老经脉似乎不够全面。第二，如何能正确地、客观地进行八纲辨证。经脉电测定可以作为辨证论治的客观指标，它能客观显示病经（脏、腑、经脉）及虚（正虚）、实（邪实）。有的放矢地用针灸来扶正、泻邪，能迅速地起到调整和平衡的作用。

第六节　经脉的虚实辨证与动静态关系

辨证论治是中医特色之一，通过辨别疾病的病位、病性、疾病阶段等，得出"证"，依"证"确定相应的治疗原则及治疗方法。因此，辨证是治疗有效的前提。中医辨证的方法有八纲辨证、气血津液辨证、脏腑辨证、三焦辨证、经脉辨证等。就针灸学科而言，经脉辨证是针灸治疗疾病最为主要的辨证方法。此外，八纲辨证包括表、里、寒、热、虚、实、阴、阳方面，涉及疾病各方面的诊断。但就经络而言如《灵枢·经脉》曰："盛则泻之，虚则补之，热则疾之，寒则留之，陷下则灸之，不盛不虚，以经取之。"奠定了针灸的治疗总则。"盛则泻之、虚则补之"乃针刺补泻手法的主要依据。因此，虚实辨证是经脉诊断的主要方法，如何提高经络的虚实辨证的准确性将有助于临床针灸疗效水平。

一、经脉的传统辨证方法

既然针灸主要以经络虚实辨证为主要辨证方法，那么我们必须掌握经脉辨证的内容及辨证方法。经脉辨证的定义：经脉辨证，是以经络学说为理论依据，对患者所反映的症状、体征进行分析综合，以判断病属何经、何脏、何腑，并进而确定发病原因、病变性质及其病机的一种辨证方法。划分病变所在的经络病位，源于《黄帝内经》，后世多有发挥。《灵枢·经脉》载有十二经病症。奇经八脉病症，则以《素问·骨空论》《难经·二十九难》及李时珍《奇经八脉考》论述甚详，至今仍为经脉辨证的主要依据。

经络分布周身，运行全身气血，联络脏腑肢节，沟通上下内外，使人体各部相互协调，共同完成各种生理活动。当人体患病时，经络又是病邪传递的途径。外邪从皮毛、口鼻侵入人体，首先导致经络之气失调，进而内传脏腑。反之，如果脏腑发生病变时，同样也循经络反映于体表，在体表经络循行的部位，特别是经气聚集的腧穴之处，出现各种异常反应，如麻木、酸胀、疼痛，对冷热等刺激的敏感度异常，或皮肤色泽改变等。这样，便可辨别病变所在的经络、脏腑。如《黄帝内经》曰："诸痒为虚，血不荣肌""刺诸痛者，其脉皆实""诸痛皆属于火"。《标幽赋》："大抵疼痛实泻,痒麻虚补。"《通玄指要赋》："圣人是察麻与痛,分虚与实。"以及临床中肺脏病症,常在肺俞、中府等穴位出现压痛感;心病现于两肘,肾病现于两腘等。又如《素问·脏气法时论》说:"肝病者,两胁下痛,引少腹。"就是由于肝经循行于胁肋、少腹的缘故。

从历代针灸医籍中可以发现经脉辨证的内容主要以经络在身体相关区域的异常反应:酸、痛、胀、麻、痒、热、冷⋯⋯以及皮肤变化为主,同时综合以上文献可以认为,古人一般以按麻痒属虚采用补法,疼痛属实采用泻法作为辨证的依据。另外,综合现代各针灸教材内容,主要根据疾病的缓急、针感强弱,以及患者的体质作为补泻依据。① 首先考虑的是患者体质的强弱,强者用泻法,弱者用补法。② 其次是考虑患者对针感的敏感、迟钝及耐受程度。针感迟钝或耐受程度高的用泻法,针感敏感或耐受程度差的用补法。③ 再次基于取穴部位的肌肉丰厚与否来决定如何用补泻法,肌肉丰厚用泻法;肌肉浅薄处及重要脏腑附近用补法。④ 最后,急性病用泻法,慢性病用补法。

二、盛氏针灸动静态辨证方法

在长期的临床实践观察中,我们发现按照上述古今辨证虚实的方法来进行补泻,有的疗效很显著,有的效果很差或无效。即使是同一病种,同样症状,发生在同样部位,用同样方法治疗,效果亦很不一致,这是为什么?

以急性腰扭伤为例,中医辨证均认为突然闪腰,造成腰部筋脉气滞血瘀,治以疏通经脉、行血祛瘀为法,参照针灸治疗学推荐穴位进行治疗。但是在临床上用泻法后,有的效果显著,有的完全无效,当泻法无效的病例改用补法后,获得了明显的效果。通过该案例的介绍及临床观察我们提出以下问题及思考。

(1)经脉虚实辨证与疾病的症状:酸、痛、胀、麻、痒、热、冷等是否存在虚实不同属性的病性?

(2)经脉虚实辨证在疾病同一症状,或者同一患者中是否同时存在虚证与实证的经脉?

(3)在脊柱如颈椎腰椎疾病中,经脉虚实辨证是否与脊椎节段存在对应关系,以及不同脊柱节段同时存在不同状态的经脉病症?

(4)经脉虚实辨证除了与疾病症状及经脉循行皮肤变化有关以外,是否还存在其他的经脉辨证方法?

(5)经脉辨证包括经脉病与脏腑病,通过经脉虚实辨证是否可以有效治疗脏腑病?

通过长期临床实践,我们认为经脉虚实辨证与古人所提出的疼痛属实,麻痒属虚,以及近代提出的按体质强弱、针感程度、取穴部位、急慢性病作为虚实辨证补泻并不完全一致。体质强的可以出现虚证,体质弱者可以出现实证。急性病有虚有实,慢性病也有虚有实。敏感者可以有实证,迟钝者可以有虚证。肌肉丰厚处可以有虚有实,肌肉浅薄处亦可以有虚有实。即使同一患者的不同部位出现症状,可以均为实证,也可以均为虚证,还可以虚实并存。按照自然辩证法"一切事物都是一分为二"理论,可以认为一切症状包括酸、痛、麻、痒、胀、热、冷等都各有虚实。因此,不论是急性或慢性的腰扭伤挫伤、关节扭伤、关节炎、落枕、肩周炎、腰肌劳损、腱鞘炎、网球肘、肌皮神经麻痹、坐骨神经痛或者脏腑疾患都应一分为二,有虚有实。

既然客观存在有虚有实,则其症情的表现肯定有差异。那么如何才能正确辨别虚实呢?在临床中碰到尤其如关节疼痛患者,当问到疾病状况时,经常会有以下回答:"我的××疼或麻症状,一觉醒来会缓解些,但是走一段路又不行了""我的××疼或麻症状,刚开始走的时候比较艰难,但是走一段路后好些""我的××疼或麻症状,每逢刮风下雨就不行""上半夜还可以,但下半夜加重""上半夜加重,但下半夜还可以"。从这些患者的回答中不难看出同种疾病与疾病本身气血津液状态有关,亦与气候等外界因素有关。因此,深入探讨与研究人之气血阴阳与疾病的关系尤为必要。

人之气血阴阳乃立身之本,阴平阳秘,精神乃治。阴阳虽互为对立制约,但两者互根互用,因而阳中有阴,阴中有阳。就人身之阴阳而言,为父母先天交媾孕育而成元阴元阳,虽形质未定,但阳寿已定。孕育之初,元阴元阳极为浓郁厚重。经后天不断充养,渐为清稀之物,但此物尤能行生长化收藏之功。从生至藏,幼至老,皆阐释阴阳逐渐衰少(即人身之内阴内阳衰少),直至阴阳离决而人阴。阳附于阴而行,阳无形,阴有形,阳易损甚于阴,故人身阴多于阳。因此,人之疾病与阳气减少关系密切。如果人之阳气充足,疾病多为瘀血、气滞、水湿等实证,活动后多有活血化湿、理气活血之功;如果人之阳气亏虚,疾病多为气虚血少之虚证,活动后多有损及气血之害,将加重气滞血瘀及水湿之证。因此,我们认为根据患者活动或休息,以及气候变化后症状状态以判断经脉之虚实具有现实临床意义。

在中医阴阳概念中阴代表静止的、趋下的、抑制的……阳代表活动的、向上的、兴奋的……在此我们命名为"动静态"代表行为活动方式状态,选用阴阳中的动态代表具有活血化瘀、疏经通络、理气化湿等作用的行为活动状态;静态代表具有补益气血,温通经络,调和阴阳等作用的行为活动状态。通过临床长期详细深入调查及询问,尤其就动静态的行为活动方式展开相关问诊,同时结合经脉电测定,形成了一套经脉虚实辨证的方法(图2-19)。

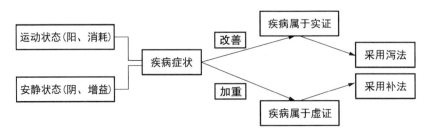

图2-19 动静态辨证示意图

该方法主要是根据活动与安静、工作与休息的不同时间、不同阶段与症状的关系来区别经脉的虚证与实证。也就是说,活动、工作时症状减轻,静止休息症状加重属实证;反之,活动、工作时症状加重,静止休息时症状减轻属虚证。根据目前临床总结列出以下8点来帮助辨别经脉虚实(表2-17)。

表 2−17　动静态与虚实辨证

状态及阶段	虚　证	实　证
动静状态	静止、休息、睡眠时（或后）症状减轻或消失,活动、工作时加重	静止、休息、睡眠时（或后）加重,活动、工作时减轻;或静止、休息时无症状,开始活动时出现症状,稍多活动反减轻或消失
工作状态	工作、活动时重,停止后减轻	工作活动时尚可,停止后反转重
天气状态	与晴天、阴雨、刮风、下雪关系不大	晴天减轻,阴雨、刮风、下雪转重
按压状态	在患处轻轻按摩,症状减轻	在患处重按,甚至用硬物顶住患处才能减轻,或请旁人在患处用力敲打则舒服
工作阶段	早晨起床时无症状或较轻,活动、工作时逐步加重,下班时或睡前更重	早晨起床时较重,活动、工作时反减轻或消失,活动增多或下班时又转重;亦有晨起最重,随活动逐步减轻,下班或睡前症状完全消失
行走阶段	开始起步时症状较轻或无症状,多走或活动逐步加重	开始起步时较重,多走或活动即减轻,越活动,越轻松;或开始起步时较重,稍多活动即减轻,再多走动又加重
坐行阶段	久坐起立时较轻或无症状,随活动量增加逐步加重	久坐加重或久坐起立时较重,活动后反减轻
睡眠阶段	初睡时重,半夜减轻,晨起更轻;或上半夜重,下半夜轻	初睡时轻,夜半转重,清晨略减;或夜半转重,清晨更重

注:实证栏内如八项中符合一项,即属实证。

综上所述,经脉虚实辨证是针灸临床辨证的最为重要的方法之一,因此,如何提高辨证准确性是针灸临床着重需要解决的问题。虽然临床及科研解决了一些关于穴位或穴位组合对疾病的有效性及机制的研究与应用,但还是存在经脉辨证日益淡化,疗效不够确切等问题,严重影响针灸学科的发展。作为中医主要治疗方法之一的针灸有必要在中医临床辨证思维上有所发展及突破,我们提出的"动静态"经脉虚实辨证方法是基于中医基础理论,且经过大量临床观察与验证逐步形成,因此,作为临床诊治思维的一种新的方式,"动静态"经脉虚实辨证方法具有临床应用价值。

第七节　中医针灸疗法的虚实补泻

《灵枢·经脉》中提出的"盛则泻之,虚则补之,热则疾之,寒则留之,陷下则灸之,不盛不虚,以经取之"是针灸的治疗总则。"盛则泻之,虚则补之"乃针刺补泻手法的主要依据。针灸疗效主要与经脉辨证(见第一章)、补泻方法有密切关系。其中根据历代相关医籍总结,针灸补泻方法主要与针灸手法、针灸器具有关,当然针灸补泻还需结合患者个体因素(如年龄、体质、性别),以及时间、季节等外在因素。下面我们重点讨论针灸手法与针灸器具与补泻的关系。

一、中医针灸补泻理论浅析

古代有关针灸的书籍和著作,记载着很多补泻方法。

首先,《灵枢·官能》曰:"针之不为,灸之所宜""阴阳皆虚,火自当之"。这说明针与灸是两种性质相反的治疗方法。从而把针与灸两种方法做了补泻最大的区分。从针灸的时代背景来看,针的制作从石、竹演变成铁、铜、银、金、钢,直到现代的不锈钢针。古代制作的针限于当时的工艺技术条件,针具偏粗。因此,当刺入穴位,得气运针,针感是很强的,这种针的刺入对人体来说,是对某一部位器械性的深部刺伤而且造成很强的刺激感。古代针刺强调得气并要求气至病所,是属于强刺激的泻法;艾灸是通过温热刺激作用于皮肤,是浅部轻刺激,属于补法。

其次是针刺的手法补泻之分,其中手法与针刺在天、人、地三部分层操作,针刺速度、针刺方向、针刺角度、针刺数量,以及呼吸、按压穴位区分补泻。根据整理有以下补泻方法:迎随补泻、徐疾补泻、提插补泻、捻转补泻、呼吸补泻、开阖补泻、九六数补泻、子午流注结合子母补泻。此外,还有烧山火、透天凉、阴中隐阳、阳中隐阴、龙虎交战、子午捣臼、龙虎升降、青龙摆尾、赤凤迎源等。

再次就是针具的补泻区别。针灸针具的发展自古以来经过了不同材质的演变,通过对当前古籍文献的研究,将该现象归结于社会生产力及工艺水平的发展,从砭石直至今天我们所用的不锈钢针。从中医阴阳学说来说任何疾病的发生,均离不开阴阳变化,如阴病、阳病概念。治疗方法也有从阴引阳、从阳引阴,阴中求阳、阳中求阴等法,因此,针灸的治疗亦离不开调节阴阳。那针灸是如何调节阴阳的呢? 针具是如何起到作用的? 查阅古籍发现自古针灸即有阴阳之分,例如,当竹子作为针具时,名其竹针,制作竹针有两种不同的工艺,其一为烤制竹针,其二为蒸制竹针,前者具有温阳之效,后者具有滋阴之效。发展到后期逐渐出现了金银针,古代医家通常将金针用于治疗腹部疾病,银针治疗背部疾病,因此,金银针具有调节阴阳的作用。现代研究也证实金银针的热传导辐射作用及在治疗精神疾病疗效也显著优于其他金属,因此,针具也存在补泻区分。

二、盛氏针灸的补泻技术

针灸发展至现代,器具及技术方法得到了空前发展,尤其在医学理论或者科学技术发明后,产生了许多新的针灸方法。如在全息理论的支持下,产生了耳针、鼻针、面针、第二掌骨疗法、腕踝针等,在激光技术发明后,激光针应运而生,艾灸方向更是出现了艾灸仪、仿生灸、督灸;在中西医结合的思想影响下产生了穴位注射(水针)、穴位埋线等方法。虽然针灸治疗理论与方法有了很大变化,但针刺补泻方法没有太多的变化,由于针灸可治疗的病种因西医技术的发展而日渐减少,多集中在骨关节运动系统和神经系统疾病,这些都致使针灸补泻手法在临床几近偏废。究其原因与操作复杂、术者中医理论不扎实导致疗效不确切、针灸疗法甚多无从下手,以及针灸学术大环境有关。

　　根据长期临床观察与思考,我们认为针灸治疗一定不能离开补泻思想,因此针灸各项技术包括手法一定有虚实之分。那么该怎么区分呢? 首先从"针之不为,灸之所宜"来思考,由于古代科学技术与工艺水平的限制,以及针法的要求,针刺必定属于深层刺激,是一种重刺激,让患者会产生强烈的酸、胀、痛、麻感,属于泻法,而艾灸是通过温热刺激作用于皮肤,相对针刺刺激,是一种轻刺激,属于补法。就目前针灸临床观察,愿意接受灸法的患者明显多于针刺,主要原因还是与灸法比较舒适有关。但是灸法中的直接灸,已不太可能被患者所接受,间接灸,如艾条灸、隔姜灸、隔盐灸、隔蒜灸……既不方便,又费时间,经过大量临床实践,在众多的针灸方法中,我们选用皮内针(麦粒型)(图2-20)代替灸法作为补法,取得了满意疗效。对比皮内针与灸法,不难发现两者具有一定相似性(表2-18)。此外,经临床验证如辨证确属虚证,当皮内针埋入后,其疼痛症状能当时立即明显改善,屡试屡验,颇属神效。

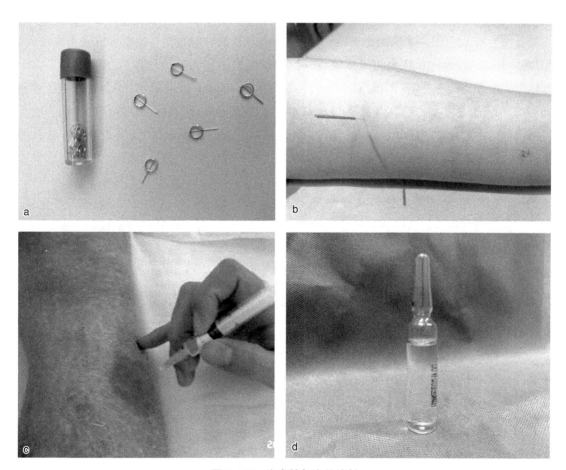

图2-20　皮内针与穴位注射
a、b:皮内针;c、d:穴位注射

表 2 - 18　灸法与皮内针比较

	灸　　法	皮　内　针
刺激位置	浅层皮肤	浅层皮肤
刺激强度	轻刺激	轻微刺激
皮肤反应	温热或者灼伤	无明显反应
刺激时间	与艾灸时间有关	根据病情放置 2~5 天
缺点与优点	灼伤时疼痛,出现水疱,易引起感染等,甚者出现瘢痕。	胶布固定后,活动、睡觉、洗澡均不受影响,刺激时间长。

在针刺方法方面,由于针刺补泻手法操作较复杂,我们一般在针刺得气后结合提、插、捻手法以加强刺激,或者连接脉冲电加强刺激,临床上可以达到很好的泻法作用。此外,在中西医结合思维的指导下,人们一直在探索是否存在一种既具有穴位选择性,又具有非常强烈刺激作用的穴位注射(水针)方法。经过大量临床反复验证,在尝试了大量中西医药物注射液之后,最终选择 5% 碳酸氢钠穴位注射作为强刺激泻法的手段是理想的方法之一。另外也可选择维生素 B_1。但两者区别是 5% 碳酸氢钠具有显著的穴位选择性。即在穴位区有非常强烈的酸胀感,而非穴位区无明显感觉,而且 5% 碳酸氢钠注入穴位(定位必须准确)后,即开始产生较强的酸胀感(穴位得气后,每穴再注入 0.1~0.2 mL 碳酸氢钠,才会产生酸胀感;如不得气,不会产生酸胀感),持续 3~4 min 后消失,如确属实证,其疗效亦即随之立现。

目前针灸临床中使用的针灸方法名目繁多,从针灸部位来看有体针、耳针、头针、手针、足针、面针、鼻针、赤医针、腕踝针等。在方法上,针的方面有冷针、温针、火针、电针、皮内针、揿针、皮肤针、三棱针、芒针等;灸法方面有直接灸和间接灸。此外,还有火罐、药物穴位贴敷、发泡、药物穴位注射(水针)、穴位埋线、红外线、紫外线、激光、穴位磁疗、穴位各种电刺激……如何有规律性地认识、归纳、分析和掌握这些方法,一直是我们极为重视的问题之一。为了更好区分各种治疗方法的补虚泻实属性,我们开展了大量的临床实验研究,根据治疗方法的刺激强度、刺激部位及作用方式,兹将这些方法归纳见表 2 - 19。

表 2 - 19　相关疗法的补泻作用

	泻　　法	补　　法
针刺	毫(粗)针针刺穴位深部 直刺 大幅度提插捻转 强烈酸、胀、痛等针感 麦粒型皮内针 耳针、手针、足针、面针、鼻针 头针(斜刺至头盖骨)	毫(细)针针刺穴位浅部 平刺 小幅度提插捻转 无明显感觉的针刺 图钉型皮内针 腕踝针 头针(平刺皮内)
艾灸		直接灸、间接灸

	泻 法	补 法
穴位注射	产生强烈酸胀感药物(碳酸氢钠、维生素B_1、维生素B_6、丹参注射液、黄芪注射液、当归注射液等)	无明显刺激的药物(5%~10%葡萄糖、维生素B_{12}、生理盐水、普鲁卡因等)
拔罐疗法		火罐、游走罐、闪罐
埋线疗法	得气后,埋置在穴位的深部	埋置在穴位的皮下部位
磁疗	强磁场	弱磁场
电疗	高频及微波疗法	低中频电疗
光疗法	半导体激光	红外线

综上所述,补泻方法是针灸疗法起效的关键所在,众多针灸疗法存在治疗意义的同时一定有补泻作用的区别。近来针灸临床与科研发现针刺与灸法都存在双向调节作用,也就是说针灸疗法具有补虚、泻实两方面作用,区别在于针灸技术的操作方式。例如,直刺与平刺一定会产生不同的作用机制。盛氏针灸疗法在补泻属性的临床研究方面认为针灸临床疗效一定与针灸刺激量及刺激的部位存在密不可分的关系。因此,开展不同针灸剂量与不同针灸部位的实验研究具有重要现实意义。

第八节 中药归经与辨经论治

一、中医归经理论历史渊源与概述

中医归经理论历史渊源长久,早在黄帝内经既有论述,主要探讨四气五味与脏腑功能联系,如《素问·宣明五气》"五味所入,酸入肝,辛入肺,苦入心,咸入肾,甘入脾,是谓五入",虽未直接论及经脉与中药的关系,但对后世医家归经理论的形成具有启蒙作用。随着医学发展,金元时代著名医家张元素撰《珍珠囊》一书,全面阐述药物的四气、五味、升降浮沉和补泻作用,创立了药物归经学说,明确了每位药物的归经与引经作用,开创了中医归经理论的先河,之后如王好古编著《汤液本草》、李时珍编著《本草纲目》均有详述中药归经的内容,清代中期沈金鳌对药物的归经做了较全面的总结,在《要药分剂》专列了"归经"一项沿用至今,至此,归经学说也就基本趋于完备。

中医归经理论包含了中药归经与经脉辨证的内容。中药归经主要是依据每位中药的性味与功效划分与确定的。如甘味药入脾经,苦味药入心经等,如饴糖、甘草、党参味均甘,故归脾经;当某条经脉发生病变时,选用某药能减轻或者消除病症时,即代表该药物的归经,如手少阴心经,主神志、血脉,经脉发生病变会出现心悸、胸闷、不寐之症,选用远志、朱砂等可减轻或消除上述各症状,使其归心经。经脉辨证是中医辨证主要内容之一,也是针灸疗法治则的主要依据。经络内连于脏腑,外络于支节,是运行气血的通道,经脉具有处百病,调虚实,决生死的作用,脏腑的功能主要依靠经络运送与输布气血津液等实现。因而所有病症的发生均与经脉发生病变有关,其中经脉中气血运行异常是主要的病机。所以经脉辨证的核心要素是辨何经发生了病变,辨病变经脉的气血方向的顺逆,结合中药的归经、阴阳表里寒热虚实作用,选用相应的中药治疗,才能达到理法方针合一。分析《伤寒论》经典方——理中丸,可以从每位药味的归经与主治功能分析发现方剂中蕴含的归经思路。

理中丸主治中上焦虚寒证。其中人参归肺、心、脾经,归中上焦;白术归脾、胃经,归中焦;干姜归肺、心、脾、胃经,归中上焦;甘草归肺、心、脾、胃经,归中上焦。因此,理中丸的功效主治与药物的归经之间存在对应关系,认为中药归经可以作为方剂组成的指导原则。

二、盛氏针灸中药归经应用

盛氏针灸疗法非常注重中药归经的临床观察,认为中药的疗效与中药的性味有显著关系,酸、苦、甘、辛、咸与五脏六腑之关系尤为密切。另外,药物的产地也决定了该药物的性味,因此,如何判断发生病变的经络及如何精准用药以提高临床疗效,一直是盛氏针灸历代继承人所关注且亟待解决的问题。经过上百年的临床研究总结出一套方法——辨经用药。辨经用药的特点是根据疾病发展的不同阶段,明确病变的经脉,选用相应的归经药物治疗,经临床验证该方法具有用药精少、疗效显著的特点。

辨经用药,顾名思义即根据经络选用药物,盛氏针灸中药归经与其他中药归经的区别不仅是诊断哪一条经脉发生问题,更重要的是明确发生病变经络的病性,也就是经络的阴阳表里寒热虚实八纲的性质。如经脉电测定显示肺经表寒,则选用桂枝,如显示为肺经气虚则选用党参。因此,通过经脉电测定显示的结果,可通过经脉病性中药归经对照表选用相应的中药,这在临床上具有客观标准的特点,对推动中医标准客观化具有现实意义。

盛氏针灸疗法之辨经用药是按照药物的归经、功效归纳总结出来的。目前主流医学在临床中非常注重中药的药理研究,或是功效研究,但中药归经的研究多是处于从属地位。因此,盛氏针灸疗法之辨经用药有别于其他的归经理论及临床应用方法。按照此法,结合经脉电测定方法,能简单、快速的选取病变经脉及相应功效的中药,如此可以提高临床应用的有效性及实用性(表2-20)。

表2-20　病性与中药归经对照表

肺经(风门经、大杼经)	表寒证:麻黄、桂枝、紫苏、生姜、荆芥、白芷、香薷、葱白、苍耳子、辛夷 表热证:薄荷、牛蒡子、桑叶、菊花、蝉蜕、淡豆豉、升麻、浮萍、蔓荆子、木贼草 里热证:石膏、知母、鸭跖草、芦根、天花粉、栀子 血热证:玄参、马兰头 燥热证:黄芩、莱菔子 热毒内盛证:金银花、连翘、半枝莲、半边莲、鱼腥草、金荞麦、射干、山豆根、马勃、挂金灯、筋骨草、穿心莲、橄榄 虚热证:地骨皮、白薇 水饮侵淫证:甘遂、大戟、芫花、牵牛子、商陆

肺经（风门经、大杼经）	水湿内停证：茯苓、薏苡仁、通草、木通、车前子、石韦、瓜蒌仁、泽漆 湿邪内阻证：藿香、白豆蔻、厚朴 风湿阻络证：防己、虎杖 气滞证：橘皮、瓜蒌皮、乌药、檀香、佛手、香橼、旋覆花、丁香 血瘀证：郁金 出血证：仙鹤草、紫珠、白及、侧柏叶、白茅根、棕榈炭、藕节 食滞证：莱菔子 痰湿内蕴证：天南星、皂荚、川贝母、桔梗、前胡、白前、薤菜、白芥子、葶苈子、天浆壳、竹茹、竹沥、礞石、海浮石、海蛤壳、瓦楞子、荸荠 气失宣肃证：杏仁、天竺子、平地木、白果、胡颓叶、百部、紫菀、款冬花、枇杷叶、马兜铃、洋金花、钟乳石 里寒证：干姜、肉桂、细辛、薤白 窍闭热证：冰片 内风扰动证：地龙、白僵蚕 窍闭寒证：远志、合欢皮、秫米 痰食阻塞证：藜芦、常山 气虚证：人参、党参、太子参、黄芪、甘草、山药、黄精、饴糖、蜂蜜、牛乳 血虚证：阿胶 阳虚证：胡桃肉、蛤蚧、冬虫夏草、紫河车 阴虚证：沙参、麦冬、天冬、百合、玉竹、燕窝、银耳 精气外泄证：五味子、五倍子、乌梅、罂粟壳、诃子、麻黄根
大肠经	表寒证：大蒜 表热证：升麻 燥热证：黄芩、黄连、黄柏、苦参 热毒内盛证：金银花、红藤、败酱草、白花蛇舌草、白头翁、秦皮、马齿苋、穿心莲、鸦胆子 虚热证：胡黄连 实热内结证：大黄、芒硝、番泻叶、芦荟 燥热内结证：火麻仁、郁李仁、瓜蒌仁、巴豆、牵牛子、商陆 水湿内停证：冬葵子、冬瓜皮、泽漆、蝼蛄 湿邪内阻证：厚朴 风湿阻络证：老鹳草 气滞证：枳实、木香、大腹皮 血瘀证：桃仁 出血证：侧柏叶、羊蹄根、地榆、槐花、棕榈炭 虫邪内聚证：榧子、槟榔、南瓜子、雷丸、鹤草芽 湿内蕴证：芋艿 气失宣肃证：杏仁、马兜铃 内寒证：胡椒、荜茇、薤白 窍闭寒证：柏子仁、秫米 精气外泄证：五倍子、乌梅、罂粟壳、诃子、肉豆蔻、赤石脂、禹余粮、石榴皮、椿根皮、金樱子、刺猬皮、无花果

心包经	表热证：柴胡 实热内结证：大黄 气逆证：代赭石 血瘀证：川芎、丹参、凌霄花 出血证：蒲黄 内风扰动证：钩藤
三焦经	表热证：柴胡 实热内结证：芒硝 气滞证：香附
心经（督俞经、膈俞经）	表寒证：桂枝 实热证：栀子、竹叶、莲子心 血热证：犀角、鲜地黄、牡丹皮、大青叶、紫草 燥热：黄连、苦参 热毒内盛证：牛黄、连翘、紫花地丁、白蔹、半边莲、山豆根、筋骨草、马齿苋、绿豆 水湿内停证：茯苓、木通、瞿麦、赤小豆、葫芦壳 风湿阻络证：络石藤 血瘀证：丹参、桃仁、红花、乳香、没药、郁金、延胡索、益母草、苏木、刘寄奴 出血证：大蓟、苎麻根、羊蹄根、藕节 痰湿内蕴证：皂荚、川贝母、天竺黄、竹沥、黄药子 气失宣肃证：洋金花 内寒证：附子、干姜、肉桂、细辛 窍闭热证：麝香、冰片、苏合香、石菖蒲、樟脑 风邪内动证：羚羊角、珍珠母 窍闭寒证：朱砂、琥珀、龙骨、酸枣仁、柏子仁、夜交藤、小麦、远志、合欢皮 痰食阻塞证：常山 气虚证：人参、甘草 血虚证：生地黄、当归、龙眼肉 阴虚证：龟板、麦冬、百合 精气外泄证：浮小麦、糯稻根、莲子
小肠经	燥热证：苦参 热毒内盛证：半边莲、白花蛇舌草、穿心莲 燥热内结证：郁李仁 水湿内停证：冬葵子、木通、车前子、海金沙、瞿麦、赤小豆、葫芦壳、冬瓜皮、泽漆、垂盆草 气滞证：大腹皮、川楝子 食滞证：鸡内金、鹤草芽
脾经（八俞经）	表寒证：紫苏、生姜、防风 表热证：香薷、升麻、葛根 实热证：荷叶 热毒内盛证：贯众 实热内结证：大黄 燥热内结证：火麻仁、郁李仁 水饮侵淫证：甘遂、大戟、芫花、商陆

脾经（八俞经）	水湿内停证：茯苓、薏苡仁、冬瓜皮、茵陈蒿 湿邪内阻证：藿香、佩兰、砂仁、白豆蔻、苍术、厚朴、草豆蔻、草果 风湿阻络证：木瓜、蚕沙 气滞证：橘皮、枳实、木香、乌药、檀香、甘松、九香虫、路路通、大腹皮、青皮、佛手、香橼、玫瑰花、旋覆花、丁香 血瘀证：泽兰、马鞭草、乳香、没药、延胡索、姜黄、夏天无、苏木、刘寄奴、荆三棱、蓬莪术 出血证：仙鹤草、紫珠、艾叶、炮姜、灶心土、藕节 食滞证：山楂、神曲、麦芽、谷芽、鸡内金、莱菔子 虫邪内蕴证：使君子、苦楝皮、鹤虱、芜荑 痰湿内蕴证：半夏、天南星、洋金花 内寒证：附子、干姜、肉桂、吴茱萸、高良姜、花椒、荜澄茄、小茴香 窍闭热证：麝香、冰片、苏合香、酸枣仁、合欢皮 气虚证：人参、党参、太子参、黄芪、甘草、大枣、白术、扁豆、山药、黄精、饴糖、蜂蜜、粳米、糯米 血虚证：当归、白芍药、龙眼肉 阳虚证：补骨脂、益智仁、菟丝子、紫河车 阴虚证：鳖甲 精气外泄证：乌梅、肉豆蔻、莲子、芡实、无花果
肝经	表寒证：荆芥、防风 表热证：薄荷、桑叶、菊花、蝉蜕、柴胡、蔓荆子、木贼草 实热证：栀子、夏枯草、决明子、草决明、荷叶 血热证：犀角、鲜地黄、赤芍药、牡丹皮、紫草 燥热证：黄连、苦参、龙胆草 热毒内盛证：蒲公英、紫花地丁、蚤休、贯众、山慈菇、半枝莲、金荞麦、败酱草、筋骨草、秦皮、鸦胆子、土茯苓、蓖回头、猪胆汁、芹菜 虚热证：青蒿、白薇 实热内结证：大黄、芦荟 水饮内停证：续随子 水湿内停证：车前子、金钱草、萆薢、玉米须、茵陈蒿、田基黄、垂盆草 风湿阻络证：独活、秦艽、臭梧桐、老鹳草、虎杖、透骨草、桑寄生、五加皮、鹿蹄草、豨莶草、千年健、虎骨、白花蛇、徐长卿、桑枝、络石藤、寻骨风、接骨木、木瓜、蚕沙、松节、海桐皮 气滞证：九香虫、枸橘、川楝子、香附、佛手、香橼、玫瑰花、娑罗子、绿萼梅、八月札、荔枝核、代赭石 血瘀证：川芎、丹参、桃仁、红花、泽兰、马鞭草、乳香、没药、五灵脂、郁金、延胡索、姜黄、降香、夏天无、月季花、益母草、鸡血藤、王不留行、牛膝、苏木、荆三棱、蓬莪术、地鳖虫、水蛭、虻虫、干漆、凌霄花、自然铜 出血证：仙鹤草、紫珠、大蓟、侧柏叶、茜草、苎麻根、羊蹄根、地榆、槐花、艾叶、炮姜、参三七、花蕊石、蒲黄、棕榈炭、藕节、血余炭 食滞证：山楂、苦楝皮、鹤草芽 痰湿内蕴证：天南星、天浆壳、天竺黄、礞石、海藻、昆布、黄药子、瓦楞子、平地木、海蜇 内寒证：吴茱萸、小茴香、韭菜 风邪内扰证：羚羊角、天麻、钩藤、石决明、珍珠母、刺蒺藜、稽豆衣、全蝎、蜈蚣、壁虎、地龙、白僵蚕、紫贝齿 窍闭寒证：磁石、琥珀、龙骨、牡蛎、酸枣仁、柏子仁、夜交藤 痰食阻塞证：胆矾、藜芦、常山

肝经	血虚证：熟地黄、生地黄、当归、白芍药、阿胶、何首乌、枸杞子、桑葚、猪肝
	阳虚证：鹿茸、淫羊藿、胡芦巴、韭菜子、菟丝子、沙苑子、刺蒺藜、山茱萸、骨碎补、杜仲、续断、狗脊、紫河车、淡菜
	阴虚证：龟板、鳖甲、女贞子、墨旱莲、芝麻、甲鱼、蚌肉
	精气外泄证：乌梅、糯稻根、桑螵蛸、覆盆子、乌贼骨
胃经	表寒证：生姜、白芷、香薷、葱白、辛夷、大蒜
	表热证：牛蒡子、淡豆豉、升麻、葛根
	实热证：石膏、知母、鸭跖草、芦根、天花粉、栀子、竹叶、荷叶
	血热证：犀角、大青叶、玄参
	燥热证：黄芩、黄连、苦参、莱菔子
	热毒内盛证：金银花、蒲公英、白蔹、漏芦、山慈菇、半枝莲、红藤、败酱草、白花蛇舌草、山豆根、白头翁、穿心莲、土茯苓、绿豆、橄榄
	虚热证：银柴胡、胡黄连、白薇
	实热内结证：大黄、芒硝、芦荟、巴豆
	水湿内停证：薏苡仁、通草、滑石、萆薢、冬瓜皮、茵陈蒿
	湿邪内阻证：藿香、佩兰、砂仁、白豆蔻、苍术、厚朴、草豆蔻、草果
	风湿阻络证：秦艽、徐长卿、蚕沙
	气滞证：枳实、瓜蒌皮、木香、檀香、甘松、九香虫、路路通、大腹皮、青皮、枸橘、川楝子、佛手、娑罗子、绿萼梅、八月札、旋覆花、沉香、丁香、柿蒂、刀豆
	血瘀证：王不留行、干漆
	出血证：白及、白茅根、艾叶、灶心土、参三七、藕节、血余炭、藕
	食滞证：山楂、神曲、麦芽、谷芽、鸡内金、莱菔子
	虫邪内聚证：使君子、榧子、苦楝皮、鹤虱、芜荑、槟榔、南瓜子、雷丸
	痰湿内蕴证：半夏、白附子、竹茹、竹沥、海藻、昆布、瓦楞子、枇杷叶、芋艿、荸荠
	内寒证：干姜、吴茱萸、高良姜、花椒、胡椒、荜茇、荜澄茄、薤白、小茴香、韭菜
	窍闭热证：石菖蒲
	窍闭寒证：秫米、黄花菜
	痰食阻塞证：瓜蒂、藜芦
	气虚证：甘草、大枣、白术、扁豆、饴糖、粳米、糯米
	阴虚证：沙参、麦冬、石斛、玉竹、燕窝、银耳
	精气外泄证：肉豆蔻、赤石脂、禹余粮、石榴皮、椿根皮、刺猬皮、乌贼骨
胆经	表热证：柴胡、木贼草
	实热证：夏枯草
	燥热证：黄芩、黄连
	热毒内盛证：龙胆草、连翘、秦皮、猪胆汁
	虚热证：青蒿
	水湿内停证：金钱草、玉米须、茵陈蒿、田基黄、垂盆草
	风湿阻络证：秦艽、虎杖
	气滞证：木香、青皮
	血瘀证：川芎
	痰湿内蕴证：竹茹
	窍闭寒证：酸枣仁
	痰食阻塞证：胆矾

续　表

肾经（关元经、气海经、中膂经）	表寒证：羌活 实热证：知母、决明子 血热证：鲜地黄、牡丹皮、玄参 燥热证：黄柏 虚热证：地骨皮、银柴胡 水饮侵淫证：甘遂、大戟、芫花、牵牛子、续随子、商陆 水湿内停证：茯苓、猪苓、泽泻、车前子、金钱草、大豆 湿邪内阻证：砂仁 风湿阻络证：独活、老鹳草、透骨草、桑寄生、五加皮、鹿蹄草、豨莶草、千年健、虎骨、络石藤、松节、海桐皮 气滞证：乌药、沉香、丁香、刀豆子 血瘀证：夏天无、鸡血藤、牛膝 痰湿内蕴证：海蛤壳、海藻、昆布、海蜇 气失宣肃证：钟乳石 内寒证：附子、肉桂、吴茱萸、花椒、荜澄茄、细辛、小茴香、韭菜 风邪内扰证：稽豆衣、地龙 窍闭寒证：磁石、龙骨、牡蛎、远志 气虚证：山药、黄精、猪肉 血虚证：熟地黄、生地黄、阿胶、何首乌、枸杞子、桑葚、海参 阳虚证：鹿茸、肉苁蓉、巴戟天、淫羊藿、仙茅、胡芦巴、韭菜子、阳起石、黄狗肾、补骨脂、益智仁、菟丝子、沙苑子、山茱萸、骨碎补、杜仲、续断、狗脊、胡桃肉、蛤蚧、冬虫夏草、紫河车 阴虚证：龟板、鳖甲、天冬、石斛、女贞子、墨旱莲、芝麻 精气外泄证：五味子、五倍子、罂粟壳、莲子、芡实、金樱子、桑螵蛸、覆盆子、刺猬皮、乌贼骨
膀胱经	表寒证：麻黄、桂枝、防风、羌活、藁本 表热证：浮萍、蔓荆子 实热证：鸭跖草 燥热证：黄柏 热毒内盛证：西瓜 水湿内停证：猪苓、泽泻、木通、滑石、金钱草、海金沙、石韦、萹蓄、草薢、玉米须、蝼蛄、地肤子 风湿阻络证：独活、威灵仙、防己 气滞证：乌药、川楝子 血瘀证：益母草、水蛭 出血证：白茅根 食滞证：鸡内金 痰湿内蕴证：葶苈子 内寒证：荜澄茄 窍闭热证：琥珀 精气外泄证：金樱子

第三章　盛氏针灸疗法临床应用与经验撮要

第一节　神经精神疾病

一、头痛

头痛是临床常见症状,临床好发于前额、颞部、枕部、头顶等部位,疼痛性质多呈胀痛、刺痛、放射性疼痛,头痛的程度有轻有重,疼痛时间有长有短,严重者会导致丧失工作和生活的能力,但预后多良好。临床分为原发性血管性头痛与继发性头痛,如由于精神紧张、压力过大等诱发血管舒缩功能障碍的头痛,称为原发性血管性头痛;由于脑梗塞、脑出血等脑血管病变引起的头痛,称为继发性头痛。

中医认为头痛是头部经脉绌急或失养,致清窍不利所引起的以头部疼痛为特征的一种病症,结合历代医家对头痛的认识,该病症归属于中医学"头风""头痛""厥头痛""头角痛""额角上痛"等范畴。头痛一证首载于《黄帝内经》,在《素问·风论》中称之为"首风""脑风",并指出外感与内伤是导致头痛发生的主要原因,且认为六经病变皆可导致头痛。历代医家对头痛论述颇多。张仲景在《伤寒论》中论及太阳、阳明、少阳、厥阴病头痛的见症,并列举了头痛的不同治疗方药;朱丹溪在《丹溪心法·头痛》中则记载有痰厥头痛和气滞头痛,并提出头痛"如不愈可加引经药";王肯堂《证治准绳·头痛》还记载有"头风"一名,言"医书多分头痛、头风二门,然一病也,但有新久去留之分耳";至清代医家王清任则大力倡导瘀血头痛之说。至此,形成了头痛外感、内伤、瘀血三大主因。但其病因复杂,不局限于这三大主因,涉及面广,可见于多种急慢性疾病,如脑、眼、口鼻等头面部病变和许多全身性疾病。

(一)病因病机

中西医皆有"头痛"之名,描述的症状十分相近,皆以头部及面部疼痛为主要症状。但在疼痛性状及部位而言,中医更具有特色,尤其是头痛部位的经脉辨证是中医辨证显著特色的代表。如前额为阳明头痛,头侧部为少阳头痛,头后部为太阳头痛,头顶部为厥阴头痛。另外,头痛的性状分为胀痛、刺痛、牵涉痛、闷痛等,病因多与风、寒、瘀血、虚有关。因此,从中医角度,治疗方法选择范围广,疗效确切。从西医角度,头痛的发生原因多与头颈神经血管的病变有密切关系,如颈型头痛、神经血管性头痛、脑源性头痛。其中由于脑血管意外导致颅内压的改变引起的头痛不属本篇讨论范畴。经过大量临床实践,盛氏针灸疗法有以下观点。

头痛的中医发病因素从头痛的定义而言,主要涉及部位与部位的状态,第一是部位,涉及整个头部,包括前额、头侧部、后脑及头顶。第二是部位的状态为疼痛,就疼痛发生而言,主要与"寒邪"与"瘀血"的形成有关,其中寒邪与外寒侵袭、阳虚生寒有关;瘀血与气虚、气滞有关。

头痛的经脉辨证是临床诊治的重要方法。传统的经脉辨证突出"三阳"经(太阳经、阳明经、少阳经)与厥阴经在头痛辨证的重要性,究其主要原因为头为诸阳之会,阳气聚集之处,邪气侵袭多从阳入,也易袭阳位,导致头部经脉受阻而出现头痛等症。但是临床头痛(尤其是顽固性头痛)发生时,头痛发生的部位与经脉之间存在差异,或游走性头痛伴随非头部症状(如腹痛、眼部不适等)时,传统经脉辨证常存在缺失,进而影响针灸疗效。盛氏针灸疗法认为头痛的针灸疗效应该是非常显著的,如果头痛的治疗按照传统经脉辨证,或者西医神经解剖理论还是会存在一定的局限性,因此,更为详尽的经脉辨证尤为必要。盛氏针灸疗法关于头痛的经脉辨证充分分析头痛的临床各种症状,在传统的经脉辨证基础上,尤其注重颈部经脉与头痛关系的辨证,按照颈椎节段与经脉的关系形成以下的经脉辨证方法。

头侧部:少阳经—胆经、三焦经—第3颈椎、第5颈椎—第3颈椎嵴、第5颈椎嵴、风池、外关、阳陵泉、悬钟。

头前额部:阳明经—胃经、大肠经—第3颈椎—第3颈椎嵴、风池、手三里、合谷、足三里、内庭。

头后部:太阳经—膀胱经、小肠经—第3颈椎、第4颈椎、第7颈椎—第3颈椎嵴、第4颈椎嵴、第7颈椎嵴、风池、天柱、悬钟、后溪、落枕。

头顶部:督脉、肝经、心包经—第3~7颈椎(压痛点)—风府、百会、内关、太冲、列缺。

难治性头痛:脾经、肺经—脾俞、肺俞、三阴交、太渊。

新经脉中的风门经、大杼经与头痛有密切联系,首先风门经中的列缺穴素有"头项寻列缺"之功,与第6颈椎相联系;大杼经中落枕穴具有治疗头颈部软组织疾患的疗效,大杼经与膀胱经在睛明穴处相交,且与第4颈椎相联系。颈项部是阳气汇集至头部的必经之处,其中大椎穴是阳气交汇点,第7颈椎至第3颈椎是阳气进一步上输头部的传输通路。颈项部发生问题常常是头痛发生的始动因素,因此,头痛的颈项部经脉辨证是头痛传统经脉辨证的补充。此外,从头痛发展变化看,呈侧部头痛—前额头痛—后脑部头痛—头顶头痛的传变规律。

(二)辨经脉

1. 侧部头痛

相关经脉:胆经、三焦经。

主症:两侧头部疼痛多以胀痛为主,与情志变化有关。

兼症:痛引耳部及颈项,胁痛,情绪易波动,胃纳欠佳,夜寐不安,舌红苔薄,脉弦涩。

2. 前额部头痛

相关经脉:胃经、大肠经、胆经。

主症:前额部疼痛,多以胀痛、牵涉痛为主。

兼症:痛引眉棱骨,腹部不适,胃纳不佳,大便秘结或不成形,呃逆或者反胃,舌红苔腻,脉实数涩。

3. 后脑部头痛

相关经脉：膀胱经、小肠经、大杼经。

主症：后脑部疼痛，遇寒痛甚，痛处不定。

兼症：痛引眼部，眼睛胀痛，恶心欲吐，畏寒肢冷，腰膝酸软，小便清长，夜寐欠安，舌淡苔薄白，脉沉紧涩。

4. 头顶部

相关经脉：督脉、肝经、心包经。

主症：头顶部疼痛，有时为空痛，多有紧绷感。

兼症：痛引头顶深部，伴恶心，遇寒加重，休息后缓解，眼睛疼痛不适，夜寐欠安，情绪易波动，舌红苔薄白，脉弦紧涩。

5. 难治性头痛

相关经脉：脾经、肺经。

主症：头痛部位不确定，疼痛性质多样，缠绵不愈，反复发作。

兼症：形体消瘦或肥胖，夜寐欠佳，二便不调，胸闷心悸，咳嗽咳痰，舌胖淡白苔厚腻，脉沉滑或涩。

（三）治疗

1. 治疗特色

（1）辨经论治：头痛是针灸治疗中尤重经脉辨证的病种，循行头部的经脉有督脉、胆经、膀胱经、胃经、肝经，分属于一阳少阳、二阳阳明、三阳太阳与一阴厥阴。因此，头部经脉的循行组成基本已经涵盖了头部的各个区域，但在长期的临床实践中发现按照传统经脉辨证后选取的穴位治疗，有时疗效显著，但有时毫无效果，临床经脉辨证亦无错误，为什么会出现这样的情况呢？经临床观察发现头部经脉的辨证存在一定的不足，没有充分考虑交会经脉的作用。例如，后脑部疼痛传统与膀胱经、小肠经相联系，但盛氏针灸疗法总结发现大杼经与膀胱经相交至睛明穴。因此，交会经脉、交会穴在头痛的经脉辨证及治疗中具有重要意义。

此外，颈项部作为阳气聚集及输送的通道，与头部的症状，尤其是疼痛联系最为紧密。在传统颈项部用于治疗头痛的穴位非常有限，尤其是第3~7颈椎之间。就中西医理论对头痛与颈部不适的认识，有着不可分割的关系。因此，颈项部穴位与经脉及头痛有着不可忽视的作用，盛氏针灸疗法经过长期临床观察与总结以下内容（表3-1）。

表3-1 头部疼痛部位与经脉及穴位对照表

头痛部位	阴阳属性	联系经脉	局部取穴	远部取穴
头侧部	少阳	胆经、三焦经	第3颈椎嵴、第5颈椎嵴、风池	外关、阳陵泉、悬钟
头前额部	阳明	胃经、大肠经、胆经	第3颈椎嵴、风池、头维	手三里、合谷、足三里、内庭

续　表

头痛部位	阴阳属性	联系经脉	局部取穴	远部取穴
头后部	太阳	膀胱经、小肠经、大杼经、胆经	第3颈椎嵴、第4颈椎嵴、第7颈椎嵴、风池、天柱	悬钟、后溪、落枕、合谷
头顶部	厥阴	督脉、肝经、心包经、风门经、大杼经	第3~7颈椎棘突（压痛点）、风府、百会	内关、太冲、列缺
游走性、难治性头痛	阴阳兼症	脾经、肺经、肾经	脾俞、肺俞、肾俞	三阴交、太渊、太溪

（2）经脉测定标准规范化辅助诊断：盛氏经脉测定诊断具有诊断头痛病变经脉与虚实属性。通过长期头痛疾患测定发现，总体测定结果为虚实夹杂，以实证为主。胆经、肝经实证：头侧部疼痛；膀胱经实证、大杼经实证：后脑部疼痛、外感性头痛；胃经实证、大肠经实证：前额头痛；肾经虚证、脾经虚证：复杂性难治性头痛；肝经虚证，脾经虚证：头顶空痛；三焦经实证：头侧部胀痛。以上临床举例可以作为诊治参考，具体可以经经脉测定后明确病变经脉，作为取穴的辅助依据。

（3）针灸方法的虚实补泻区分：临床针灸治疗头痛可选用的方法颇多，如针刺、艾灸、放血疗法、敷贴疗法、拔罐疗法等。各有其特有的疗效与特色，但在补泻取舍方面无明确的依据。盛氏针灸疗法遇到虚证与实证问题时有其特有的方法选取原则，如碰到实证可以选用针刺深刺得气及碳酸氢钠注射液穴位注射方法，如虚证可以选用隔物灸与皮内针方法，只要临床辨证正确，往往效如桴鼓。至于方法选取的原则及对应方法在前论中已述及。临床治疗头痛时，辨证为实证经脉多选用针刺深刺，虚证经脉多选用皮内针放置于相应脏腑的背俞穴或者华佗夹脊穴。

（4）归经中药的选用：头痛归经的用药是中药归经的特色内容之一，按照太阳、少阳、阳明的选择如柴胡、黄芩、藁本等药物，因此，盛氏针灸疗法在原有基础上，根据头痛的发病因素，认为头痛主要与寒、瘀、气滞、阳气不足有关，因此，临床根据病变经脉选用散寒、化湿、活血、理气、温阳的中药材见表3-2。

表3-2　头痛归经中药对照表

病性	经　脉						
	脾经	胃经	肝经	胆经	肾经	大杼经、风门经、肺经	膀胱经
寒凝	干姜 肉桂	干姜 吴茱萸	吴茱萸 小茴香			干姜 肉桂	荜澄茄
气滞	橘皮 枳实	枳实 瓜蒌皮	香附 佛手	木香 青皮		橘皮 瓜蒌皮	乌药 川楝子
血瘀	泽兰 延胡索	穿山甲 干漆	川芎 丹参	川芎	鸡血藤 牛膝	郁金	益母草 水蛭

病性	经　脉						
	脾经	胃经	肝经	胆经	肾经	大杼经、风门经、肺经	膀胱经
气虚	党参 黄芪	白术 扁豆			山药 黄精	人参 党参	
阳虚	补骨脂 益智仁		淫羊藿 胡芦巴		肉苁蓉 巴戟天	胡桃肉 蛤蚧	

2. 经治

盛氏针灸疗法治疗头痛主要按照头部经脉循行的部位选用相应经脉治疗,经脉的选取包括传统经脉与新经脉,尤其加入了大杼经、风门经,尤其是头痛—经脉—颈椎关系学说的引入,扩大了经脉与穴位的选取范围。

(1) 侧部头痛

相关经脉:胆经、三焦经。

主穴:第3颈椎嵴、第5颈椎嵴、风池。

配穴:外关、阳陵泉、悬钟、中渚。

方义:侧部头痛与少阳受邪,气血阻滞少阳于头侧部有关,风池穴为祛少阳之邪重要穴位之一,第3颈椎嵴、第5颈椎嵴为颈部穴位,分别与胆经、三焦经相联系,亦可调节少阳,外关、中渚、悬钟、阳陵泉均属三焦经、胆经的五输穴,可以共奏疏通经脉,调节气血之功。

(2) 前额部头痛

相关经脉:胃经、大肠经、胆经。

主穴:第3颈椎嵴、风池、头维。

配穴:手三里、合谷、足三里、内庭。

方义:前额部头痛与阳明受邪,气血阻滞阳明于头前额部有关,风池穴为祛头风之邪的重要穴位之一、第3颈椎嵴为颈部穴位,与胆经相联系,头维穴为阳明胃经头角部穴位,可调节阳明经气,手三里、合谷、足三里、内庭均为胃经与大肠经的特定穴,诸穴共奏疏通经脉,调节气血之功。

(3) 后脑部头痛

相关经脉:膀胱经、小肠经、大杼经、胆经。

主穴:第3颈椎嵴、第4颈椎嵴、第7颈椎嵴、风池、天柱。

配穴:悬钟、后溪、落枕、合谷。

方义:后脑部头痛与太阳受邪,气血阻滞太阳于后脑部有关。风池穴为祛头风之邪重要穴位之一;天柱穴为膀胱经颈项部重要祛风穴位;第3颈椎嵴、第4颈椎嵴、第7颈椎嵴为颈部穴位,分别与胆经、大杼经、小肠经相联系;悬钟、后溪、落枕、合谷均为膀胱经、小肠经、大杼经、胆经的特定穴。诸穴共奏疏通经脉,调节气血之功。

（4）头顶部疼痛

相关经脉：督脉、肝经、心包经、风门经、大杼经。

主穴：第3~7颈椎棘突（压痛点）、风府、百会。

配穴：内关、太冲、列缺。

方义：顶部头痛与厥阴受邪,气血阻滞厥阴于头顶部有关,督脉阳气受截是主要原因,其余经脉病变均导致督脉受截。第3~7颈椎棘突（压痛点）、风府、百会均为督脉的穴位,又与风门经、大杼经、肝经相联系;内关、太冲、列缺均为心包经、肝经、风门经的特定穴。诸穴共奏疏通经脉,调节气血之功。

（5）难治性头痛

相关经脉：脾经、肺经、肾经。

主穴：脾俞、肺俞、肾俞。

配穴：三阴交、太渊、太溪。

方义：难治性头痛多属于阴阳夹杂之证,多属于阳气发生问题之证。因此,肺、脾、肾三个脏器发生功能变化导致阳气发生改变,进而导致头部阳气不足而致头痛发生。由于头痛是标,肺、脾、肾三脏功能变化是本,所以治疗多难奏功。方中选用脾俞、肺俞、肾俞之背俞穴调节三脏之气,以治其本,远道取穴三阴交、太渊、太溪。诸穴共奏疏通经脉,调节气血之功。

3. 操作方法及注意事项

盛氏针灸疗法治疗头痛,根据经脉虚实辨证方法（动静态辨证结合经脉电测定）诊断经脉的虚实状态,然后选用相应的针灸治疗方法。其中针灸操作方法包括针刺方法用于泻法,皮内针用于补法,其他疗法可参照中医治疗方法的补泻章节并区分使用。

针刺方法的具体操作：穴位经常规消毒后,采用爪切进针法垂直进针,慢速推进,进针深度控制在穴位安全深度范围内,其中肺夹脊穴针刺方向与皮肤呈75°进针,需得气后停针,勿提插捻转,留针20 min后拔针,勿按压针孔,如有出血,勿立刻按止。

皮内针的具体操作：采用平刺方法,使用镊子夹持皮内针,另一手按压住穴位周围皮肤,进针方向与皮肤呈5°~10°进针,整个过程中以不产生疼痛为要领。然后用胶布固定,可放置2~3天。此外,还有以下操作要点及注意事项。

（1）头痛是临床常见病种,多与血管神经病变有关,且为脑血管意外及高血压等严重疾病的先兆,因此,针灸治疗前务必明确禁忌证,以免耽误病情。

（2）头痛选取的穴位只要集中在头部、颈项部与四肢部,四肢部的穴位不加详述。头部穴位在针刺时采用平刺法进针,使用抽气法,重提轻插手法,风池穴与天柱穴针刺方向朝向鼻尖,颈项部取穴时务必在颈椎棘突旁0.5寸处取穴,直刺得气,第3颈椎崤、第4颈椎崤针感放射至头部,第5~7颈椎崤针感放射至颈肩部。

（3）盛氏针灸疗法治疗头痛常根据伴随症状判断颈椎节段问题,如伴随出现眼睛胀痛,恶心呕吐多与第3颈椎、第4颈椎关系密切;如出现肩部与下项部不适多与第5~7颈椎关系密切。此外针刺感应中,针刺第3颈椎嵴、第4颈椎嵴、风池、天柱,可以缓解头痛,同时眼睛也会明亮,视物明显清晰。

(四)典型案例

黄某,女,35岁,2016年10月11日初诊。

患者反复头痛发作5年,多以头顶部为主,多与劳累、情绪变化有关,头痛时多伴有眼睛干涩,服用布洛芬缓释胶囊后缓解,但停药后复发。头颅MRI检查未见明显异常。曾辗转于数家医院治疗均无明显改善,于经介绍前来我科就诊。

发病以来精神倦怠,纳可,二便调,夜寐欠安。舌淡边红,少苔色白,脉弦细。

体格检查:神经系统检查均阴性,第3颈椎、第4颈椎棘突压痛阳性,血压120/75 mmHg,头顶部按压疼痛减轻。

辅助检查:头颅MRI检查未见明显异常,颈椎MRI示第3颈椎、第4颈椎椎间盘突出,颈椎退行性改变。

经脉电测定,肝经双侧实证、胆经左侧实证、大杼左侧实证、风门经右侧虚证。

针灸处方:① 泻法,第3颈椎嵴(双侧)、风池(双侧)、合谷(双侧)、第4颈椎嵴(左侧)、下天柱(左侧)、落枕(左侧)、悬钟(左侧)、太冲(双侧);② 补法,第6颈椎嵴(右侧)、列缺(右侧)。

操作方法:泻法采用针刺直刺上述穴位,要求针感较为强烈,得气后无须提插捻转,留针30 min后取针,勿按压针孔。补法采用皮内针固定于上述穴位,留针2天。

二诊(2016年10月21日):头痛较前明显减轻,偶有发生,无其他伴随症状。

经脉电测定,胆经左侧实证、风门经右侧虚证。

针灸处方:① 泻法,第3颈椎嵴(左侧)、风池(左侧)、合谷(左侧)、悬钟(左侧);② 补法,第6颈椎嵴(右侧)、列缺(右侧)。

三诊(2016年10月30日):头痛基本已痊愈。

(五)结语

头痛是针灸治疗学中疗效确切,世界卫生组织(WHO)推荐,而且极具经脉辨证的特色病种之一,多数头痛针灸治疗后可谓立竿见影,若针刺后当时不能缓解,多与取穴、手法或者临床诊断有关。此外,头痛的针灸操作方法不仅有针刺、艾灸等,还可以选用放血疗法、穴位注射等,当然正确的辨经是取得疗效的重要前提,盛氏针灸疗法的辨经与虚实辨证方法为针灸治疗头痛提供极好的辅助诊治依据。

二、眩晕

眩晕是指因清窍失养,脑髓不充,临床上以头晕、眼花为主症的一类病症。眩即眼花,晕即头晕。两者常同时并见,故统称为"眩晕"。其轻者闭目可止,重者如坐车船,旋转不定,不能站立,或伴有恶心、呕吐、汗出、面色苍白等症状,严重者可突然扑倒。常见于西医学的高血压、脑动脉硬化、贫血、神经衰弱、耳源性眩晕、颈源性眩晕等多种疾病。眩晕是仅次于疼痛的第二大临床症状,占人群的20%~30%,涉及神经科、耳鼻喉科、骨科、老年科、内科等多个学科,会导致患者出现工作能力丧失、日常行为活动障碍和惧怕外出,扰乱正常生活,甚至可能造成意外或危及生命。

眩晕最早见于《黄帝内经》。《灵枢·口问》描述为"上气不足,脑为之不满,耳为之苦鸣,头为之苦倾,目为之眩"。《灵枢·海论》曰:"髓海不足,则脑转耳鸣,胫酸眩冒,目无所视。"以上论述不仅描述了眩晕发作的特点,还提出了其病机。且在《素问·至真要大论》中提出"诸风掉眩,皆属于肝"的病机,"无风不作眩"的经典名言即源于此。可见,《黄帝内经》不仅记载了眩晕的典型表现,而且指出了眩晕的病因、病性和病位。汉代张仲景对眩晕一证未有专论,仅有"眩""目眩""身为振振摇""振振欲擗地"等描述,并认为痰饮是眩晕发作的病因之一,为后世"无痰不作眩"的理论提供了理论基础。隋、唐、宋代医家对眩晕的认识基本上继承了《黄帝内经》的观点。金元时代,对眩晕一证从概念、病因病机到治法方药等各个方面都有所发展。元代朱丹溪倡导痰火致眩学说,提出"无痰不作眩"及"头眩,痰夹气虚并火,治痰为主,挟补气药及降火药。无痰则不作眩,痰因火动;又有湿痰者"。明清两代对眩晕的论述日臻完善,对眩晕病因病机的分析虽各有所侧重,合而观之则颇为详尽。明代张景岳在《黄帝内经》"上虚则眩"的理论基础上对下虚致眩做了详尽论述。明代虞抟《医宗正传·眩晕》中则从体质方面阐述了对眩晕的辨证治疗。

(一) 病因病机

从历代文献记载,主要阐述眩的病因病机,多认为与肝脏功能异常及体内存在风、痰等病邪有关。晕的阐述较少。从"眩"和"晕"两汉字演变及所表现的不同症状分析,"眩"是指眼花,看不清也,《说文解字》:"目无常主也。"眩是由于眼睛气血运输及营养分布出现问题产生的一组视物异常的症状。病位在目,病机与气血有关;"晕"是指捲也,气在外捲结之也,《说文解字》:"日月气也。"晕是指由于气在头部交结异常导致产生模糊不清的感觉,病位在头部,病机与气有关。因此,眩晕所代表的是两组不同的症状,而且病位不同,临床上经常可以出现"眩而不晕,晕而不眩,眩晕并作"等表现。病因病机分析应从"眩证""晕证"分别入手,分而治之。盛氏针灸疗法在长期临床观察与实践中有以下见解。

自古医家认为"眩"的病机内容有"诸风掉眩,皆属于肝""无痰不做眩""上虚则眩"等,可以认为引起"眩证"的主要脏腑是肝胆,主要病机是"痰"。因此,改善肝脏功能异常与治疗痰湿的产生原因是治疗"眩证"的主要治则;着重肝(肝经)、脾(脾经、八俞经)、肾(肾经、气海经、关元经、中膂经)的治疗与调节是治疗"眩证"的主要治则。

"晕证"的主要病机是气机结于头部,导致头部气机逆乱,出现光晕不清的感觉。中医脏器中肝、肺、肾与气机关系最为密切。肝主疏泄、肺主气司呼吸、肾主纳气功能失常皆会导致气机紊乱,其中肝气上逆、肺失肃降、肾不纳气是气机上结与头部的主要原因。因此,调节肺、肝、肾三脏的气机是主要的治则,其中与肺相关的经脉为肺经、风门经、大杼经,与肝有关经脉为肝经,与肾有关经脉为肾经、气海经、关元经、中膂经。治疗"晕证"可以从以上经脉入手。

眩晕古今皆有其名,但中医将其作为病名,而西医作为症状考量,现代医学认为主要还是与脑血管供血不足,内耳迷路失衡,以及心理精神状态改变等有关。但从眩晕的临床表现来看有一定的发展过程,即气机紊乱—血液虚滞—心神失养的过程,也可以认为"眩证"重于"晕证",从感觉性眩晕进而发展为心因性眩晕。

盛氏针灸疗法尤为注重背部经脉在眩晕中的辨经诊断应用,尤其是督脉与膀胱经的按压辨证。气机紊乱是眩晕的主要病机,督脉与膀胱经是身体阳气最为聚集之处。因此,在督脉与膀胱经上往往能找到相应的反应点,如肺经眩晕在身柱、肺夹脊、肺俞有明显压痛。

（二）辨经脉

1. 气机紊乱型眩晕

（1）相关经脉:肺经、风门经、大杼经。

主症:晕证时作,咳嗽及气喘时加重,眩证不明显。

兼症:以肺系与大肠症状为主,常见咳嗽,气喘,呼吸不畅,咳痰不爽,常伴胸痛,胸闷及背部疼痛,大便异常,舌尖红苔薄白,脉浮数。

（2）相关经脉:肝经、胆经。

主症:晕证明显,性急及发怒后加重,眩证不明显。

兼症:以肝主疏泄功能异常为主,胁肋不适或疼痛,侧头痛,情绪易怒,睡眠不佳,胃纳不佳,反胃呃逆,女性月经不调或痛经,大便干燥硬结不通,舌红苔薄白,脉弦数。

（3）相关经脉:肾经、气海经、关元经、中膂经。

主症:晕证隐性发作,时作时停,劳累后加重,眩证不明显。

兼症:以肾气不足为主,腰膝酸软、神疲乏力。少言懒语,面色㿠白,食少便溏,舌淡胖大苔薄,脉细沉。

2. 血液虚滞型眩晕

（1）相关经脉:肝经、胆经。

主症:眩晕兼有,眩证为主,情绪变化或劳累后加重。

兼症:以肝血虚与肝主疏泄功能异常为主。胁肋不适或隐痛,情绪变化莫测,夜寐不佳,易醒多梦,视物模糊不清,女性月经不调或月经量少,舌淡红苔薄白,脉弦细。

（2）相关经脉:脾经、八俞经。

主症:眩晕兼有,眩证为主,发作时视物不清,眼睛易疲劳。

兼症:以脾胃功能下降为主。肢体困重,乏力倦怠,易有出血之症,思维反应迟钝,畏寒体冷,胃纳欠佳,大便稀薄,舌淡胖大苔白,脉细沉。

（3）相关经脉:肾经、气海经、关元经、中膂经。

主症:眩晕兼有,眩证为主,劳累后尤甚。

兼症:以肾阳虚为主,畏寒肢冷,精神倦怠萎靡,食少便溏,腰膝酸软,嗜睡困倦,小便频数,舌淡胖苔薄白,脉细沉。

3. 心因型眩晕

相关经脉:心经、心包经、督俞经、膈俞经。

主症：眩晕交错发作，神志恍惚不清，易受外界影响发作。

兼症：以心主神志功能异常为主，心悸怔忡，眼神呆滞，胸闷胸痛，情绪易焦虑强迫，夜寐较差，年色少华且少神，舌淡苔薄，脉细沉。

（三）治疗

1. 治疗特色

（1）辨经论治：眩晕是临床常见症状，针灸治疗眩晕的疗效显著且明确，但在临床上难治性眩晕疗效不甚理想，究其原因与经脉辨证的方法及经脉选取的范围有关，因此，盛氏针灸疗法根据长期的临床观察与实践，尤其是六条新经脉加强了肾、脾、心三脏的经脉功能，在治疗眩晕的经脉辨证及治疗方法方面，扩大了经脉辨证的范围及经脉选取的范围。此外，眩晕分为"眩证""晕证"，以及眩晕依照症状的发展过程为气机紊乱—血液虚滞—心因型过程，也为眩晕的经脉辨证提供更多的辨经论治的方法与依据。

此外，盛氏针灸疗法中经脉与颈椎的关系，以及经脉节段关系，凸显了督脉和膀胱经与眩晕的密切关系，制定了背俞穴按压反应点与眩晕之间的对应关系，关系见表3-3。

表3-3　眩晕与经脉及背俞穴按压反应点对照表

眩晕程度	分　型	联系经脉	背俞穴反应点
轻度眩晕	气机紊乱型	肺经、风门经、大杼经	肺俞、大杼、风门
		肝经、胆经	肝俞、胆俞
		肾经、气海经、关元经、中膂经	肾俞、关元俞、气海俞、中膂俞
中度眩晕	血液虚滞型	肝经、胆经	肝俞、胆俞
		脾经、八俞经	脾俞、胰俞
		肾经、气海经、关元经、中膂经	肾俞、关元俞、气海俞、中膂俞
重度眩晕	心因型	心经、心包经、督俞经、膈俞经	心俞、厥阴俞、督俞、膈俞

（2）经脉测定标准规范化辅助诊断：盛氏经脉测定诊断具有诊断眩晕病变经脉与虚实属性。通过长期测定眩晕疾患发现，总体测定结果为本虚标实。胆经、肝经实证：眩证与晕证兼有，以晕证为主；肝经虚证、胆经虚证：眩证与晕证兼有，以眩证为主；肺经实证、大杼经实证、风门经实证：气机紊乱型眩晕；脾经虚证：血液虚滞型眩晕；肾经虚证、关元经虚证、气海经虚证：虚劳性眩晕；心经虚证、心包经实证、督俞经实证：心因型眩晕。以上临床举例可以作为诊治参考，具体可以经经脉测定后明确病变经脉，作为取穴的辅助依据。

（3）归经中药的选用：眩晕归经的用药是中药归经的特色内容之一，痰湿是引起眩晕的主要病因，因此根据脏腑功能与痰的生成之间的关系，主要从气滞、气逆、血瘀，以及气血阴阳虚选择相应入经的中药，因此，临床根据病变经脉选用化痰、理气、降气、活血、滋阴、温阳、益气、养血的中药。具体归经中药选用参照表3-4。

表 3-4　眩晕归经中药对照表

病性	经脉						
	脾经(八俞经)	心包经	肝经	胆经	肾经(气海经、关元经)	肺经(大杼经、风门经)	心经(督俞经、膈俞经)
痰凝	半夏 天南星		天南星 海藻	竹茹	海蛤壳 海藻	天南星 川贝母	川贝母 天竺黄
气滞	橘皮 枳实		九香虫 枸橘	木香 青皮	乌药 沉香	橘皮 瓜蒌皮	
气逆		代赭石				杏仁 款冬花	
血瘀	泽兰 马鞭草	川芎 丹参	川芎 丹参	川芎	鸡血藤 牛膝	郁金	丹参 桃仁
气虚	人参 党参				山药 黄精	党参 太子参	人参 甘草
阳虚	补骨脂 益智仁		淫羊藿 胡芦巴		肉苁蓉 巴戟天	胡桃肉 蛤蚧	
阴虚	鳖甲		鳖甲 女贞子		鳖甲 天冬	沙参 麦冬	龟板 麦冬
血虚	当归 白芍药		熟地黄 生地黄		熟地黄 生地黄	阿胶	生地黄 当归

2. 经治

盛氏针灸疗法治疗眩晕主要按照该病发展过程及分型选用相应经脉治疗,经脉的选取包括传统经脉与新经脉,尤其加入了大杼经、风门经,尤其是眩晕—督脉—脊柱及颈椎关系学说的引入,扩大了经脉与穴位的选取范围,详述如下。

(1)气机紊乱型眩晕

1)相关经脉:肺经、风门经、大杼经。

主穴:第3颈椎嵴、第4颈椎嵴、第6颈椎嵴、肺夹脊。

配穴:列缺、落枕、合谷、内合谷、少商。

方义:肺气肃降功能失常至气机升降失司,肺气上结于头部,肺经、大杼经、风门经均与肺气肃降关系密切。局部选用第3颈椎嵴、第4颈椎嵴、第6颈椎嵴、肺夹脊可肃降肺气;远道循经选取列缺、落枕、合谷、内合谷、少商。诸穴共奏疏通经脉,调节气血,肃降肺气之功。

2)相关经脉:肝经、胆经。

主穴:第3颈椎嵴、肝夹脊、胆夹脊、风池、百会。

配穴:行间、阳陵泉、悬钟、合谷。

方义:肝主疏泄功能失常至气机升降失司,肝气上逆结于头部,肝经、胆经均与肝主疏泄关系密切。局部选用第3颈椎嵴,肝夹脊、胆夹脊、风池可疏肝理气;远道循经选取行间、阳陵泉、悬钟、合谷诸穴,可以共奏疏通经脉,调节气血,疏肝理气之功。

3）相关经脉：肾经、气海经、关元经、中膂经。

主穴：百会、肾夹脊、气海俞、关元俞、中膂俞。

配穴：复溜、涌泉、关木、内陷谷、绝中。

方义：肾不纳气或纳气功能下降,致使肺降之气浮于上而至眩晕。肾经、气海经、关元经、中膂经与肾主纳气关系密切。局部选用百会、肾夹脊、气海俞、关元俞、中膂俞可温肾纳气;远道循经选取复溜、涌泉、关木、内陷谷、绝中。诸穴共奏疏通经脉,调节气血,纳气于肾之功。

（2）血液虚滞型眩晕

1）相关经脉：肝经、胆经。

主穴：第3颈椎嵴、肝夹脊、胆夹脊、风池、百会。

配穴：太冲、悬钟、阳陵泉、蠡沟、合谷。

方义：肝主疏泄与肝藏血功能失常导致气机升降失司及肝血不足,肝气上逆,郁结于头部,肝血不足致血不营脑,肝经、胆经均与肝主疏泄、肝藏血关系密切。局部选用第3颈椎嵴、肝夹脊、胆夹脊、风池可疏肝理气;远道循经选取太冲、悬钟、阳陵泉、蠡沟、合谷。诸穴共奏疏通经脉,调节气血,疏肝理气,濡养肝血之功。

2）相关经脉：脾经、八俞经。

主穴：脾夹脊、胰夹脊。

配穴：三阴交、足三里、太白、八木。

方义：脾主运化与脾统血功能失常,导致气血生化不足及气血瘀滞致使气血虚滞于头部,脾经、八俞经均与脾主运化与脾统血关系密切。局部选用脾夹脊、胰夹脊健脾运,益气生血,远道循经选取三阴交、足三里、太白、八木。诸穴共奏疏通经脉,调节气血,益气生血之功。

3）相关经脉：肾经、气海经、关元经、中膂经。

主穴：百会、肾夹脊、气海俞、关元俞、中膂俞、命门。

配穴：复溜、太溪、关木、内陷谷、绝中。

方义：肾之纳气及肾藏精功能下降,致使肺降之气与肾虚阳热浮于上而致眩晕。肾经、气海经、关元经、中膂经与肾主纳气关系密切。局部选用百会、肾夹脊、气海俞、关元俞、中膂俞、命门可温肾纳气,温补肾精;远道循经选取复溜、太溪、关木、内陷谷、绝中。诸穴共奏疏通经脉,调节气血,纳气于肾之功。

（3）心因型眩晕

相关经脉：心经、心包经、督俞经、膈俞经。

主穴：心夹脊、厥阴夹脊、督俞夹脊、膈俞夹脊、神庭。

配穴：内关、大陵、人中、隐白、痛灵。

方义：心主神志功能异常、神志失养是本证最主要的原因。心经、心包经、督俞经、膈俞经与心主神志功能关系密切。局部选用心夹脊、厥阴夹脊、督俞夹脊、膈俞夹脊、神庭可宁神定志,养心血;远道循经选取内关、大陵、人中、隐白、痛灵。诸穴共奏疏通经脉,调节气血,宁神定志之功。

3. 操作方法及注意事项

盛氏针灸疗法治疗眩晕，根据经脉虚实辨证方法（动静态辨证结合经脉电测定）诊断经脉的虚实状态，然后选用相应的针灸治疗方法，其中针灸操作方法包括针刺方法用于泻法，皮内针用于补法，具体操作方法可以参照前述章节。但需有以下操作要点及注意事项。

（1）眩晕是临床常见病种，多与脑部血管神经病变有关，且为脑血管意外及高血压等严重疾病的先兆，因此，针灸治疗前务必明确禁忌证，以免耽误病情。

（2）眩晕主要是自体感觉，较难有客观指标来评判眩晕，主要依靠患者的主诉评价，血管多普勒检查可用于诊断眩晕，但不是金标准，因此，眩晕针灸治疗的疗效应加强症状评分，以验证疗效的客观性。

（3）眩晕的治疗多以局部与远道取穴为主要原则。针刺时，首先着重加强针感，尤其是头部及四肢井穴的刺激，其中颈项部穴位针刺时强调针刺感传。其次针刺的顺序建议先头部后四肢，先定神志宁气血，再调脏腑气血功能。再次需要注意针刺时患者的状态及针刺的环境，避免嘈杂及冷热刺激幅度过大，以免影响疗效。

（四）典型案例

何某，女，43 岁，2015 年 10 月 14 日初诊。

患者反复眩晕发作 3 年，多以眼花、视物不清、头晕为主，劳累后明显，眩晕发作时多伴有咳嗽、胸闷，服用盐酸氟桂利嗪胶囊等扩血管药物后缓解不明显。头颅 MRI 平扫、脑血管多普勒检查未见明显异常。曾辗转于数家医院治疗均无明显改善，经介绍前来我科就诊。

发病以来精神倦怠，纳欠佳，二便调，夜寐欠安。舌尖红，少苔色白，脉数浮。

体格检查：神经系统检查均阴性，第 3 颈椎嵴、第 6 颈椎嵴、肺夹脊压痛阳性，血压 125/70 mmHg。

辅助检查：头颅 MRI 检查、血管多普勒检查未见明显异常。

经脉电测定，肺经双侧实证、风门经右侧实证、肾经双侧虚证。

针灸处方：① 泻法，第 3 颈椎嵴（双侧）、第 6 颈椎嵴（右侧）、肺夹脊（双侧）、合谷（双侧）、内合谷（双侧）；② 补法，肾夹脊（双侧）、复溜（双侧）。

操作方法：泻法采用针刺直刺上述穴位，要求针感较为强烈，得气后无须提插捻转，留针 30min 后取针，勿按压针孔。补法采用皮内针固定于上述穴位，留针 2 天。

二诊（2015 年 10 月 20 日）：眩晕较前明显减轻，偶有发生，无其他伴随症状。

经脉电测定，肺经右侧实证、肾经左侧虚证。

针灸处方：① 泻法，第 3 颈椎嵴（右侧）、肺夹脊（右侧）、合谷（右侧）；② 补法，肾夹脊（左侧）、复溜（左侧）。

三诊（2015 年 10 月 23 日）：眩晕基本已痊愈。

（五）结语

眩晕是临床常见病种，发病率逐年增高与发病年龄日趋年轻，与现今人们生活习惯、工作压力及饮食习惯等关系密切，眩晕是以主体感觉为主，本虚（气血不足）标实（痰饮）是其主要病机，在排除危重心脑血管疾病的前提下，只要辨经正确、施术得当，疗效基本能立竿见影。因此,在临床总结基础上,加大针灸治疗眩晕机制研究,阐释盛氏针灸疗法作用机制及调节通路具有现实意义。

三、不寐

不寐是以经常不易入寐为特征的一种病症,轻者入寐困难,有寐而易醒,有醒后不能再寐,亦有时寐时醒等,临床常伴有心悸、头晕、多梦、心烦、健忘、记忆力下降等症状。本病相当于现代医学中的睡眠障碍。

在医学文献中,不寐最早记载见于马王堆汉墓出土的帛书《足臂十一脉经》和《阴阳十一脉灸经》,称为"不卧""不得卧"和"不能卧"。不寐的病名,首见于《难经·四十六难》。该篇认为老人"卧而不寐"是因为"气血衰,肌肉不滑,荣卫之道涩"。不寐在《黄帝内经》中则被称为"卧不安""目不瞑",《素问·逆调论》记载有"胃不和则卧不安"。《针灸甲乙经》记载:"病目不瞑者,卫气不得入于阴,常留于阳,留于阳则阳气满,阳气满则阳跷盛,不得入于阴,则阴气虚,故目不瞑也。"故阳盛于外,而阴虚于内,阳不能入于阴故不寐。因此,"阳不入阴"是不寐的基本病机。隋代巢元方在《诸病源候论·大病后不得眠候》对此基本病机有所补充,认为"大病之后,脏腑尚虚,荣卫未和,故生于冷热。阴气虚,卫气独行于阳,不入于阴,故不得眠"。这指出脏腑功能失调,营卫不和,阳不能入于阴,是不寐的主要病机。明代张景岳对不寐有所发挥,《景岳全书·杂证谟》指出:"不寐证虽病有不一,然惟知邪正二字则尽之矣。有邪者多实证,无邪者多虚证。"张景岳明确指出以虚实作为本病的辨证纲要。金元时期的张子和首先在《儒门事亲》中首列"不寐"一门,使不寐成为内科诸证之一。明代戴原礼在《秘传证治要诀》中专列"不寐"一篇,首次专章论述不寐的病因、病机及证治的理论,自此以不寐为病名才得到较多医家的认同。

(一)病因病机

古今医家认为正常的睡眠,依赖于人体的阴平阳秘,脏腑调和,气血充足,心神安定,心血得静,阳能入于阴,夜寐得安。卫阳通过阳跷脉、阴跷脉而昼行于阳,夜行于阴,然而当卫气不得入于阴,常留于阳。留于阳则阳气满,阳气满则阳跷盛;不得入于阴则阴气虚,故不瞑矣。因而"阳不入于阴,阴阳不交"为不寐的基本病机。

不寐是盛氏针灸疗法的特色病种,经过长期临床实践与观察,总结出一套行之有效的诊断与治疗方法,尤其在病因病机的认识方面有其独到的见解,具体内容如下。

盛氏针灸疗法认为不寐的病位在心,也就是心主神志功能异常。在中医诊断学中关于不寐的病机可分为阴虚火旺、心脾两虚、胆气虚弱、胃腑不和、痰湿内蕴等。但从不寐的主要临床表现看,人不能进入睡眠状态是主要的症状,也就是说人一直处于清醒状态,即人的意识处于自我控制的状态中,而睡眠则是由大脑潜意识控制状态;从中医阴阳学说而言,即阳不入阴。现代医学研究证实,不论睡眠中,或是清醒中,大脑都处于"运动"中,而非静止状态,也就是说大脑时刻是活动着的。睡眠与清醒所不同之处在于是大脑的自我调控还是人的意识主动调控。心主神志是心的主要生理功能。神的概念是指"生命活动外在表现形式,也可以理解为人的自我意识,自我的调控能力"。因此,不寐是人的意识自我调控失控所导致的,也就是神的失控所导致。

既然神的失控是不寐的主要发病机制,那么诱发及致病因素有哪些? 盛氏针灸疗法认为应分为两大类:外邪与内痫。外邪是指身体外部的邪,如六淫,戾气,阴邪等;而内痫为体内气血乖乱,如阴虚火旺,痰湿内蕴,气血两虚等导致心神受损。此外,长期不寐易致使内困外患,出现体内气血亏虚,内热、内湿深重,外邪侵入,导致除不寐以外,还有焦虑、抑郁、强迫等精神症状。

　　由于不寐临床表现为睡眠不佳并多伴有精神状态的改变,导致临床辨证分型存在一定困难,有的需要滋阴降火,有的需要补气养血等,但盛氏针灸疗法认为就中医治则而言,应本着"急则治其标,缓则治其本"的原则,先宁心安神,再调节气血。因此,不寐的治疗总以宁心安神定志为首选原则,再据其辨经结果而调之。

　　就经脉论治而言,应着重考虑与心有关的经脉状态,如心经、心包经、督俞经、膈俞经四条。从长期临床观察与总结,不寐的发病一般按照督俞经—心包经—膈俞经—心经的过程发展,因此,尤要注意不寐患者的心功能状态及血管状态。若早期患者会出现心悸不适症状,但心电图检查无异常时,经脉检测常提示督俞经存在异常。

（二）辨经脉

　　不寐的辨经原则,先辨心神不宁之经脉状态,而后再辨气血阴阳逆乱之经脉。

　　1. 标证

　　（1）心神不宁实证

　　相关经脉：心包经、督俞经。

　　主症：睡眠障碍,精神亢奋,毫无倦意。

　　兼症：目光炯炯有神,言语声高,语速快,交流多以自我为中心,易烦躁,胃纳佳,大便秘结,舌红苔薄黄,脉数。

　　（2）心神不宁虚证

　　相关经脉：心经、膈俞经。

　　主症：睡眠障碍,精神萎靡,肢困倦怠。

　　兼症：目光乏力无神呆滞,言语蹇涩,语速缓慢,面部浮肿,胃纳不佳,大便稀薄不成形,舌淡胖苔薄白,脉沉细涩。

　　2. 本证

　　（1）阴虚火旺型

　　相关经脉：肾经、关元经、气海经、中脊经、肝经。

　　主症：心烦不寐,入睡困难,心悸多梦。

　　兼症：头晕耳鸣,腰膝酸软,潮热盗汗,五心烦热,咽干少津,男子遗精,女子月经不调,舌红少苔,脉细数。

　　（2）心脾两虚型

　　相关经脉：脾经、八俞经。

　　主症：不易入睡,多梦易醒,心悸健忘。

　　兼症：神疲食少,伴头晕目眩,四肢倦怠,腹胀便溏,面色少华,舌淡苔薄,脉细无力。

（3）肝火扰心型

相关经脉：肝经。

主症：不寐多梦，甚则彻夜不眠，急躁易怒。

兼症：头晕头胀，目赤耳鸣，口干而苦，不思饮食，便秘溲赤，舌红苔黄，脉弦而数。

（4）胆气虚怯型

相关经脉：胆经、三焦经。

主症：虚烦不寐，触事易惊，终日惕惕，胆怯心悸。

兼症：气短自汗，倦怠乏力，舌淡，脉弦细。

（5）痰湿内蕴型

相关经脉：肺经、风门经、大杼经、脾经、八俞经。

主症：心烦不寐，胸闷脘痞，泛恶嗳气。

兼症：口苦，头重，目眩，舌偏红，苔黄腻，脉滑数。

（三）治疗

1. 治疗特色

（1）辨经论治：不寐属于神志病，历代医家多从整体辨证为主，经脉辨证为辅，其中经脉辨证中非常强调奇经八脉中的阴阳跷脉与睡眠的密切关系，阴阳跷脉功能失常也是导致不寐的重要原因，阴阳跷脉主司眼睑之开合。因此，日间阳跷脉盛，夜间阴跷脉盛，如此睡眠可得安稳。盛氏针灸疗法治疗不寐，尤为注重经脉辨证，按照标证与本证辨经，其中强调心脏相关经脉的辨证，其次根据不同证型的不寐选取相应的经脉。

此外，在选穴方面，考虑不寐与外邪之间存在一定关系及安神定志的作用，选用孙思邈《千金药方》中"十三鬼穴"中的人中、少商、隐白、大陵、上星等穴，具有驱邪宁心、安神定志的功效。盛氏针灸治疗不寐的辨经取穴对照表见表3-5。

表3-5 盛氏针灸治疗不寐的辨经取穴对照表

证 型		治 则	相 关 经 脉	
标证	心神不宁实证	宁心安神定志	十三鬼穴	心包经、督俞经
	心神不宁虚证			心经、膈俞经
本证	阴虚火旺型	滋阴降火	肾经、关元经、气海经、中膂经、肝经	
	心脾两虚型	益气养血	脾经、八俞经	
	肝火扰心型	疏肝降火宁心	肝经	
	胆气虚怯型	疏胆利精	胆经、三焦经	
	痰湿内蕴型	祛痰化湿	肺经、风门经、大杼经、脾经、八俞经	

（2）经脉测定标准规范化辅助诊断：盛氏经脉测定诊断具有诊断不寐病变经脉与虚实属性。通过长期不寐疾患测定发现规律：总体测定结果为虚实夹杂。心经实证、肾经虚证：心肾不交型不寐；肝经实证、胆经虚证：肝胆不和型不寐；心经虚证、脾经虚证：心脾两虚型

不寐;心经虚证、督俞经实证、心包经实证:心气阴虚型不寐;肺经实证、脾经实证、八俞经虚证:痰湿内蕴型不寐;肾经虚证、气海经虚证、关元经虚证:肾虚型不寐。以上临床举例可以作为诊治参考,具体可以经经脉测定后明确病变经脉,作为取穴的辅助依据。

（3）归经中药的选用:不寐归经的用药是中药归经的特色内容之一,按照盛氏针灸疗法的辨经学说,以及标本缓急的理念,首先选用宁心、安神、定志的中药,再依据不寐的证型:气虚、血虚、阴虚、痰邪、湿邪、气滞可根据病变经脉选用益气、补血、滋阴、祛痰、化湿、理气的中药。具体归经中药选用见表3-6。

表3-6 不寐归经中药对照表

病性	经脉							
	肺经（大杼经、风门经）	心包经（督俞经）	三焦经	心经（膈俞经）	脾经（八俞经）	肝经	胆经	肾经（气海经、关元经、中膂经）
神昏	远志 合欢皮 秫米			远志 合欢皮	冰片 酸枣仁	磁石 牡蛎 柏子仁 夜交藤	酸枣仁	磁石 龙骨 牡蛎 远志
痰邪	天南星 皂荚			皂荚 川贝母	半夏 天南星	天南星 天浆壳	竹茹	海蛤壳 海藻
湿邪	藿香 白豆蔻				藿香 佩兰			砂仁
气滞	橘皮 瓜蒌皮		香附		橘皮 枳实	九香虫 枸橘	木香 青皮	乌药 沉香
里热	知母 芦根	大黄	芒硝	栀子 竹叶	荷叶	栀子 夏枯草	夏枯草	知母 决明子
气虚	党参 太子参			人参 甘草	人参 党参			山药 黄精
血虚	阿胶			生地黄 当归	当归 白芍药	熟地黄 当归		生地黄 何首乌
阴虚	沙参 麦冬			龟板 麦冬	鳖甲			天冬 石斛

2. 经治

盛氏针灸疗法治疗不寐主要按照标本缓急及不同证型选用相应经脉治疗。其中祛除内外之邪,宁心安神是主要治疗原则,再根据不同证型选用相应经脉诊治,同时改善肺、脾、肾三脏的功能,调节气血阴阳,以达到心神不受影响的作用。

（1）标证

1）心神不宁实证

相关经脉:心包经、督俞经。

主穴：人中、少商、隐白、大陵、申脉。

配穴：厥阴夹脊、督俞夹脊、内关、痛灵。

方义：本证属于神志受损，不能自控，且由于火热等实邪致心神不宁，故以十三鬼穴祛除邪气，人中、少商、隐白、大陵、申脉为十三鬼穴前五穴，可祛邪而不伤己，心包经、督俞经乃心之外侯，外邪入侵皆由此而入内，故选用厥阴夹脊、督俞夹脊、内关、痛灵安抚心神。

2）心神不宁虚证

相关经脉：心经、膈俞经。

主穴：人中、少商、隐白、大陵、申脉。

配穴：心夹脊、膈俞夹脊、神门、第二中渚。

方义：本证属于神志受损，不能自控，且由于虚热之邪等导致心神不宁，故以十三鬼穴祛除邪气，人中、少商、隐白、大陵、申脉为十三鬼穴前五穴，可祛邪而不伤己，心经、膈俞经入心之内部，外邪已侵入心内，故选用心夹脊、膈俞夹脊、神门、第二中渚安抚心神。

（2）本证

1）阴虚火旺型

相关经脉：肾经、关元经、气海经、中膂经、肝经。

主穴：肾夹脊、气海俞、关元俞、中膂俞、肝夹脊。

配穴：复溜、涌泉、关木、内陷谷、绝中、太冲。

方义：肝肾阴液不足，虚火上扰心神，致使心神不宁。肾经、气海经、关元经、中膂经、肝经与肝肾精血、精液关系密切。局部选用肾夹脊、气海俞、关元俞、中膂俞、肝夹脊滋补肝肾阴液；远道循经选取复溜、涌泉、关木、内陷谷、绝中、太冲。诸穴共奏疏通经脉，调节气血、滋补肾阴之功。

2）心脾两虚型

相关经脉：脾经、八俞经。

主穴：脾夹脊、胰夹脊。

配穴：三阴交、足三里、太白、八木。

方义：脾主运化与脾统血功能失常，导致气血生化不足及气血瘀滞，气血不能上营心神而失养。脾经、八俞经均与脾主运化与脾统血关系密切。局部选用脾夹脊、胰夹脊健脾运，益气生血；远道循经选取三阴交、足三里、太白、八木。诸穴共奏疏通经脉，调节气血、益气生血之功。

3）肝火扰心型

相关经脉：肝经。

主穴：肝夹脊、期门。

配穴：太冲、蠡沟。

方义：肝主疏泄与肝藏血功能失常导致肝阴不足，肝气上逆上扰心神。肝经与气机条畅、精血亏虚关系密切。局部选用肝夹脊、期门可疏肝理气，滋养肝血；远道循经选取太冲、蠡沟。诸穴共奏疏通经脉，调节气血、疏肝理气、濡养肝血之功。

4）胆气虚怯型

相关经脉：胆经、三焦经。

主穴：胆夹脊、三焦夹脊。

配穴：阳陵泉、悬钟、外关、中渚。

方义：胆之储藏精气功能下降及三焦经运输水液功能下降，均导致精气不足，心气不足，致使心神失养。胆经、三焦经与气机升降、水液通道关系密切。局部选用胆夹脊、三焦夹脊可疏通三焦，利胆生精；远道循经选取阳陵泉、悬钟、外关、中渚。诸穴共奏疏通经脉，调节气血、纳气于肾之功。

5）痰湿内蕴型

相关经脉：肺经、风门经、大杼经、脾经、八俞经。

主穴：肺夹脊、脾夹脊、八俞夹脊、风门、大杼。

配穴：孔最、太渊、内合谷、落枕、三阴交、八木。

方义：肺主气，通调水道功能及脾主运化水液等功能下降导致痰湿内生，积久化热上扰心神至失养。肺经、风门经、大杼经、脾经、八俞经与水液生成、运行关系密切。局部选用肺夹脊、脾夹脊、八俞夹脊、风门、大杼可利肺健脾，化痰利湿；远道循经选取孔最、太渊、内合谷、落枕、三阴交、八木。诸穴共奏疏通经脉，祛除痰湿之功。

3. 操作方法及注意事项

（1）十三鬼穴操作非常注重针刺强度。不寐代表心神已经失控，因此，针刺强度的大小意味能否唤回心神的自我控制。针刺时，医者务必凝神静气，注意力集中于十三鬼穴，针刺方向从外向内针刺，且需缓慢刺入，尤其是第一次针灸治疗，务必重刺激。

（2）不寐的发病过程多由偶尔不寐渐进发展成整夜难以入睡，且伴有心理状态的改变（多有入睡前担心自己是否能睡着），以及睡眠时易醒、睡中多梦、睡眠时间短等临床表现，所以，早期心理干预尤为重要。诸多精神疾病与不寐存在紧密联系，且到后期形成恶性循环。所以说应趁早调节气机，祛邪防邪的经脉和穴位也应及早应用。

（3）不寐的针灸治疗应注重针刺手法的应用。由于不寐的病因与气机失常及气血生发不足有直接联系，因此，针刺应采用抽气手法，如三提一插、一提三插等手法，可以置气，亦可补气。尤其在背俞穴可以多加应用。

（四）典型案例

王某，女，49岁，2016年9月21日初诊。

患者不寐10余年，入睡较为艰难，睡眠时间短，次日精神萎靡，肢困倦怠。初服用艾司唑仑片有效，但1个月后无明显作用，目前已停用。近1个月不寐加重，整夜无法入眠，至上海市精神卫生中心诊治，服用氟西汀等抗精神抑郁药物，疗效不明显。头颅MRI平扫检查未见明显异常。经朋友介绍前来我科就诊。

发病以来精神倦怠乏力，目光无神呆滞，言语蹇涩，语速缓慢，面部浮肿，胃纳不佳，大便稀薄不成形，舌淡胖苔薄白，脉沉细涩。

体格检查：神经系统检查均呈阴性，心理抑郁焦虑量表测试阳性。

辅助检查：头颅 MRI 检查未见明显异常。

经脉电测定，心经双侧实证、膈俞经右侧虚证、脾经双侧实证。

针灸处方：① 泻法，人中、少商（双侧）、隐白（双侧）、大陵（双侧）、申脉（双侧）、心夹脊（双侧）、神门（双侧）、脾夹脊（双侧）、三阴交（双侧）；② 补法，膈俞夹脊（右侧）、第二中渚（右侧）。

操作方法：泻法采用针刺直刺上述穴位，要求针感较为强烈，得气后无须提插捻转，留针 30 min 后取针，勿按压针孔。补法采用皮内针固定于上述穴位，留针 2 天。

二诊（2016 年 9 月 28 日）：第一次针刺当晚未服用任何药物，能睡 6 个小时，不寐较前明显减轻。

经脉电测定，膈俞经右侧虚证、脾经右侧实证。

针灸处方：① 泻法，人中、少商（双侧）、隐白（双侧）、脾夹脊（右侧）、三阴交（右侧）；② 补法，膈俞夹脊（右侧）、第二中渚（右侧）。

三诊（2016 年 10 月 23 日）：不寐基本已痊愈。

（五）结语

近年来，随着社会经济的快速发展，生活节奏的加快，人们心理压力的加大及不良的饮食、生活习惯，致使不寐的发病率呈上升趋势，受到临床医生的关注。目前，西医治疗本病常以镇静安神类药物为主，但停药易复发，且长期用药易出现头昏、头晕、恶心、肠胃不适、乏力等不良反应。中医针灸在改善神志、调节阴阳上有着其特有的理论及优势，如辨证准确及选穴得当，疗效常能立竿见影，且操作简便，无毒副作用，可以避免长期服用西药的不良作用。

四、郁证

郁证是以心情抑郁、情绪不宁、胸部满闷、胁肋胀痛，或易怒易哭，或咽中如有异物阻塞等为主症的病症。本病主要见于西医学的抑郁症、癔症及焦虑症等，也可见于围绝经期综合征。西医学认为本类疾病多由情志创伤和长时间的精神紧张而诱发，多见于神经类型抑制性弱者，患者有特殊的性格特征，如思想片面，胸襟狭隘，缺乏理智，容易感情用事，感情反应强烈而不稳定等。

郁证之病症名首见于明代虞抟《医学正传·郁证》，其谓"或七情之抑遏，或寒热之交侵，故为九气怫郁之候。"《黄帝内经》虽无郁证之名，但早已将"郁"的概念引入医学，有关郁之论述颇多，如《灵枢·本神》曰："忧愁者，气闭塞而不行。"《素问·本病论》："人或恚怒，气逆上而不下即伤肝也。"指出了情志致郁的病因病机。《素问·六元正纪大论》也提出了"五郁"的理论。张仲景的郁证辨证论治体系开创了郁证学说研究的先河，《金匮要略·妇人杂病脉证治》记载了郁病的脏躁、梅核气两种病症，且这两种病症分别用甘麦大枣汤及半夏厚朴汤治疗。金元时期，才明确把郁证作为一种独立病症论述。其中刘完素怫热郁结论、张子和肝脾郁结论、李东垣气虚致郁论、朱丹溪六郁论、王履五郁治法新论的提出均促进了郁证学说的形成。明清医家倡导百病兼郁论，完善"五郁""六郁"辨证治疗体系，重视情志致郁的发病原因和培元疏郁的治郁法则，真正形成了内涵丰富的学说。故一般认为，中医郁证理论始于《黄帝内经》,发展于汉唐,丰富于金元,完善于明清。郁证有广义和狭义之分。广义上,郁证泛指由外感六淫、七情内伤等多种因素引起的脏腑气机不和,从而导致多种病理产物滞塞和郁结之证。狭义上,郁证仅指因情志因素而导致的气机阻滞,情志失常。此后一些医家在继承《黄帝内经》郁证理论的基础上,将郁证归纳为脏腑气机阻滞,引起气血不和,而致痰、湿、气、火、食等郁结于体内而产生的病症。

(一)病因病机

历代医家对郁证的理论研究,其病因病机总结起来大致可分为三种:一是外生诸邪。二是以朱丹溪为代表的医家认为"气血冲和,万病不生,一有怫郁,诸病生焉",指出人体气血津液的代谢失常,痰湿等滞留于体内是郁结的根本所在。三是有医家认为情志抑郁是郁证主要的致病因素。盛氏针灸疗法经长期临床实践与总结,随着社会的发展,人们精神世界受到前所未有的考验与冲击。一般来说,一个正常人的所有行为均受到大脑意识的指挥,正常的大脑意识控制你的行为在正常范围而不会出现任何乖张,违背社会道德、社会伦理的行为。但是由于目前大家都经历着如下的问题,让我们精神世界难以被很好地驾驭。

1. 与自然相适应的冲突

如今的生活中,风、寒、暑、湿、燥、热、火不再是季节的专有,冬天有空调、暖气,可以照样穿着短袖、吃冰激凌;夏天有各种降温方式,以至于人们不得不戴上围脖,披上长袖衣衫出入各种室内场所,春秋季已不再明显,而且短暂。人为的温度调节严重干扰身体的季节变化。

2. 与社会相适应的冲突

社会关系复杂,工作压力巨大,人际关系不良使人们已经无法真正认识到自己需要什么、缺少什么,物质的需求,金钱的欲望,职场的竞争都让人们失去本心,为了满足欲望,人们必须掩盖内心,压抑自己,心情无法释怀,从而导致心理疾病。尤其是社会精英人才、成功人士、心胸不宽大、阴郁之人。

3. 与身体脏腑功能相适应冲突

人的生理机能随着年龄的增加而逐渐减退,加之现今过度丰富的饮食和娱乐耗损了太多的气血,欲望越多,脏腑衰败越快、神志越容易发生问题。

因此,基于上述人体与自然、社会及脏腑功能冲突的问题,盛氏针灸疗法对郁证的理解有以下观点。

1. 阳气是精神世界与行为方式的主宰

从中医角度看,人的意识及行为完全受"神明"控制。"神明"发挥作用的原始动力来自"阳气",换句话说也就是"只要拥有足够的阳气,一个人的思维行为就可以正常",如阴郁的人一般不太善于言语,不喜欢与他人交流,喜欢一个人独处,爱听忧伤与舒缓的音乐等。这些都与"阳气不足,阴气较甚"有关,所以抑郁的人首要原因是阳气不足,日渐衰退。

2. 邪气入侵,侵占思维行为的指挥权

中医自古认为,心神出问题与内邪、外邪的干扰有关,如痰迷心窍、痰火扰心等,古代医籍也有大量关于祝由术治疗神志疾病的医案。从神志疾病发作时的状态而言,精神控制发生了严重改变,对很多早期郁症患者观察及与患者的交流中,多有以下描述:"我控制不住我自己""我不知道当时我怎么了""特别容易发怒,但之后又特别后悔""其实我都明白,但就是忍不住"等。可以这么认为,当外邪较弱,人的自身阳气相对较强时,人的思维行为由自身控制;反之,则失控。因此,抑郁的发作与邪气(可以是痰湿、瘀血、外邪等)的强弱密不可分。

3. 五脏功能紊乱,气血失常致神志失常

五脏包括肝、心、脾、肺、肾,分别藏魂、神、意、魄、志。自古以来有很多描述神志的成语,如三魂七魄、神志不清、魂飞魄散、意志坚定、意往神驰等。五脏的功能最终归结为气血的功能,也就是说肝、心、脾、肺、肾不断通过气血生化,气机升降,血脉濡养,维持"神志"功能正常,使我们的思维行为正常。此外,在经脉系统中,尤其是足太阳膀胱经背部第 2 侧线上有着以下的对应(图 3-1)。

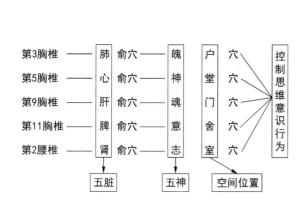

图 3-1　五脏、神志及空间位置探讨图

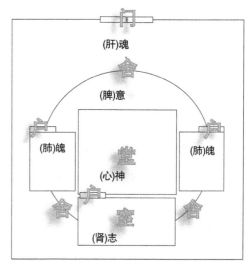

图 3-2　五脏神与人体空间对应位置

首先从文字的解读,可以发现"户、堂、门、舍、室"分别是指房屋格局中空间与位置的概念。如门:大门,两扇门;户:内室门,单扇门;堂:名堂,正殿;室:内室,处于房屋的最深处的房间;舍:四面透气的居处,四通八达之意。因此,膀胱经第 2 侧线上对应五脏的穴位与人的五神、五志有着密切关系。五脏神人体空间对应位置见图 3-2。

从图 3-2 中看,不难理解每个"情志"在人体的位置,如"门当户对""登堂入室"也表达了这些情志的位置。肝藏魂,在神明最外层;其次是肺藏魄,在神明的里室;心藏神,在神明的大堂;肾藏志,在神明的内室;脾藏意,在神明的中间位置,且具有四通八达之功能。通过图 3-2 可以认为,邪气侵犯人体神志也是有一定的过程,一般是从魂—意—神—魄—志(肝—脾—心—肺—肾)逐渐加重,从轻度的抑郁状态,终至郁证。

因此,从上述郁证发病的原因及脏腑与神志的关系,可以有以下总结(图 3-3)。

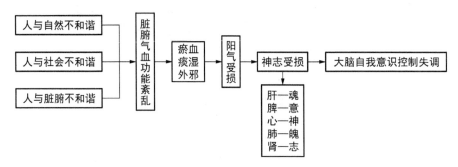

图 3 - 3　郁证的病因病机探讨图

（二）辨经脉

1. 外邪入侵神明

相关经脉：十三鬼穴之相关经脉。

主症：情志抑郁,意识不清,不避亲疏,登高而歌,弃衣而走,无言乱语,打人毁物。

兼症：以阴阳气机紊乱为主。头痛头胀,咳嗽痰多,夜寐失常,梦中易惊醒,梦中言语,大便秘结或稀薄,小便清长或赤痛,胃胀反胃,胸胁胀痛,舌红苔薄少津,脉象乱而无章。

2. 内痫扰乱神明

（1）肝之郁证

相关经脉：肝经、心包经、督俞经。

主症：情志抑郁,胸胁或少腹胀满窜痛,善太息。

兼症：以肝主疏泄功能异常为主。或见咽部异物感,或颈部瘿瘤,或胁下肿块。妇女可见乳房胀痛,月经不调,痛经,舌苔薄白,脉弦。病情轻重与情绪变化有关系密切。

（2）脾之郁证

相关经脉：脾经、八俞经。

主症：情志抑郁,精神涣散,注意力不能集中。

兼症：以脾主运化功能下降为主。睡眠不佳,梦多易醒,中脘微满,生涎少食,四肢无力,舌红苔薄白,脉弦数。

（3）心之郁证

相关经脉：心经、膈俞经。

主症：神气昏昧,心胸微闷,主事健忘。

兼症：以心主血脉与主神志功能下降为主。夜寐欠安,睡中易惊醒,胸痛心悸,舌淡胖大苔薄,脉细沉。

（4）肺之郁证

相关经脉：肺经、风门经、大杼经。

主症：神昏不明,意识不清,蒙昧不辨亲疏。

兼症：以肺主气与主皮毛功能下降为主。呼吸不顺畅,胸闷不适,皮毛燥而不润,欲嗽而无痰,舌淡尖红苔薄,脉浮数。

（5）肾之郁证

相关经脉:肾经、关元经、气海经、中膂经。

主症:神情抑郁,阴郁绵绵,沉默寡言或胡言乱语时作。

兼症:以肾阳、肾阴亏虚为主。肢体困重,乏力倦怠,思维反应迟钝,畏寒体冷,大便稀薄,舌淡苔白胖大,脉细沉。或五心烦热,盗汗身热,舌红少津,脉细数。

（三）治疗

1. 治疗特色

（1）辨经论治:郁证属于神志病。传统中医多聚焦于调整脏腑气血状态以达到治疗郁证的效果。查阅大量文献可发现,针灸多以选取头穴为主要穴位治疗,辅以体针治疗,如百会、神庭等;远取合谷、足三里、三阴交等,临床取得一定疗效。即使部分经验穴能获得满意疗效,但郁证的中医针灸治疗还是需要严格的脏腑经脉辨证,根据辨证结果选取相应经脉与穴位。盛氏针灸疗法根据长期临床观察认为,郁证的主要病机是神明受损,人处于失神状态,并应根据病因不同采用不同治疗方案。因外邪入侵扰乱神明的郁证以"祛除外邪,回神明志"为主要治则;因内痫致气血逆乱而导致神明受损的郁证以"通调病脏之气血以养神明"为主要治则;如内外兼困,则和而治之。

盛氏针灸疗法认为"慢速的针灸重刺激井穴"的方法具有祛除外邪,回神定志的功效,慢速即为慢慢地进针,重刺激即为重插与左转针刺手法。孙思邈《备急千金药方》中记载的"十三鬼穴"是目前临床治疗精神疾患的重要组穴。其中大部分的穴位均位于人体的端点,针刺时刺激量巨大,患者多有疼痛难忍之感,但针刺后均可静心宁神。因此,盛氏针灸疗法经过长期临床实践,改良选用十三鬼穴之人中、少商、隐白、大陵、申脉5个穴位,结合慢速的重刺激针法命名为"祛邪回神针法"。为了方便临床应用,制定盛氏针灸疗法治疗郁证的辨经对照,见表3-7。

表3-7　盛氏针灸疗法治疗郁证的辨经取穴对照表

病因	证　型	治　则		相　关　经　脉
外邪	外邪入侵神明	祛除外邪	祛邪回神针法	/
内痫	肝之郁证	回神定志	疏肝解郁		肝经、心包经、督俞经
	脾之郁证		健脾解郁		脾经、八俞经
	心之郁证		宁心解郁		心经、膈俞经
	肺之郁证		利肺解郁		肺经、风门经、大杼经
	肾之郁证		滋肾解郁		肾经、关元经、气海经、中膂经

（2）经脉测定标准规范化辅助诊断:盛氏经脉测定具有诊断郁证病变经脉与虚实属性。通过长期郁证疾患测定发现规律:总体测定结果为虚实夹杂。肝经实证、肾经虚证:肝郁肾虚型郁证;肝经虚证、肾经虚证:肝肾两虚型郁证;心经虚证,肾经虚证:心肾不交型郁

证;膈俞经虚证、心经虚证:心气虚兼心阴虚证;脾经实证、肾经虚证:脾肾阳虚型郁证;肝经实证、胆经虚证:肝实胆虚型郁证。以上临床举例可以作为诊治参考,具体可以经经脉测定后明确病变经脉,作为取穴的辅助依据。

（3）归经中药的选用:按照盛氏针灸疗法辨经学说,应首先选用宁心、安神、定志的中药,再依据郁证的证型:肝、心、脾、肺、肾五脏郁证的病因选择中药,可以按照气滞、血瘀、痰湿、食积等证型。因此,临床根据病变经脉选用消食、祛痰、化湿、理气的中药。具体归经中药选用见表3-8。

表3-8　郁证归经中药对照表

病性	经脉					
	肺经 (大杼经、风门经)	心包经 (督俞经)	心经 (膈俞经)	脾经 (八俞经)	肝经	肾经 (气海经、关元经、中膂经)
神昏	远志 合欢皮 秫米		远志 合欢皮	冰片 酸枣仁	磁石 牡蛎 柏子仁 夜交藤	磁石 龙骨 牡蛎 远志
气滞	橘皮 瓜蒌皮			橘皮 枳实	九香虫 枸橘	乌药 沉香
痰邪	天南星 皂荚		皂荚 川贝母	半夏 天南星	天南星 天浆壳	海蛤壳 海藻
湿邪	藿香 白豆蔻			藿香 佩兰		砂仁
血瘀	郁金	川芎 丹参	丹参 桃仁	泽兰 马鞭草	川芎 丹参	鸡血藤 牛膝
食积	莱菔子			山楂 六曲	山楂 苦楝皮	

2. 经治

盛氏针灸疗法治疗郁证注重神志状态的调整,针对外邪与内痢的病变经脉选区相应穴位治疗。独创的祛邪回神针法具有显著的安神定志功效,另外针对脏腑气血功能状态选用相应的经脉,其中新经脉增强了肺、心、脾、肾四脏的经脉调节作用,扩大了郁证治疗的经脉选择范围。

（1）外邪入侵神明

主穴:人中、少商、隐白、大陵、申脉。

方义:外邪入侵致神明受损,大脑自控调节能力下降,选用人中、少商、隐白、大陵、申脉为十三鬼穴之第1~5穴,分别名为鬼宫、鬼信、鬼垒、鬼心、鬼路,是十三鬼穴中祛除外邪的极为重要的5个穴位,可以祛邪而不伤正。

（2）内痫扰乱神明

1）肝之郁证

相关经脉：肝经、心包经、督俞经。

主穴：肝夹脊、厥阴夹脊、督俞夹脊、期门。

配穴：太冲、蠡沟、内关、大陵、痛灵。

方义：肝主疏泄与肝藏血功能失常，以及心之外围心包与督俞经护外功能下降而致。局部选用肝夹脊、厥阴夹脊、督俞夹脊、期门可疏肝理气，滋养肝血，养护心阳；远道循经选取太冲、蠡沟、内关、大陵、痛灵。诸穴共奏疏通经脉，调节气血，疏肝养心之功。

2）脾之郁证

相关经脉：脾经、八俞经。

主穴：脾夹脊、胰夹脊。

配穴：三阴交、足三里、太白、八木。

方义：脾主运化与脾统血功能失常，以致气血生化不足及气血瘀滞，导致气血不能上营心神而失养。脾经、八俞经均与脾主运化与脾统血关系密切。局部选用脾夹脊、胰夹脊健脾运，益气生血；远道循经选取三阴交、足三里、太白、八木。诸穴共奏疏通经脉，调节气血、益气生血之功。

3）心之郁证

相关经脉：心经、膈俞经。

主穴：心夹脊、膈俞夹脊。

配穴：神门、阴郄、中泉、第二中渚。

方义：以心主神志与主血脉功能下降，致神志失养而成郁证，心经、膈俞经均与心主神志与主血脉关系密切。局部选用心夹脊、膈俞夹脊具有养心血，宁神解郁；远道循经选取神门、阴郄、中泉、第二中渚。诸穴共奏疏通经脉，调节气血，养心解郁之功。

4）肺之郁证

相关经脉：肺经、风门经、大杼经。

主穴：肺夹脊、风门夹脊、大杼夹脊。

配穴：孔最、太渊、内合谷、落枕。

方义：肺主气与肺的宣发肃降功能下降，致肺魄失养而成郁证。肺经、风门经、大杼经均与肺的主气、宣发肃降关系密切。局部选用肺夹脊、风门夹脊、大杼夹脊具有宣肺利气，宁神安魄解郁；远道循经选取孔最、太渊、内合谷、落枕。诸穴共奏疏通经脉，调节气机解郁之功。

5）肾之郁证

相关经脉：肾经、关元经、气海经、中膂经。

主穴：肾夹脊、气海俞、关元俞、中膂俞。

配穴：复溜、涌泉、关木、内陷谷、绝中。

方义：肾之阴液不足，虚火上扰神明，致使心神不宁抑郁。肾经、气海经、关元经、中膂经、肝经与肾藏精血关系密切。局部选用肾夹脊、气海俞、关元俞、中膂俞、肝夹脊滋补肾之阴液;远道循经选取复溜、涌泉、关木、内陷谷、绝中。诸穴共奏疏通经脉,调节气血,滋补肾阴之功。

3. 操作方法及注意事项

(1) 祛邪回神针法操作应注重针刺次序、进针速度、针刺强度,针刺进针方向,郁证代表神明受损已经失控,针刺刺激量的大小决定能否唤回神明的自我控制。针刺时,医者务必凝神静气,注意力集中于针刺的穴位,针刺方向为从外向内针刺,且需缓慢刺入。尤其是第一次针灸治疗,务必重刺激。

(2) 郁证属于神志疾病,与现代医学中的抑郁症相似,经典的单胺递质学说认为五羟色胺、去甲肾上腺素、多巴胺等递质代谢异常导致本病发生,但其发病原因并未得到很好的解释。由于临床治疗依旧存在不确定性,尤其是抑郁症病情发展及转变迅速,所以针刺治疗主要集中于轻中度抑郁症的辅助治疗,同时建议早期的心理干预及及时的抗抑郁药物干预。

(3) 郁证的疗效与精神状态、呼吸状态等有关,因此,注意针刺过程中精神与呼吸尤为重要,医者引导患者完全进入自我内视的状态。具体方法:闭目、嘱患者凝神于涌泉穴,鼻吸口呼,深吸慢呼,但务必让患者处于清醒状态。

(四) 典型案例

钱某,女,35 岁,2017 年 10 月 18 日初诊。

主诉:情绪抑郁 3 个月。半年前因与同事争吵后,只要进入单位就出现情绪抑郁,恶心不适等。3 个月前离职待业在家,进而出现睡眠障碍,神疲乏力,兴趣降低,厌倦生活,遂至虹口区精神卫生中心医院诊治,诊断为中度抑郁症,服用氟西汀等抗抑郁药物,有所缓解。但精神萎靡、睡眠不佳、全身疼痛依旧。经人介绍至本院针灸科诊治。

发病以来精神萎靡,时有自言自语,目光无神呆滞,睡眠不佳,梦多易醒,中脘微满,生涎少食,四肢无力,舌红苔薄白,脉弦数。

体格检查:神经系统检查均阴性,心理汉密尔顿抑郁焦虑量表测试阳性。

辅助检查:头颅 MRI 检查未见明显异常。

经脉电测定,八俞经右侧虚证、脾经双侧实证。

针灸处方:① 泻法,人中、少商(双侧)、隐白(双侧)、大陵(双侧)、申脉(双侧)、脾夹脊(双侧)、三阴交(双侧);② 补法,胰夹脊(右侧)、八木(右侧)。

操作方法:泻法采用针刺直刺上述穴位,要求针感较为强烈,得气后无须提插捻转,留针 30 min 后取针,勿按压针孔。补法采用皮内针固定于上述穴位,留针 2 天。

二诊(2017 年 10 月 23 日):针刺第 2 天显著感觉精神改善,偶有抑郁,当夜睡眠 6 个小时,胃纳较前缓解。

经脉电测定:脾经右侧实证。

针灸处方:泻法,人中、少商(双侧)、隐白(双侧)、脾夹脊(右侧)、三阴交(右侧)。

三诊(2017 年 10 月 30 日):自觉抑郁情绪已不明显,愿意回原岗位继续工作。

（五）结语

郁证是中医临床常见病症之一。近年来,随着社会飞速发展,人们心理压力不断增大,郁证更成为内科病症中最常见的一种。据统计,郁证占综合性医院门诊人数的 10% 左右。药物治疗是最常用且最基本的方法。常用抗抑郁药尚存在疗效低、不良反应大、患者依从性差、用药监护难等诸多不足之处。中医治疗郁证历史悠久,临床经验丰富。目前针刺治疗郁证的作用机制研究已证实针刺具有调节下丘脑-垂体-肾上腺(HPA)轴激素及通过调节皮脑轴与肠脑轴达到治疗精神疾病的作用。因此,开展早期郁证的针刺干预治疗及研究具有显著的现实意义。

第二节　代谢性疾病

一、代谢综合征

代谢综合征,又称为胰岛素抵抗综合征,是指中心性肥胖、高血压、糖耐量下降、血脂异常,以及纤溶活性异常等多种与心血管病有关的危险因子同时集于一身的临床症候群。临床流行病学研究显示,代谢综合征患者发生心肌梗死及脑血管意外的危险性较普通人群增高 2 倍以上。流行病学显示,随着社会经济的发展和人民生活水平的提高,代谢综合征的发病率随着年龄的上升不断增高,2005 年我国的发病率为 14%~16%。代谢综合征的发病因素、发病机制十分复杂,尚未确切阐明,主要与肥胖及脂肪组织的疾病、胰岛素抵抗、其他因素(如老龄化、遗传易感性、不良的生活习惯等)有关。

中医学中虽没有对代谢综合征的病名表述和专门论述,但是就其为多种综合征的总和,如糖尿病、高血压、肥胖、高脂血症等,按照消渴、眩晕、虚劳来进行病因病机的辨证,指导治疗代谢综合征。就其病因可以归为先天禀赋不足、饮食不节、情志所伤导致气郁痰湿而发为本病。中医认为先天之精禀赋于父母,对生长发育,推动全身脏腑功能具有重要作用,如先天不足,则脏腑功能羸弱而致水湿瘀血停滞体内而发为本病。饮食不节直接导致脾胃功能受损亦是导致本病的重要因素,如《素问·经脉别论》曰:"饮入于胃,游溢精气,上输于脾,脾气散精,上归于肺,通调水道,下输于膀胱,水精四布,五经并行。"这说明脾胃在水湿运化过程不可或缺的作用,脾胃受损直接导致湿邪停聚体内而影响其他脏腑功能。情志不畅亦是导致湿、瘀、郁等邪内停,进而引发本病的重要因素。肝藏血,主筋,主疏泄,为罢极之本。肝的疏泄功能保证人的气机疏通畅达,通而不滞,散而不郁。肝主疏泄的功能是保证人情志畅达的基本条件。如果情志过激则必伤肝,疏泄失调,气机停滞,水湿内停,痰瘀阻滞,就会导致机体肥胖、眩晕等的发生。此外,气郁痰阻,内湿血瘀致脏腑功能失常是本病的主要病机。

（一）病因病机

代谢综合征在古医籍中虽无明确专有疾病阐述,但就其不同临床表现分别有详细的病因病机论述,如眩晕、消渴、虚劳等。因此,探讨代谢综合征的病因病机可以考虑为诸多临床表现或者症状的中医辨证综合群,也就是在不同症状中搜寻病因病机的异同点,其中本虚标实是代谢综合征的主要特点。长期临床观察中盛氏针灸疗法有以下观点。

胰腺功能是本病发作的重要因素,现代医学认为胰岛素的释放及胰岛素的利用率与代谢综合征存在一定因果关系。因此,胰腺的功能变化尤为重要。但在传统中医中未有"胰腺"的概念,如中医认为消渴病与肺、脾、肾之阴液相关,而未提及胰腺,但在经脉腧穴中,第8胸椎棘突下旁开1.5寸处为胃脘下俞穴,该穴位定位与胰腺生理解剖位置相仿,主治消渴。因此,古人应已认识到"胰腺"与消渴(糖尿病)之间的联系,其中脾的生理功能与"胰"的功能存在相容相依,但又有各自不同之处。由此,盛氏针灸疗法认为胰腺应存在相应经脉,并对胰腺功能发挥存在相应的作用,在长期观察验证中发现了"八俞经",而且针刺或艾灸该经的腧穴具有调节血糖、胰岛素水平的作用。

肝胆互为表里,胆有储存肝之余气的功能,肝胆具有调节全身气机的作用。气机失常导致气郁、气滞、气逆发生,是代谢综合征发生的重要环节。但在长期临床观察及测定中发现,代谢综合征早期肝经、胆经多为实证,即肝胆气滞或湿热,但到了中后期会出现肝经实证,胆经虚证的表现,出现类似肝实热,胆精虚之证。

代谢综合征按西医诊断标准涉及腰围、血压、血糖、血脂的内容,按照中医辨证思维,腰围与水湿集聚相关,血压与血管调节功能,以及心、肝之脏功能有关,血糖与肝、肾之阴液有关,血脂与湿瘀有关。就这些相关的脏腑功能及内邪的关系而言,盛氏针灸疗法认为其症状出现应有以下顺序:腰围—血脂—血压—血糖的递进过程,即水湿内聚导致心、肝等脏腑气血调节功能失常,继而出现肝、肾等脏腑阴液不足。因此,早期代谢综合征虽主要表现为痰湿瘀血为主要特征临床症状群,如痰湿导致眩晕、身体重着、胃纳不佳,瘀血导致疼痛、夜寐欠安等,但就脏腑功能而言,如脾、肝、肾等已经有一定的功能损害,虽然临床未必出现虚损之证,但需先安未受邪之地。

(二)辨经脉

1. 脾经代谢综合征

相关联指标:腰围、血脂。

主症:腹部中外部膨隆,皮色光亮。

兼症:身体困重、神疲乏力,饮食倦怠,大便稀薄,夜寐欠安,四肢肌肉松软无力,面部或下肢肿胀,舌胖白伴齿痕苔薄,脉濡滑。

2. 胃经代谢综合征

相关联指标:腰围、血脂。

主症:腹部中部膨隆,饮食后尤为明显。

兼症:胃纳佳,易消谷善饥,大便秽臭量多,或胃部胀满,呃逆时作,舌红苔腻,脉数滑。

3. 八俞经代谢综合征

相关联指标:腰围、血脂、血糖。

主症:腹部中部肥大,多食多饮,易疲劳,口干。

兼症:消谷善饥,多尿伴泡沫,神疲乏力,精神倦怠,易受风寒,免疫力低下,身体困重。

4. 肝经代谢综合征

相关联指标：腰围、血脂、血压。

主症：腹部两侧肥大，胁肋不适。

兼症：胃纳不佳，两胁胀痛，精神抑郁或易怒，二便尚调，眼睛干涩或目赤红肿，眩晕，头痛多以两侧为甚，舌红苔薄，脉弦。

5. 胆经代谢综合征

相关联指标：腰围、血脂、血压。

主症：腹部两侧肥大，胁肋酸痛，侧身部疼痛不适。

兼症：口苦，目眩，目赤痛，耳鸣，耳聋，精神萎靡，夜寐不安，晨起多乏力，注意力不集中，头痛多以两侧为甚，舌红苔薄，脉弦。

6. 膈俞经代谢综合征

相关联指标：血脂、血压。

主症：心悸、胸闷。

兼症：胸口疼痛，疼痛以夜间尤甚，固定不移，拒按，胃纳不佳，呃逆或呕吐，舌暗苔薄白，脉涩紧。

7. 肾经代谢综合征

相关联指标：腰围、血脂、血压、血糖。

主症：腹部以脐部为中点膨隆，腰膝酸软。

兼症：身热汗出、小便频数，疲劳乏力，眩晕头胀，夜寐不安，口干不欲饮，五心烦热，舌红少苔，脉细数。

8. 膀胱经代谢综合征

相关联指标：腰围。

主症：腰背部厚实，按压紧硬明显。

兼症：常有受寒着凉史，腰背部酸痛不适，小便清长，畏寒肢冷。

9. 心经代谢综合征

相关联指标：血脂、血压。

主症：心悸、胸闷、不寐。

兼症：胸口疼痛，放射至背部，甚至上肢内侧与小指，疼痛以夜间尤甚，固定不移，按压后加重，舌暗苔薄白，脉涩紧。

（三）治疗

1. 治疗特色

（1）辨经论治：代谢综合征的发病过程呈渐进发展，多由情志、饮食、外邪等外因侵袭使脏腑功能下降，进而体内产生大量湿邪与瘀血，致使脏腑功能进一步下降，内外因交替作用于脏腑，致使伤及先天之本——肾。因此，代谢综合征的经脉辨证一定是按照不同阶段、不同临床表现进行辨证。盛氏针灸疗法认为代谢综合征的症状呈现腰围—血脂—血压—血糖的递进顺序，痰湿、瘀血大量聚集导致脏腑功能逐步下降（图3-4）。

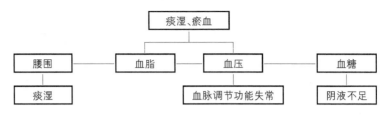

图3-4　盛氏针灸疗法关于代谢综合征的发病机制

因此,根据不同症状发生选用不同经脉论治,如腰围异常选用脾经、八俞经、胃经、肝经、胆经、膀胱经;血脂异常选用脾经、胃经、八俞经、肝经、胆经;血压异常选用心经、膈俞经,肝经、胆经;血糖异常选用肾经、八俞经、肝经、脾经。

(2)经脉测定标准规范化辅助诊断:盛氏经脉测定诊断代谢综合征具有明确诊断及早期提示病变经脉的功能,尤其是在仅仅出现腰围异常时已经能提示与血糖、血脂、血压异常的经脉情况,为防治代谢综合征提供了经脉诊断依据。经过长期测试总结规律,八俞经虚证:胰岛素抵抗、血糖异常、免疫力低下;胆经实证、肝经实证:血压异常,血管舒缩功能异常,眩晕、头痛;肝经实证、胆经虚证:慢性疲劳,失眠症;肝经实证、肾经虚证:高血压;心经实证、膈俞经实证:心血管疾病,心悸、胸闷;脾经实证、胃经实证:消化系统问题;肺经虚证、脾经虚证、肾经虚证:水肿,虚劳;心经虚证、督俞经虚证:心悸、心阳不振等。以上临床举例可以作为参考,具体可以经经脉测定后明确病变经脉,作为取穴的辅助依据。

(3)归经中药的选用:代谢综合征的发生主要与脾经、胃经、八俞经、肝经、胆经、膈俞经、肾经、膀胱经、心经有关。病因主要为湿、痰、血瘀、虚有关。因此,根据经脉测定结果选用相应中药治疗(表3-9)。

表3-9　代谢综合征归经中药对照表

病性	经 脉						
	脾经(八俞经)	胃经	肝经	胆经	肾经	心经(膈俞经)	膀胱经
水湿	茯苓 薏苡仁	薏苡仁 通草	车前子 金钱草	金钱草 茵陈蒿	茯苓 猪苓	茯苓 瞿麦	猪苓 泽泻
湿邪	藿香 苍术	藿香 佩兰			砂仁		
血瘀	泽兰 延胡索	穿山甲 干漆	川芎 丹参	川芎	鸡血藤 牛膝	丹参 桃仁	益母草 水蛭
痰邪	半夏 天南星	半夏 白附子	天南星 天浆壳	竹茹	海藻 昆布	皂荚 川贝母	葶苈子
气虚	党参 黄芪	白术 扁豆			山药 黄精	人参 甘草	

续　表

病性	经　脉						
	脾经 （八俞经）	胃经	肝经	胆经	肾经	心经 （膈俞经）	膀胱经
血虚	当归 白芍药		生地黄 当归		生地黄 阿胶	生地黄 当归	
阳虚	补骨脂 益智仁		淫羊藿 胡芦巴		肉苁蓉 巴戟天		
阴虚	鳖甲	沙参 麦冬	鳖甲 女贞子		鳖甲 天冬	龟板 麦冬	

2. 经治

（1）脾经代谢综合征

主穴：脾夹脊、大横、脾俞、章门。

配穴：太白、三阴交、阴陵泉。

方义：脾经代谢综合征主要涉及脾经气血异常。因此,调整脾经气血,祛湿的同时增加脾之运化水谷与水液的功能是主要治疗原则。脾俞、章门为俞募配穴法可从身之前后调节脾之气血;脾夹脊为沟通督脉与膀胱经的气血;大横可调节脾之运化而化湿;太白、三阴交、阴陵泉皆为脾经之五输穴,具有远道调节脾之功能而达到治疗代谢综合征的功效。

（2）胃经代谢综合征

主穴：胃夹脊、天枢、胃俞、中脘。

配穴：足三里、丰隆、内庭。

方义：胃经代谢综合征主要涉及胃经的传导、腐熟功能异常。因此,调整胃经的传导、腐熟功能是主要治疗原则。胃俞、中脘为俞募配穴法可从身之前后调节胃之气血;胃夹脊为沟通督脉与膀胱经的气血;天枢可调节胃之腐熟功能而化湿;足三里、丰隆、内庭皆为胃经之五输穴,具有远道调节胃之功能而达到治疗代谢综合征的功效。

（3）八俞经代谢综合征

主穴：胰夹脊、胰俞、鸠下。

配穴：落地、泉生足、八木。

方义：八俞经代谢综合征主要涉及八俞经气血功能异常。因此,调整八俞经气血功能是主要治疗原则。胰俞、鸠下为俞募配穴法可从身之前后调节胰之气血;胰夹脊为沟通督脉与膀胱经的气血;落地、泉生足、八木皆为八俞经之五输穴,具有远道调节八俞经之功能而达到治疗代谢综合征的功效。

（4）肝经代谢综合征

主穴：肝夹脊、肝俞、期门、巨阙。

配穴：太冲、曲泉、蠡沟。

方义：肝经代谢综合征主要涉及肝经气血异常。因此，调整肝经气血，尤其是调节肝主疏泄、藏血功能是主要治疗原则。肝俞、京门为俞募配穴法可从身之前后调节肝之气血；肝夹脊为沟通督脉与膀胱经的气血；巨阙可调节肝之血分而疏泄；太溪、曲泉、蠡沟皆为肝经之五输穴，具有远道调节肝之功能而达到治疗代谢综合征的功效。

（5）胆经代谢综合征

主穴：胆夹脊、胆俞、日月、上脘。

配穴：阳陵泉、悬中、侠溪、地五会。

方义：胆经代谢综合征主要涉及胆经气血异常。因此，调整胆经气血，尤其是调节胆经储存精气功能是主要治疗原则。胆俞、日月为俞募配穴法可从身之前后调节胆之气血；胆夹脊为沟通督脉与膀胱经的气血；上脘可调节胆之气分而疏泄；阳陵泉、悬中、侠溪、地五会皆为胆经之五输穴，具有远道调节胆之功能而达到治疗代谢综合征的功效。

（6）膈俞经代谢综合征

主穴：膈夹脊、膈俞、鸠尾。

配穴：第二中渚、中泉、斗肘。

方义：膈俞经代谢综合征主要涉及膈俞经气血功能异常。因此，调整膈俞经之气血功能是主要治疗原则。膈俞、鸠尾为俞募配穴法可从身之前后调节膈之气血；膈夹脊为沟通督脉与膀胱经的气血；第二中渚、中泉、斗肘皆为膈俞经之五输穴，具有远道调节膈俞经之功能而达到治疗代谢综合征的功效。

（7）肾经代谢综合征

主穴：肾夹脊、肾俞、京门、水分。

配穴：太溪、阴谷、然谷、复溜。

方义：肾经代谢综合征主要涉及肾经气血异常。因此，调整肾经气血功能，尤其是调节肾主藏精、主水功能是主要治疗原则。肾俞、中极为俞募配穴法可从身之前后调节肾之气血；肾夹脊为沟通督脉与膀胱经的气血；水分可调节肾之阴分而疏泄；太溪、阴谷、然谷、复溜皆为肾经之五输穴，具有远道调节肾之功能而达到治疗代谢综合征的功效。

（8）膀胱经代谢综合征

主穴：次髎、膀胱俞、中极、关元。

配穴：委中、承山、昆仑。

方义：膀胱经代谢综合征主要涉及膀胱经气血异常。因此，调整膀胱经气血功能，尤其是调节膀胱经通阳化气功能是主要治疗原则。膀胱俞、中极为俞募配穴法可从身之前后调节膀胱之气血；次髎为沟通督脉与膀胱经的气血；关元可调节膀胱之气分而疏泄；委中、承山、昆仑皆为膀胱经之五输穴，具有远道调节膀胱之功能而达到治疗代谢综合征的功效。

（9）心经代谢综合征

主穴：心夹脊、心俞、巨阙、膻中。

配穴：神门、阴郄、通里、少海。

方义：心经代谢综合征主要涉及心经气血异常。因此，调整心经气血功能，尤其是调节心主血脉、主神志功能是主要治疗原则。心俞、巨阙为俞募配穴法可从身之前后调节心之气血；心夹脊为沟通督脉与膀胱经的气血；膻中可调节心之阴液；神门、阴郄、通里、少海皆为心经之五输穴，具有远道调节心之功能而达到治疗代谢综合征的功效。

3. 操作方法及注意事项

（1）夹脊穴与背俞穴功效相似，但夹脊穴安全性明显高于背俞穴。因此，临床取穴时多以夹脊穴为主。针刺时略朝脊柱方向斜刺。

（2）由于代谢综合征属于脏腑疾病，因此针刺时务必强调针感，针感除局部酸胀痛麻以外，可以观察皮肤是否有凹陷，针被吸住的感觉。

（3）在代谢综合征中确诊为虚证的经脉及穴位上，可以选用灸法作为补益的方法。在艾灸时务必掌握艾灸时间、温度在42℃，以防烫伤。

（四）典型案例

王某，女，45岁，2017年4月5日初诊。

主诉：肥胖伴口干、乏力2月。

患者2年前经体检腰围98 cm，血压145/95 mmHg，空腹血糖6.5 mmol/L，当时未做任何处理，近2个月前无明显诱因下出现肥胖，伴口干、乏力，喝水不缓解口干，休息后乏力有所缓解，为了进一步诊治，经人介绍至本科诊治。经查腰围102 cm，血压150/95 mmHg，空腹血糖6.8 mmol/L，余正常。

发病以来胃口可，精神一般，二便畅，夜寐一般。舌红苔白，形胖大伴齿痕，脉数滑。

经脉电测定，脾经双侧实证、八俞经左侧实证、肝经双侧实证、胆经左侧实证、肾经双侧虚证。

针灸处方：① 泻法，脾夹脊（双侧）、三阴交（双侧）、胰夹脊（左侧）、八木（左侧）、肝夹脊（双侧）、行间（双侧）、胆夹脊（左侧）、阳陵泉（左侧）；② 补法，肾夹脊（双侧）、太溪（双侧）。

操作方法：泻法采用针刺直刺上述穴位，要求针感较为强烈，得气后无须提插捻转，留针30 min后取针，勿按压针孔。补法采用皮内针固定于上述穴位，留针2天。隔日治疗1次。

二诊（2017年4月12日）：腰围96 cm，血压140/90 mmHg，空腹血糖6.3 mmol/L，余正常。

经脉电测定，八俞经左侧实证、肝经双侧实证、肾经双侧虚证。

针灸处方：① 泻法，胰夹脊（左侧）、八木（左侧）、肝夹脊（双侧）、行间（双侧）；② 补法：肾夹脊（双侧）、太溪（双侧）。

操作方法同前。

三诊（2017年4月26日）：腰围90 cm，血压140/85 mmHg，空腹血糖5.8 mmol/l，余正常。口干、乏力显著好转。

（五）结语

代谢综合征乃西医病名，中医认为体内湿邪、瘀血积聚、脏腑功能虚损是其主要的病机。

盛氏诊治代谢综合征以中医经脉辨证为主线条,针对症状选取相应的经脉穴位,疗效评价指标采用其诊断标准。经临床验证可以有效改善代谢综合征所引发的各种症状,同时具有降低西药的使用量,是代谢综合征临床极具价值的辅助方法。

二、单纯性肥胖

单纯性肥胖是指在没有其他因素继发肥胖的前提下,产生的实际体重超过标准体重20%以上的一种疾患。这种肥胖症应当排除明显的内分泌代谢原因,以及排除因水钠潴留或肌肉发达等蛋白质增多等因素。其大多具有家族遗传史,脂肪分布大多很均匀,多数有面肥颈臃,项厚背宽,腰粗腹部肥大,臀丰腿圆等肥胖表现。轻度肥胖者多无明显症状;中度肥胖者常怕热多汗,易感疲劳;重度肥胖患者则行动不便,胸闷气急,甚者端坐呼吸等表现。后两者都可并发高血压、冠心病、糖尿病,以及关节退行性变等疾病。

祖国医学对肥胖病早有记载。《灵枢·卫气失常》提出,常人有"皮肉脂膏,不能相加也,血与气不能相多,故其形不小不大,各自称其身",肥胖人有"广肩腋,项肉薄,厚皮而黑色,唇临临然,其血黑以浊,其气涩以迟"的特点。《灵枢》认为常人皮肉不能过度填充体表,身形匀称;肥胖人的普遍形态为肩背宽广,颈项厚大,皮厚肉薄,肌肤颜色赤黑,运行迟缓的特点。《灵枢·卫气失常》将肥胖分为"脂人""膏人""肉人"等3种类型,"人有脂,有膏,有肉。黄帝曰:别此奈何? 伯高曰:腘肉坚,皮满者,脂。腘肉不坚,皮缓者,膏。皮肉不相离者,肉"。"膏者,多气而皮纵缓,故能纵腹垂腴。肉者,身体容大。脂者,其身收小"。这是中医最早肥胖症的分型,至今仍有临床指导意义。此外,通过肥胖气血多少进行划分病理以及证型,如"膏者多气,多气者热,热者耐寒;肉者,多血则充形,充形而平;脂者,其血清,气滑少,故不能大。"在病机方面,中医认为本病与肺、肝、脾、胃、肾等脏腑的功能失调有关。其中,肺气不宣、脾胃功能失调、肝失疏泄、肾阳不足是导致水湿内蕴,痰湿滞留肌肤是主要的病机。目前临床分为痰湿闭阻、胃肠腑热、肝郁气滞、脾肾阳虚四型。这四型主要采用健运脾胃,清胃泻火,疏肝解郁,健脾益肾,温阳化气等方法治疗。

(一)病因病机

单纯性肥胖是现代西医病名,中医对单纯性肥胖的认识多基于外在形体变化的认识,以脂、膏、肉区分肥胖的种类,并按照气血的多少区分病因与分型。因此,中医对单纯性肥胖的病因病机认识应从肥胖的部位与外在表现辨证。此外,除遗传因素以外,饮食习惯、情绪饮食是导致肥胖的重要因素之一。在长期临床观察与实践中,盛氏针灸疗法有以下观点。

单纯性肥胖的诊断标准按照现代医学分为原发性与继发性。从西医角度看,肥胖的发病机制不仅与脂肪细胞、脂肪代谢有关,更主要与脂肪代谢的调控有关,其中中枢调控起着巨大作用。从中医角度看,肥胖的发生过程是从无到有的过程,可以认为肥胖是由于外在因素,如饮食膏粱厚味、饮食偏嗜、情绪变化,以及外感六淫等的变化干扰了身体内部的阴阳气血变化,导致脏腑功能失常,产生大量痰湿及瘀血停留于体内,进而出现肥胖。

因此,从盛氏针灸疗法观点,肥胖的病因主要是外界因素变化引发的一系列气血变化,肥胖是体内痰湿瘀积的表现而已。因此,肥胖的治疗应该是以祛除外因、荡涤痰湿为主要治疗原则。

肥胖的发病因素还与个体因素有相当关系,如年龄、性别、时期等。就肥胖发病的不同时期而言,早期多为实证,尤以肝郁气滞、胃腑失和等为特征,中期多为虚实夹杂、痰湿内蕴、脾失健运,后期多为脾肾两虚、痰湿瘀血夹杂。就年龄而言,青壮年多以实证为主,老年多为虚实夹杂之证,就性别而分,男性多因脾胃受损而导致水湿内停,而女性多与肝气横逆、侵犯脾胃,导致脾胃之气受损而致痰湿内生。

肥胖部位的不同与脏腑阴阳有直接联系,就疾病发展的规律而言,多由阳入阴,其中背部为阳,腹部为阴。因此,从肥胖部位的严重程度依次为背部肥胖—侧部肥胖—腹部肥胖。其中背部主要与督脉、膀胱经有关,侧部主要与胆经、肝经有关,腹部主要与肺经(风门经、大杼经)、脾经(八俞经)、胃经、肾经(气海经、关元经、中膂经)有关。从经脉的分布看,在背部及侧部的肥胖相对容易治疗,而腹部的肥胖相对复杂,而且大多数的肥胖均影响到腹部经脉。

肥胖治疗的必要性一直是医学界较为有争议的话题,从盛氏针灸疗法观点而言,肥胖的发生存在偶然性与必然性,有时改变生活方式就可以达到减肥的目的,尤其是在肥胖初期及时干预即可,但在中后期,如出现体内大量痰湿集聚,这时除生活方式改变外,还需及时干预治疗。

(二) 辨经脉

1. 背部肥胖

相关经脉:督脉、膀胱经。

主症:背部肥厚,颈部臃肿,有明显的受寒或湿邪的病史。

兼证:形寒肢冷,腰部酸痛不适,肢体困重,遇寒痛甚,得温则减,下肢后侧肥厚,小便清长,舌淡苔薄白,脉细沉。

2. 侧部肥胖

相关经脉:胆经、肝经。

主症:身体侧部肥厚,上臂及下肢外侧膨隆。

兼证:胁肋不适,胃纳一般,夜寐不佳,较难入睡,情绪不良,头痛头晕,关节屈伸不利,大便秘结,舌红苔薄少,脉弦。

3. 外腹部肥胖

相关经脉:脾经、八俞经。

主症:腹部外侧肥厚。

兼证:身体肿胀,神疲乏力,言语低微,饮食不佳,纳呆,大便多有不成形,肢困倦怠,面色苍白而少华,舌淡白,苔薄白伴齿痕,脉细沉。

4. 中腹部肥胖

相关经脉:胃经。

主症：腹部中部肥厚,皮色光亮。

兼证：胃纳佳,吞酸嘈杂,呃逆反酸,睡眠不佳,难以入睡,大便秘结秽臭,口气较重,舌红苔腻,脉滑数。

5. 内腹部肥胖

相关经脉：肾经、气海经、关元经、中膂经。

主症：以肚脐为中点四周型膨隆,皮肤光亮。

兼证：胃纳一般,甚至不思饮食,精神萎靡,嗜睡,肢体困重,乏力,大便稀薄或秘结,小便不利,呼多吸少,畏寒肢冷,舌淡苔薄伴胖大。

(三) 治疗

1. 治疗特色

(1) 辨经论治：肥胖的发生与发展可以认为与两方面有紧密联系：① 内在环境(脏腑气血功能)；② 外在环境(饮食、情绪、六淫、劳作等)。在幼年时机体脏腑功能由弱逐渐变强,代谢速度及能力逐渐增强且日趋稳定,肥胖问题主要与外在环境变化有关。中老年的肥胖主要还是与内在环境变化有关,尤其是脏腑气血功能变化是导致中老年肥胖的罪魁祸首(图3-5)。

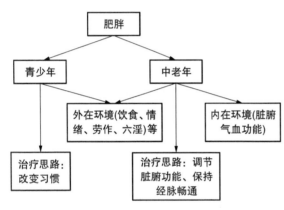

图 3-5 肥胖与年龄、致病因素即治疗思路

因此,在不同年龄段应选用不同的经脉,制定不同的治疗策略。经脉的选择可以根据不同的肥胖部位,由阳到阴的发展过程选取,如督脉—膀胱经—胆经—肝经—脾经(八俞经)—胃经—肾经(气海经、关元经、中膂经)—任脉的选取顺序。

(2) 经脉测定标准规范化辅助诊断：盛氏六脉经脉检测在单纯性肥胖的诊断方面具有显著特色与优势,根据中医的辨经论治内容,在测定仪中已建立肥胖病变经脉数据库,通过大样本分析得到诊断依据及方法。其中胆经虚证、八俞经虚证：气血不足,代谢能力低下；肝经实证、胆经虚证：慢性代谢虚损性疾病；气海经实证、关元经实证、肾经虚证：内分泌激素代谢异常；脾经虚证(或实证)：水湿内蕴；脾经实证、胃经实证：气血生化不足、水湿内停；膀胱经实证：阳气受劫、水湿内生；脾经虚证、肾经虚证：阳虚水泛、气血亏虚等。以上临床举例可以作为诊治参考,具体可以经经脉测定后明确病变经脉,作为取穴的辅助依据。

(3) 归经中药的选用：肥胖的发生主要与督脉、膀胱经、胆经、肝经、脾经(八俞经)、胃经、肾经(气海经、关元经、中膂经)、任脉有关,病因主要为湿、痰、虚有关。因此根据经脉测定结果选用相应中药治疗(表3-10)。

表 3 - 10　肥胖归经中药对照表

病性	经 脉					
	脾经（八俞经）	胃经	肝经	胆经	肾经（气海经、关元经、中膂经）	膀胱经
水湿	茯苓 薏苡仁	薏苡仁 通草	车前子 金钱草	金钱草 茵陈蒿	茯苓 猪苓	猪苓 泽泻
湿邪	藿香 苍术	藿香 佩兰			砂仁	
痰邪	半夏 天南星	半夏 白附子	天南星 天浆壳	竹茹	海藻 昆布	葶苈子
气虚	党参 黄芪	白术 扁豆			山药 黄精	
血虚	当归 白芍药		生地黄 当归		生地黄 阿胶	
阳虚	补骨脂 益智仁		淫羊藿 胡芦巴		肉苁蓉 巴戟天	
阴虚	鳖甲	沙参 麦冬	鳖甲 女贞子		鳖甲 天冬	

2. 经治

（1）背部肥胖

主穴：大椎、命门、脊中、脾夹脊、肾夹脊。

配穴：委中、昆仑、三阴交、足三里、胃夹脊。

方义：背部肥胖主要与机体阳气受损有直接关系。因此,调节阳气、疏通经气以保护阳气,节省阳气的耗损是主要的治疗原则。督脉是阳脉之海,总督一身之阳,大椎、命门、脊中三穴分别是脾、肾与大脑的三个重要的阳气输送点,脾夹脊、肾夹脊属膀胱经,协同督脉阳气的作用;委中、昆仑皆为膀胱经远道调节阳气的重要穴位;三阴交、足三里具有调节脾胃气血。诸穴共奏温阳之功。

（2）侧部肥胖

主穴：肝夹脊、胆夹脊、巨阙、上脘。

配穴：太冲、蠡沟、阳陵泉、悬钟、期门、日月。

方义：侧部肥胖主要与肝胆经气滞血瘀有直接关系。因此,疏肝解郁、理气活血是主要的治疗原则。肝夹脊、胆夹脊、巨阙、上脘分别是肝胆经在任脉、膀胱经二脉的前后对应协同穴位(经脉阶段学说),可以从肝胆源头疏通;太冲、蠡沟、阳陵泉、悬钟分别是肝、胆经的远道取穴;期门、日月为肝、胆经之局部取穴,可以调节肝、胆经的经气。诸穴配合共奏治疗之功。

（3）外腹部肥胖

主穴：脾夹脊、胰夹脊、中脘、鸠下。

配穴：阴陵泉、八木、三阴交、公孙、大横。

方义：外腹部肥胖主要与脾、胰气血受损有直接关系。因此，调节脾胰，疏通经气以保护脾、胰之气血生化之源是主要的治疗原则。脾夹脊、胰夹脊、中脘、鸠下是脾、胰经在任脉、膀胱经二脉的前后对应协同穴位(经脉阶段学说)，可以从脾、胰源头疏通；八木、阴陵泉、三阴交、公孙分别是脾、胰经的远道取穴；大横为脾之局部取穴，可以调节脾、胰经的经气。诸穴配合共奏治疗之功。

（4）中腹部肥胖

主穴：胃夹脊、建里。

配穴：足三里、丰隆、天枢、内庭。

方义：外腹部肥胖主要与胃腑气血受损有直接关系。因此，调节胃经气血以保护胃腑之气血是主要的治疗原则。胃夹脊、建里是胃经在任脉、膀胱经二脉的前后对应协同穴位(经脉阶段学说)，可以从胃腑源头疏通；足三里、丰隆、内庭分别是胃经的远道取穴；天枢为胃之局部取穴，可以调节胃经的经气。诸穴配合共奏治疗之功。

（5）内腹部肥胖

主穴：肾夹脊、气海夹脊、关元夹脊、中膂俞、水分、神阙、气海、中极。

配穴：阴谷、然谷、关木、内三里、绝中、肓俞。

方义：内腹部肥胖主要与肾之先天之本受损有直接关系。因此，调节肾脏经气，保护肾脏之精气是主要的治疗原则。肾夹脊、气海夹脊、关元夹脊、中膂俞、水分、神阙、气海、中极是肾经、气海经、关元经、中膂经在任脉、膀胱经二脉的前后对应协同穴位(经脉阶段学说)，可以从肾脏源头疏通；阴谷、然谷、关木、内三里、绝中分别是肾经、气海经、关元经、中膂经的远道取穴；肓俞为肾之局部取穴，可以调节肾经的经气。诸穴配合共奏治疗之功。

3. 操作方法及注意事项

（1）针灸治疗时除掌握补泻手法的应用外，还需要患者与医者精神高度集中，患者宁心静气，医者凝心屏气，专注针下之感，切勿大幅度提插捻转，以免耗损经气。

（2）肥胖的针刺治疗顺序可以按照背部、腹部、上肢、下肢的方法依次针灸，犹如先加强脏腑内在自身的运转，然后打开四肢经脉排污通道，使体内邪气能排出体外。

（3）治疗过程中建议患者调整饮食结构、饮食时间，采用科学的饮食方法等，不可过于节食以免大量损耗正气、阳气，导致因减肥而罹患新的疾患。

（四）典型案例

吴某,女,45 岁,2014 年 3 月 20 日初诊。

主诉：体重肥胖 6 个月。

患者身高 1.60 m,近 6 个月来体形明显变胖,体重从 54 kg 猛增至 70 kg,体肥臃肿,尤以腹部肥胖为甚,时感乏力,嗜睡,腰膝酸软,四肢不温,头晕耳鸣,便溏尿多,月经紊乱,常 2~3 个月来一次,量少色淡。为了进一步诊治,经人介绍至本科诊治。

刻下体重 70 kg,身高 160 cm,BMI = $70/1.60^2$ = 27.34。

发病以来胃口可,精神一般,二便畅,夜寐一般。舌淡胖,边有齿痕,苔白滑,脉濡。

经脉电测定,脾经双侧虚证、肾经双侧虚证、气海经双侧虚证、胃经右侧实证、肝经右侧实证。

针灸处方：① 泻法，肝夹脊（右侧）、胃夹脊（右侧）、太冲（右侧）、内庭（右侧）；② 补法，脾夹脊（双侧）、肾夹脊（双侧）、气海夹脊（双侧）、太白（双侧）、太溪（双侧）、绝中（双侧）。

操作方法：泻法采用针刺直刺上述穴位，要求针感较为强烈，得气后无须提插捻转，留针 30 min 后取针，勿按压针孔。补法采用皮内针固定于上述穴位，留针 2 天。隔日治疗 1 次。疗程为每周 3 次，10 次为 1 个疗程。1 个疗程后复诊。

二诊（2014 年 4 月 21 日），刻下体重 63 kg，身高 160 cm，BMI = 63/1.60² = 24.61。

经脉电测定，脾经双侧虚证；肝经右侧实证。

针灸处方：① 泻法，肝夹脊（右侧）、太冲（右侧）；② 补法，脾夹脊（双侧）、太白（双侧）。

操作方法同前。

三诊（2014 年 5 月 10 日）：刻下体重 58 kg，身高 160 cm，BMI = 58/1.60² = 22.66。

（五）结语

单纯性肥胖除了形体外在的变化外，更重要的是内在脏腑气血功能变化，是大量代谢性疾病的早起因素。因此，及早干预尤为必要。就中医针灸治疗而言，具有从神志（精神、脑部功能）方面进行干预调整的作用，而不是单一从靶器官调节发挥作用。因此，在治疗时，及时发现与纠正不良生活习惯与心理调适也是治疗肥胖的必备要素。

三、高血压

高血压是一种以体循环动脉压增高为主要特点，由多基因遗传、环境及多种危险因素相互作用所致的全身性疾病。高血压分为原发性高血压和继发性高血压两大类，前者占高血压患者总数的 95% 以上；后者是某些确定的疾病和原因引起的血压升高，约占高血压患者总数不足 5%。本病的临床表现主要为血压增高出现眩晕、头痛、耳鸣、失眠等症状。研究显示，2010 年中国成年人中高血压患病率高达 33.5%，估计患者数达 3.3 亿。高血压是心脑血管疾病最主要的危险因素，具有较高的致死、致残率。因此，对高血压的预防和治疗，以及避免其损害心、脑等器官就显得非常重要。

现代医学的高血压属于中医学"眩晕""头痛"的范畴，故中医学对高血压的认识多见于"眩晕""头痛"等。早在《黄帝内经》中就有邪气致晕："故邪中于项，因逢其身之虚，其入深，则随眼系以入于脑，入于脑则脑转。"因虚致晕："髓海不足，则脑转耳鸣""上虚则眩"；因肝致晕："诸风掉眩，皆属于肝"；因运气致晕："木郁发之，甚则耳鸣眩转"等认识。《黄帝内经》认为头痛为风、寒、湿、寒湿、热等外因及脏腑气血功能紊乱的内因所致。《伤寒杂病论》中认为眩晕是"阳气郁闭，邪郁少阳上感空窍，肠中浊气上攻，清阳不升，阳虚水泛"阶段。头痛则是邪客于太阳、阳明、少阳、厥阴四经，脉气阻滞，或邪气循经上逆所致，并列举了头痛的不同治疗方药。隋、唐、宋代医家对眩晕和头痛的认识，基本上继承了《黄帝内经》和《伤寒杂病论》的观点。金元时代，对眩晕一证从概念、病因病机到治法方药等各个方面都有所发展。朱丹溪提出了"无痰不作眩"及"头眩，痰夹气虚并火，治痰为主，夹补气药及降火药。无痰则不作眩，痰因火动。"并在《丹溪心法·头痛》中有痰厥头痛和气滞头痛的记载，并提出头痛"如不愈各加引经药"。其后在明清时期虞抟、王清任、叶天士等医家提出瘀血也可致眩,也可致头痛,并据此有相关治疗。

(一)病因病机

高血压在古医籍中未有详细描述,西医认为血管的收缩与舒张功能发生改变后,进而导致血管、心脏、肾脏等与血管压力有关的疾病或者症状发生。因此,血管压力的变化是西医认为的主要病机,其中血管硬化、神经调控的失调是诱发血管压力变化的主要因素。中医认为本虚标实是本病的主要病机,也就是说血压变化而导致如头晕、头痛、心悸等症状与本虚(阴阳不足)、标实(风、痰、瘀)有关。由于中医是以症状学为基础的学科,所以主要注重症状的改善,而比较容易忽视器官及血管的改变的内在问题。但在盛氏针灸疗法的长期观察中,有以下观点。

高血压是现代病,与古代病名如眩晕等,不属于同一问题,属于因与果的关系,因此不能混为一谈。此外,高血压的主要发病机制是血管压力变化所导致的靶器官问题。因此,改善血管压力的状态是治疗高血压的核心问题,而靶器官损害应该不完全归属于高血压的主要治疗范畴。

现代医学研究认为血管压力的变化主要是血管自身病变导致,其中血脂、血糖等脂质代谢问题、神经内分泌问题都是将导致血管病变的重要因素。因此,目前西医的治疗方法多集中于这些靶点治疗。但这些研究方向与中医的观点大相径庭。

从中医角度认识高血压,应该从以下三方面着手。

1. 影响血管搏动的因素

中医就血管压力的变化实际上早有相关论述与研究。其中脉搏的变化一直是中医的重点关注的内容。因此,高血压的认识应该结合脉搏的问题阐释。中医观点认为血液在血管内流动的动力来自气的推动,而且血管里的气与肺的主气司呼吸功能有关。研究证实心跳—脉搏—呼吸之间存在一定相关。此外,盛氏针灸疗法认为血管搏动的控制主要与肝的疏泄功能有关,而且肺与肝之间最主要的关系是气机升降的控制。因此,肺、肝功能是影响血管搏动的最为直接的因素。

2. 影响血管的因素

血管质地及弹性的状态与血压有着紧密关系,可以认为血管的软硬程度是影响血管收缩与舒张功能的重要因素。中医关于血管柔软与坚硬的观点主要从心主血脉的功能考虑,其中心主神的功能又是调节血管的直接作用者。因此,心功能是影响血管状态的主要因素。

3. 影响血管内血液的因素

血管内血液的组成成分比例,黏稠程度也是影响血压的重要因素。西医认为血液的状态主要与血液的组成成分的构成,血脂、血糖等生化指标有紧密关系。中医认为血的生成、运化、运输与脾主运化、主统血、主升清有关,因此,脾功能是影响血液形态的主要因素。

综上所述,肺、肝、心、脾是引起血压变化而导致高血压的最为主要的因素。根据长期临床观察,盛氏六脉中的八俞经与膈俞经、督俞经分属于脾、心的功能,亦可纳入辨证及治疗范围。

（二）辨经脉

1. 血管搏动性高血压

（1）相关经脉：肺经。

主症：血压不稳定,心率不正常(期前收缩)。

兼证：咳嗽,胸闷,胸痛,气喘,呼吸不畅,皮肤粗糙,湿疹或痤疮,大便秘结或不成形,舌红苔薄白,脉浮数。

（2）相关经脉：肝经。

主症：血压不稳定,心率不正常(期前收缩)。

兼证：眩晕,头痛,头颤,眼睛干涩,睡眠不佳,不易入睡,情绪急躁或者抑郁,大便干结,小便黄赤,舌变红苔薄,脉弦数。

2. 血管性高血压

（1）相关经脉：心经。

主症：血压高,尤以舒张压高为特点,心脏病变明显。

兼证：心悸,胸痛放射至背部,夜寐不安,多梦易醒,手足麻木尤以夜间为甚,舌尖红苔少,脉细涩。

（2）相关经脉：督俞经。

主症：血压偏高,不宜下降,尤以舒张压高为特点,心脏病变不明显。

兼证：心悸,胸闷,睡中易闷醒,且劳累及受寒后尤为明显,气逆,心动过速,心绞痛,舌淡苔薄白,脉滑。

（3）相关经脉：膈俞经。

主症：血压高,尤以舒张压高为特点,心脏病变明显。

兼证：心痛,咳逆吐血,吞咽困难,呃逆,盗汗,哮喘,健忘失眠,面色少华,皮肤生斑,舌淡苔薄白,脉细沉。

3. 血液性高血压

（1）相关经脉：脾经。

主症：血压高,心、脑、肾等重要脏器供血不足。

兼证：神疲乏力,肢困倦怠,胃口不佳,大便不成形,多思多虑,夜寐多梦,面色萎黄,舌淡苔薄白,脉细滑。

（2）相关经脉：八俞经。

主症：血压高,心、脑、肾等中药脏器供血不足,血糖不稳定。

兼证：乏力,困重倦怠,胃纳欠佳,易感冒,腹泻,夜寐不佳,急慢性胰腺炎,糖尿病,胃痛,腹痛,呕吐,舌淡胖大苔薄白,脉滑濡。

（三）治疗

1. 治疗特色

（1）辨经论治：高血压的中医辨证多属于本虚标实,虚实夹杂之证,传统中医认为心主血脉的功能体现了脉管通畅、心血充足、肺气充沛的特点。因此,盛氏针灸疗法的经脉辨证着重于血压变化的辨证,并认为血管搏动、血管壁状态、血液质地与流速是影响血压的关键因素,而且四者互为影响。其中心处于核心地位,脾为气血生化之源,保证心主血功能的原动力,肺与肝则是气血的输送与推动者(图3-6)。

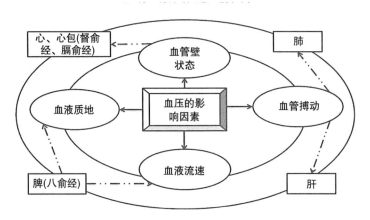

图3-6　血压影响因素及脏腑经脉关系图

因此,经脉辨证务必辨析高血压的经脉状态,盛氏针灸疗法认为高血压的发病及发展存在递进关系,也就是随经脉逐步深入,从功能紊乱发展至器质性改变。其变化的次序为肝经—肺经—八俞经—脾经—督俞经—膈俞经—心经,也可以与西医高血压诊断分期对照见图3-7。

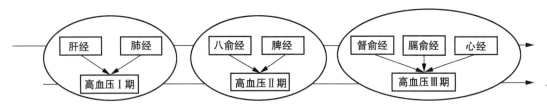

图3-7　高血压经脉辨证与高血压分期对照图示

(2) 经脉测定标准规范化辅助诊断:盛氏经脉电测定可以判断引起血管压力变化的经脉状态,而不是用传统诊断方法辨别经脉状况。因此,所建立的高血压经脉数据库有别于传统症状数据库,通过长期的观察与总结,得出结论,肺经实证、肝经实证:高血压,血压不稳定;肝经实证、胆经实证:血压高、眩晕、头痛;心经实证、膈俞经实证:血管硬化,心悸;脾经虚证、八俞经虚证:胰岛功能下降,代谢失常,肢体困重;肝经实证、肾经虚证:血压高,头胀、下肢乏力;肝经实证、胆经虚证:血压不稳定,慢性疲劳等。以上临床举例可以作为诊治参考,具体可以经经脉测定后明确病变经脉,作为取穴的辅助依据。

(3) 归经中药的选用:高血压病的发生主要与肝经、肺经、八俞经、脾经、督俞经、膈俞经、心经有关。病因主要为气滞、气虚、血瘀、血虚、痰湿、阳虚、阴虚有关。因此,根据经脉测定结果选用相应中药治疗(表3-11)。

表 3－11　高血压归经中药对照表

病性	经　脉				
	脾经(八俞经)	肺经	肝经	胆经	心经(督俞经、膈俞经)
水湿	茯苓 薏苡仁	茯苓 薏苡仁	车前子 金钱草	金钱草 茵陈蒿	茯苓 瞿麦
气滞	橘皮 枳实	橘皮 瓜蒌皮	枸橘 香附	木香 青皮	
血瘀	泽兰 延胡索	郁金	川芎 丹参	川芎	丹参 桃仁
痰邪	半夏 天南星	天南星 川贝母	天南星 天浆壳	竹茹	皂荚 川贝母
气虚	党参 黄芪	人参 党参			人参 甘草
血虚	当归 白芍药	阿胶	生地黄 当归		生地黄 当归
阳虚	补骨脂 益智仁	胡桃肉 蛤蚧	淫羊藿 胡芦巴		
阴虚	鳖甲	沙参 麦冬	鳖甲 女贞子		龟板 麦冬

2. 经治

(1) 血管搏动性高血压

1) 相关经脉:肺经。

主穴:肺夹脊、紫宫。

配穴:尺泽、孔最、列缺、太渊。

方义:肺经引起的血管搏动性高血压主要与肺的主气司呼吸功能有关。因此,肃降肺气是治疗本病的主要原则。肺夹脊、紫宫分别是肺经在任脉、膀胱经二脉的前后对应协同穴位(经脉节段学说),可以从肺气源头疏通;尺泽、孔最、列缺、太渊为肺之远道取穴,可以调节肺经的经气。诸穴配合共奏治疗之功。

2) 相关经脉:肝经。

主穴:肝夹脊、巨阙。

配穴:太冲、三阴交、蠡沟、期门。

方义:肝经引起的血管搏动性高血压主要与肝的主疏泄调节气机功能有关。因此,疏泄肝气是治疗本病的主要原则。肝夹脊、巨阙分别是肝经在任脉、膀胱经二脉的前后对应协同穴位(经脉节段学说),可以从肝气源头疏通;太冲、三阴交、蠡沟、期门为肝之远道取穴,可以调节肝经的经气。诸穴配合共奏治疗之功。

(2) 血管性高血压

1) 相关经脉:心经。

主穴:心夹脊、膻中。

配穴：少海、神门、通里。

方义：心经引起的血管性高血压病主要与心主血脉、调节血管壁状态有关。因此，疏通心经之气血是治疗本病的主要原则。心夹脊、膻中分别是心经在任脉、膀胱经二脉的前后对应协同穴位（经脉节段学说），可以从心气源头疏通；少海、神门、通里为心之远道取穴，可以调节心经的经气。诸穴配合共奏治疗之功。

2）相关经脉：督俞经。

主穴：督夹脊、中庭。

配穴：中都、痛灵、督肘。

方义：督俞经属心，引起的血管性高血压主要与心主血脉、调节血管壁状态有关。因此，疏通督俞经之气血是治疗本病的主要原则。督夹脊、中庭分别是督俞经在任脉、膀胱经二脉的前后对应协同穴位（经脉节段学说），可以从督俞经气源头疏通；中都、痛灵、督肘为督俞经之远道取穴，可以调节督俞经的经气。诸穴配合共奏治疗之功。

3）相关经脉：膈俞经。

主穴：膈夹脊、鸠尾。

配穴：第二中渚、中泉、斗肘。

方义：膈俞经属心，引起的血管性高血压主要与心主血脉、调节血管壁状态有关。因此，疏通膈俞经之气血是治疗本病的主要原则。膈夹脊、鸠尾分别是膈俞经在任脉、膀胱经二脉的前后对应协同穴位（经脉节段学说），可以从膈俞经气源头疏通；第二中渚、中泉、斗肘为膈俞经之远道取穴，可以调节膈俞经的经气。诸穴配合共奏治疗之功。

（3）血液性高血压

1）相关经脉：脾经。

主穴：脾夹脊、中脘。

配穴：阴陵泉、三阴交、太白、公孙。

方义：脾经引起的血液性高血压主要与脾的主运化、化生气血功能有关。因此，疏通脾经之气血是治疗本病的主要原则。脾夹脊、中脘分别是脾经在任脉、膀胱经二脉的前后对应协同穴位（经脉节段学说），可以从脾气源头疏通；阴陵泉、三阴交、太白、公孙为脾之远道取穴，可以调节脾经的经气。诸穴配合共奏治疗之功。

2）相关经脉：八俞经。

主穴：胰夹脊、鸠下。

配穴：落地、八木、足踵。

方义：八俞经属脾，所引起的血液性高血压主要与脾的主运化、化生气血功能有关。因此，疏通八俞经之气血是治疗本病的主要原则。胰夹脊、鸠下分别是八俞经在任脉、膀胱经二脉的前后对应协同穴位（经脉节段学说），可以从八俞经气源头疏通；落地、八木、足踵为八俞经之远道取穴，可以调节八俞经的经气。诸穴配合共奏治疗之功。

3. 操作方法及注意事项

（1）高血压的针灸治疗应严格掌握适应证。由于高血压患者多已发生血管器质性病变,所以针灸治疗属于辅助性作用,不能替代其他药物治疗。

（2）高血压主要是血管压力变化导致,就中医认为其病机主要与气机有关。因此,针刺治疗时得气与否尤为重要,而且需要采用迎随补泻手法补泻经气。其中注意针下感觉尤为重要。

（四）典型案例

王某,女,52岁,2015年4月10日初诊。

主诉:血压升高2年。

患者退休后因不适应居家生活,2年前出现血压升高,一般血压为150/95 mmHg,休息不能缓解,情绪不畅,精神烦躁,时感疲劳,头晕眼花,腰膝酸软,为了进一步诊治,经人介绍至本科。

发病以来胃口可,精神一般,二便畅,夜寐一般。舌红苔白腻,脉濡滑。

经脉电测定,脾经双侧虚证、八俞经双侧虚证、肝经双侧实证。

针灸处方:① 泻法,肝夹脊（双侧）、太冲（双侧）;② 补法,脾夹脊（双侧）、胰夹脊（双侧）、太白（双侧）、八木（双侧）。

操作方法:泻法采用针刺直刺上述穴位,要求针感较为强烈,得气后无须提插捻转,留针30 min后取针,勿按压针孔。补法采用皮内针固定于上述穴位,留针2天。隔日治疗1次。疗程:每周3次,10次为1个疗程。1个疗程后复诊。

二诊(2015年4月30日),刻下血压130/80 mmHg。

经脉电测定,脾经右侧虚证、肝经右侧实证。

针灸处方:① 泻法,肝夹脊（右侧）、太冲（右侧）;② 补法,脾夹脊（右侧）、太白（右侧）。操作方法同前。

三诊(2015年5月8日),刻下血压125/80 mmHg。

（五）结语

高血压的针灸治疗研究证实针灸具有降低血压、稳定血压、改善与减少靶器官损害的作用。针灸治疗从总体来说即时疗效显著,但长期疗效不佳。因此,针灸疗法在高血压治疗中仅起到辅助作用。由于针灸治疗高血压具有调节心脏搏动节律、脂质代谢,以及血流速度等综合良性调节作用,可以有效改善与预防血压异常的发生,因此,针灸疗法可以作为高血压早期预防的重要措施(基于治未病的思想)。

第三节 骨关节疾病

一、颈椎病

颈椎病,又称为颈椎综合征,是由于颈椎间盘突出或退行性改变及其继发病理改变累及周围组织结构如神经根、脊髓等,表现为椎节失稳、松动;髓核突出或脱出;骨质增生形成;韧带肥厚和继发的椎管狭窄等,刺激或压迫了邻近的神经根、脊髓、椎动脉及颈部交感神经等组织,从而引起的各种症状和体征的综合征。临床可分为颈型、神经根型、椎动脉型、脊髓型、交感型等。本病好发于40~60岁的中老年人。然而由于电脑和手机的普及,长期伏案工作,导致中青年的发病率也在逐年上升。

在中医古籍中颈椎病属于"痹证""项强""颈筋急""颈肩痛""头痛""眩晕"等病症范畴,在《黄帝内经》《针灸甲乙经》等经典古籍中就其病因、不同经脉发生病变的临床症状、选取穴位与针灸治疗方法均有明确详细记载。如《灵枢·周痹》强调"风寒湿气,客于分肉之间,迫切而为沫,沫得寒则聚,聚则排分肉而分裂,分裂则痛,痛则神归之,神归之则热,热则痛解,痛解则厥,厥则他痹发"。《黄帝内经》强调"外内相合"而痹生,外者,风寒湿邪外袭,杂至为痹。就发病经脉认为颈椎病主要与三焦经、膀胱经、小肠经、大肠经、督脉有关。如手少阳三焦经的项痹往往伴有手臂外侧麻木、疼痛、无力等症状,如"肘痛引肩,不可屈伸,振寒热,颈项肩背痛,臂痿痹不仁,天井主之"(《针灸资生经》)"肘痛不能自带衣,起头眩,颈痛面黑,风,肩头痛不可顾,关冲主之""肩重不举,肩髎主之""肩痛不能自带衣,臂腕外侧痛不举,阳谷主之""肩不可举,不能带衣,清冷渊主之""肩痛不能自举,汗不出,颈痛,阳池主之"(《针灸甲乙经》)。治疗方法以《针灸甲乙经》中"刺痹者,必先循切其上下之大经,视其虚实,及大络之血结而不通者,及虚而脉陷空者而调之,熨而通之,其瘛紧者,转引而行之"为原则。此病主要采用火针、焠刺、齐刺、缪刺、灸法、放血疗法等方法治疗,如《灵枢·寿夭刚柔》云"久痹不去身者,视其血络,尽出其血";又《灵枢·官针》中"焠刺者,刺燔针而取痹"是论述火针与放血疗法治疗痹证。因此,项痹已得到古代医家的重视,就临床病因病机、临床表现,以及治疗方法均有详细阐释。

(一)病因病机

中医经典关于颈椎病的病因多认为与寒、湿、风邪外袭内生有关,导致颈项部气血阻滞,经脉失养而致本病发作。病位在头、颈项、上肢。颈椎病是盛氏针灸疗法早期关注与诊治的疾病之一,也是发现新经脉——大杼经、风门经的临床来源之一。因此,盛氏针灸疗法对颈椎病有以下见解。

颈椎病的临床表现虽按照西医可以分为颈型、神经根型、椎动脉型、脊髓型、交感型等。但其中医病因特征主要与内外之寒(主收引)、风(性开泄而善行数变)、湿(性重浊)、瘀(主疼痛)有密切关系。因此,临床应围绕上述四种病因诊治。其中外风、外湿、外寒均可选用督脉、风门经、大杼经、大肠经之经穴;内风选用肝经、肾经为主;内湿选用脾经、肺经、肾经为主;内寒选用肾经、脾经为主;瘀血可选用心经、肝经、脾经为主。

颈椎病的临床发病部位与颈椎椎体之间存在一定关联性。在临床中患者一般在颈椎椎体旁压痛明显,而且其临床表现及症状发生部位存在一定规律性。其规律性不同于颈椎脊神经支配区域,与传统经脉循行路线亦有一定差异。经过长期临床实践与总结,发现以下规律:第3颈椎与胆经、肺经、大肠经相联系;第4颈椎与大杼经相联系;第5颈椎与三焦经联系;第6颈椎与风门经联系;第7颈椎与小肠经联系。其中从第3~7颈椎均与督脉联系。

颈椎与督脉的联系最为紧密,尤其是颈椎病初期发病多与寒邪外侵、机体阳气虚衰有关。第7颈椎棘突下之大椎穴,小肠经之后溪穴均与督脉相联系,也突出督脉在颈椎病中的重要意义。因此,大椎与后溪穴可以作为颈椎病治疗的基础穴位。

《四总穴歌》:"头项寻列缺。"从临床实践中发现列缺只能解决部分颈项部疾病。此外,从经脉循行路线看列缺穴在肺经上,但其穴位位置与功能主治明显有别于其他穴位。因此,在经过列缺穴位置应该还存在一条新的经脉——风门经。

(二)辨经脉

1. 肝胆经颈椎病

主症:颈项两侧疼痛不适,尤以后脑部不适为特点。

兼症:视物模糊、易视疲劳、头部疼痛,头晕、恶心欲吐,第3颈椎棘突旁压痛明显。

2. 大肠经颈椎病

主症:颈项两侧偏项枕部疼痛不适,肩颈结合部疼痛明显。

兼症:上肢外侧酸痛麻木,部位与手阳明大肠经循行相同,肩井穴、第3颈椎棘突旁压痛明显。

3. 肺经颈椎病

主症:颈项两侧偏项枕部疼痛不适,疼痛程度较缓。

兼症:上肢内侧酸痛麻木,部位与手太阴肺经循行相同,咳嗽,胸痛,第3颈椎棘突旁压痛明显。

4. 大杼经颈椎病

主症:第4颈椎正中及两侧疼痛不适,视物不适,头顶痛。

兼症:上肢外侧酸痛麻木,部位与大杼经循行相同,眼部疾患,咳嗽,胸痛,第4颈椎棘突旁压痛明显。

5. 风门经颈椎病

主症:第6颈椎正中及两侧疼痛不适,咳嗽咳痰,咽喉部不适。

兼症:上肢外侧酸痛麻木,部位与风门经循行相同,下颈段及上背部疼痛为主,梅核气,咳喘,胸背痛,第6颈椎棘突旁压痛明显。

6. 小肠经颈椎病

主症:第7颈椎正中及两侧疼痛不适,眼部疾患。

兼症:上肢外侧酸痛麻木,部位与小肠经循行相同,下颈段及上背部疼痛为主,畏寒,疲劳,口津乏少,第7颈椎棘突旁压痛明显。

7. 督脉经颈椎病

主症:项后部正中疼痛,压痛广泛,尤以低头加重为主要特征。

兼症:痛引脊背,得温则减,劳累后加重。多有受寒劳累史,常伴有畏寒,疲劳,小便频数,颈椎棘突压痛明显。

8. 肾经颈椎病

主症:颈部疼痛不适,多不剧烈,休息可缓解。

兼症:多伴有腰部不适,小便频数,腰膝酸软,身体困重,乏力,头部空痛,颈椎棘突压痛不明显。

9. 脾经颈椎病

主症：颈部疼痛不适，时作时止，头部困重。

兼症：多伴有神疲乏力，失眠不佳，胃纳欠佳，身体困重，大便溏薄不成形，颈椎棘突压痛不明显。

10. 三焦经颈椎病

主症：第5颈椎正中及两侧疼痛不适，头侧部不适。

兼症：上肢外侧酸痛麻木，部位与三焦经循行相同，下颈段及上背部疼痛为主，侧面部水肿，身体困重，第5颈椎棘突旁压痛明显。

11. 膀胱经颈椎病

主症：项后部两侧疼痛，压痛广泛，尤以低头加重为主要特征。

兼症：痛引脊背，得温则减，劳累后加重。多有受寒劳累史，常伴有畏寒，疲劳，小便频数，颈椎棘突压痛明显。

（三）治疗

1. 治疗特色

（1）辨经论治：盛氏针灸疗法关于颈椎与经脉关系的论述是其主要特色之一。从历来的中医文献分析，颈项部疾病主要与督脉、膀胱经，以及其他阳经有关。盛氏针灸疗法在长期的临床观察中发现，颈椎病症状往往与经脉的走行、分布部位有不甚符合的现象，以及原有治疗颈椎病的穴位功能不甚确切，导致临床疗效不佳的情况。在不断总结与实践的基础上，盛氏针灸疗法发现颈椎椎体与经脉之间存在对应关系，大量的临床实践验证其疗效确切，是临床治疗颈椎病可以依据的客观标准与方法。具体颈椎椎体节段与经脉、穴位对应关系见表3-12。

表3-12 颈椎椎体节段与经脉、穴位对应关系表

颈椎	联系经脉	局部穴位	远部穴位
第3颈椎	胆经、大肠经	第3颈椎嵴、风池	绝骨、合谷、上髎
第4颈椎	大杼经（新经脉）	第4颈椎嵴、下天柱	落枕（项强）
第5颈椎	三焦经	第5颈椎嵴、天髎	中渚
第6颈椎	风门经（新经脉）	第6颈椎嵴、肩风	列缺
第7颈椎	小肠经	第7颈椎嵴、肩中俞	后溪

临床中颈椎病症状多样，涉及多条经脉，可以根据症状或者发病部位及路线诊断病经，其虚实性质可以根据症状动静态的状态而判别（具体可详见经脉虚实辨证与动静态关系）。

（2）经脉测定标准规范化辅助诊断：颈椎病的经脉电测定是盛氏针灸疗法早期特色之一。通过测定可以明确诊断颈椎病变椎体，相关病变经脉，以及经脉虚实属性，临床准确率80%以上。而且颈椎病的经脉诊断早于影像学的检查诊断，说明颈椎病早期症状与颈椎功

能变化,以及颈椎椎体周围软组织病变有关。因此,经脉测定具有一定的预测性。在长期临床实践基础上,盛氏针灸疗法认为颈椎病测定规律:颈椎病合并眩晕、头痛、眼部不适等头面部症状与第3、4颈椎病变有关,主要涉及肝胆经、大肠经、肺经、大杼经;颈椎病合并下颈段且牵涉至上背部,临床主要以酸痛不适与第5~7颈椎病变有关,主要涉及三焦经、风门经、小肠经;颈椎病初期发生病变的经脉为大杼经、风门经,日久常会出现肾经、脾经数值异常。以上临床举例可以作为诊治参考,具体可以经经脉测定后明确病变经脉,作为取穴的辅助依据。

(3)归经中药的选用:盛氏针灸疗法认为颈椎病的发病因素主要与寒、风、湿、瘀有密切关系。因此,在诊断明确的前提下,结合八纲辨证进一步确定病性,选用相应病变经脉的祛寒、息风、化湿、活血的中药。如肺经、风门经、大杼经颈椎病,表寒可选用麻黄、桂枝、紫苏、生姜;里寒可选用干姜、肉桂、细辛、薤白;风湿可选用防己、虎杖;风邪可选用地龙、白僵蚕;血瘀选用郁金。大肠经颈椎病,表寒可选用大蒜;内寒可选用胡椒、荜茇、薤白;风湿可选用老鹳草;水湿可选用冬葵子、冬瓜皮、泽漆、蝼蛄;湿邪可选用厚朴;血瘀选用桃仁。三焦经颈椎病,气滞血瘀选用香附。小肠经颈椎病,水湿可选用冬葵子、车前子、海金沙、瞿麦;气滞血瘀选用大腹皮、川楝子等。具体可以参考相关章的内容。

2. 经治

(1)颈型颈椎病

关联经脉:风门经、大杼经、三焦经、小肠经、大肠经。

主穴:第3~7颈椎嵴、风池、下天柱、天髎、肩风、肩中俞、后溪、大椎。

配穴:绝骨、合谷、上髎、落枕、中渚、列缺、后溪。

方义:颈型颈椎病以颈背部症状为主,多与局部劳损,以及外受风、寒、湿邪有关,经脉阻塞导致局部经气不利而致病。因此,选取局部颈嵴可以疏通局部经气,同时配合远端穴位,可以加强疏通经脉的疗效。在此尚需根据症状的具体表现,或者结合经脉电测定选取相应的经脉,力求选穴更为精确,用穴精少。

(2)椎动脉型颈椎病

关联经脉:胆经、肝经、肾经、大肠经、大杼经。

主穴:第3、4颈椎嵴,风池,天柱,下天柱。

配穴:合谷、太冲、太溪、落枕、悬钟。

方义:椎动脉型颈椎病以眩晕为主要临床症状,与内、外风邪有关。因此,祛风、息风为主要治则。第3、4颈椎嵴,风池,天柱,下天柱皆为颈上部穴位,除疏通局部经气外,可以疏散风邪,达到息风醒脑的功效;太冲、悬钟可以疏泄肝胆;合谷、落枕具有疏通第3、4颈椎经气;太溪具有滋补肾阴。诸穴配合共奏息风之效。

(3)神经根性颈椎病

关联经脉:风门经、大杼经、三焦经、小肠经、大肠经。

主穴:第3~7颈椎嵴、风池、下天柱、天髎、肩风、肩中俞、后溪、大椎。

配穴:绝骨、合谷、上髎、落枕、中渚、列缺、后溪。

方义：神经根型颈椎病以颈背部与上肢神经根放射症状为主，多与局部劳损及外受风寒湿邪有关，经脉阻塞导致局部经气不利而致病。因此，选取局部颈椎嵴可以疏通局部经气，同时配合远端穴位，可以加强疏通经脉的疗效。在此尚需根据症状的具体表现，或者结合经脉电测定选取相应的经脉，力求选穴更为精确，用穴精少。

（4）交感型颈椎病

关联经脉：肝经、胆经、肾经、大杼经、心经。

主穴：风池、第3颈椎嵴、天柱、第7颈椎嵴、第4颈椎嵴。

配穴：悬钟、太溪、后溪、神门、落枕。

方义：交感神经型颈椎病以一系列反射性自主神经功能紊乱为主的症候群。临床表现复杂，主要涉及头部、心脏、腹部症状。因此，交感型颈椎病的治疗涉及的经脉不仅局限于颈部经脉，更需要调理涉及脏的经脉，如肝经、肾经、心经。在处方中选用风池、第3颈椎嵴、悬钟主要可以疏散胆经之邪，天柱、太溪可滋肾阴息风；后溪、第7颈椎嵴、神门可滋补心阴，宁心安神。临床可随症加减。

（5）脊髓型颈椎病

关联经脉：胆经、肝经、风门经、大杼经、三焦经、肾经、脾经、胃经。

主穴：第3~7颈椎嵴、风池、大椎。

配穴：足三里、三阴交、太冲、阳陵泉、太溪。

方义：脊髓型颈椎病以行走不稳、脚踩棉花、上肢精细动作功能减退等为主要症状。按照中医理论与风邪，以及脾胃功能下降有密切关系。因此，以疏通颈部局部气血的前提下，着重调节脾胃、息风舒筋为主要治则。选用第3~7颈椎嵴、风池、大椎疏通颈部气血；足三里、三阴交共奏调理脾胃，补益气血之功；太冲、阳陵泉、太溪滋补肝肾之阴。

3. 操作方法

（1）颈椎嵴的进针部位在颈椎棘突的两侧垂直皮肤进针，相当于夹脊穴，与颈椎解剖位置有关。

（2）针刺顺序可按照先用皮内针治疗虚证经脉，再深刺实证经脉。

（3）大椎与后溪可作为各型颈椎病基础穴位，其中后溪朝合谷方向针刺，大椎可选用隔物灸法治疗。

（四）典型案例

陈某，男，41岁。2016年3月3日初诊。

主诉：颈部疼痛伴右上肢放射痛2周。

患者2周前无明显诱因下出现颈部疼痛伴右上肢放射痛，经休息后缓解不明显，初期未做任何处理疼痛明显加重，安静时尤为明显，遂至当地医院诊治。颈椎CT示第4~5颈椎间盘、第5~6颈椎间盘突出。予以布洛芬胶囊口服治疗，缓解不明显。经人介绍至本科诊治。

发病以来胃口欠佳，精神一般，二便畅，夜寐差。舌淡苔白，脉紧涩。

体格检查：颈部皮肤无异常，颈椎生理弧度正常，后伸受限，第4~6颈椎棘突压痛明显，叩顶试验阳性,臂丛牵拉试验阳性。

辅助检查:颈椎 CT 示第 4、5 颈椎椎间盘、第 5、6 颈椎椎间盘突出。

经脉电测定,大杼经双侧实证、风门经双侧实证、三焦经右侧虚证、胆经右侧实证。

针灸处方:① 泻法,第 3 颈椎崤(右侧)、合谷(右侧)、第 4 颈椎崤(双侧)、落枕(双侧)、第 6 颈椎崤(双侧)、内合谷(双侧);② 补法,第 5 颈椎崤(右侧)、中渚(右侧)。

操作方法:泻法采用针刺直刺上述穴位,要求针感较为强烈,得气后无须提插捻转,留针 30 min 后取针,勿按压针孔。补法采用皮内针固定于上述穴位,留针 2 天。

二诊(2016 年 3 月 7 日):上肢放射痛明显减轻,颈部症状基本消失,夜间疼痛不明显。

经脉电测定,大杼经右侧实证、风门经右侧实证(数值接近中位数值)。

针灸处方:泻法,第 4 颈椎崤(右侧)、落枕(右侧)、第 6 颈椎崤(右侧)、内合谷(右侧)。

三诊(2016 年 3 月 11 日):颈部及右上肢症状已痊愈。

(五)结语

盛氏针灸疗法治疗颈椎病多能在短时间起效,一般在针刺治疗后当时屡有神效。盛氏针灸疗法尤其擅长治疗疑难性颈椎病。盛善本常言:针灸之功在于速效,立竿见影,否则非针灸之功。如能掌握如何准确诊断颈椎经脉及相关经脉状况、针刺方法,将能迅速提高针灸治疗颈椎病的技能。

二、肩关节周围炎

肩关节周围炎,又称肩周炎,俗称冻结肩、五十肩。以肩部逐渐产生疼痛,夜间为甚,逐渐加重,肩关节活动功能受限而且日益加重,达到某种程度后逐渐缓解,直至最后完全复原为主要表现的肩关节囊及其周围韧带、肌腱和滑囊的慢性特异性炎症。肩周炎是以肩关节疼痛和活动不便为主要症状的常见病症。本病的好发年龄在 50 岁左右,女性发病率略高于男性,多见于体力劳动者。

肩周炎属于中医学“痹证”的范畴,又有“肩凝症”“肩不举”“漏肩风”“冻结肩”或“五十肩”等病名。中医认为肩周炎发病内部因素是由于年过半百之人的气弱血不足,加之肝肾虚损不能充养筋经骨骼,长此以往便发展为不荣而痛、关节继而废用衰退;外部因素是因人老对外抵抗力弱,加上平时不注意保暖而使肩部感受了风寒湿邪,致使肩部脉络筋肉拘痛不展,萎而不用;或者因为平日生活过度操劳、运动不当挫伤肩部筋脉,使瘀血阻络不能畅通关节,日久则形成痹肿疼痛、肩不能展。正如《类证治裁》曰:“中年以后,因气血不足,肝肾亏损,筋失濡养,风寒侵袭,经脉瘀阻,营卫气血不畅,肩部正邪相搏发为疼痛。日轻夜重,久则肩部肌肉挛缩,活动受限。”《古今医鉴》也强调了肩痛大多是为风湿之邪所困,最终导致气血不能给予筋经充足的营养而萎痛不用。《张氏医通》指出肩部酸痛除了考虑受到外感之邪的影响,还不能忽视本身肾元不足造成的疼痛。若肾气不能遵循自己的经道就会发生气逆,挟背而上,致背部作痛的情况。从经脉辨证探讨肩周炎的发病,如《灵枢·筋经》中就有详细的论说:“足太阳之筋,其病……肩不举;手太阳之筋,其病绕肩胛引颈后痛;手阳明之筋,其病……肩不举”,可以得出手三阳经、足太阳经、足少阳经脉及所属的经筋、经别等均与其病变密切相关。因此,古代医家已经认识到肩周炎的病因病机,并采用辨证与辨经相结合的方法诊治,至今也值得临床借鉴。

(一) 病因病机

中医认为肩周炎的病因主要与肩部劳损日久气血不足,又复受风、寒、湿邪致其发作。其中正虚为本,瘀血寒湿为标是肩周炎的主要病机特点。肩周炎从症状而言属于经脉病,与经脉循行有密切联系。因此,肩周炎作为盛氏针灸疗法诊治特色病种之一,盛氏针灸疗法有以下见解。

肩周炎的发作主要与肩部劳损日久有关,好发于 50 岁左右人群,其中就诊时多已出现关节粘连,并严重影响生活。因此,不论早期抑或后期肩周炎病机均与局部经脉阻塞、机体脏腑气血不足有关。若出现上臂及前臂症状,则应考虑颈椎疾患的可能,可以通过影像学检查以排除,如为颈椎相关疾病可参照颈椎病章节治疗。

肩周炎从发病初期肩部不适继而出现肩关节粘连、活动度明显受限,静息及夜间疼痛显著,后期出现肩关节肌肉萎缩无力等肝肾不足之证。从发病过程看,不难发现肩周炎的发病所经历的轨迹是一种必然,且高峰不一的疾病过程,基本每个成年人在 50 岁左右都会经历的事件,而且一旦肩周炎治愈后,发病的肩关节不再会出现肩周炎症状(除外伤以外)。因此,盛氏针灸疗法认为肩周炎是人类机体生长过程中的常见疾病,同时该病发病过程及痊愈后有明显的免疫性。

肩周炎的发病损及部位以肩关节周围的肌腱为主,如肩胛下肌腱、冈上肌腱、冈下肌腱、小圆肌腱及肱二头肌长头肌腱等发生慢性劳损或损伤而导致其炎症发生,肌腱在中医学中属于“经筋”“筋肉”等范畴。因经筋与筋肉正常与否与肝主筋、脾主肌肉功能关系密切,肝、脾共性功能是以血为主。在肩周炎的早中后期,经筋均受累,经筋之间的挤压、挛缩、粘连导致局部气血的变化,尤其表现为血的变化,进而影响肝、脾功能,致使经筋发生功能及器质性改变,进而导致肩周炎的发生,因此除了着重肩周局部穴位的选取外,加强肝脾经远端取穴是治疗肩周炎取效的关键因素之一。

肩周炎发病多为单侧,极少两侧同时发病,多数是局部经脉病变为主,有时会出现病经交叉的情况,亦相当于《灵枢·管针》之缪刺法,常可针刺正常侧的肩部经脉与穴位,有速效。

经长期临床实践观察盛氏针灸疗法发现在肩部除传统经脉循行以外,还发现了大杼经、风门经、督俞经、膈俞经等,这些经脉丰富了肩部经脉辨证的内容,而且提高了肩周炎的针灸治疗内涵。

围绕肩关节一圈的经脉按顺时针次序,从前到后依次为手太阴肺经—风门经—手阳明大肠经—大杼经—膈俞经—督俞经—手少阳三焦经—小肠经—手少阴心经,共 9 条经脉。临床可根据压痛点及穴位判断病变经脉,具体如下。

手太阴肺经:肩前穴(腋前纹头上 1 寸)。

风门经:抬肩穴(肩关节前外方最高点,肩髃与肩前中点)。

手阳明大肠经:肩髃穴(肱骨大结节前下方)。

大杼经:肩杼穴(肩髃穴后 0.5 寸)。

膈俞经：肩膈穴(肩髃穴后 1 寸,肩杼穴后 0.5 寸)。

督俞经：肩督穴(肩髎穴前 0.5 寸)。

手少阳三焦经：肩髎穴(肱骨大结节后下方)。

小肠经：肩贞穴(腋后纹头上 1 寸)。

手少阴心经：极泉穴(腋窝最顶端)。

(二) 辨经脉

1. 手太阴肺经肩周炎

主症：肩关节前内侧疼痛,痛引前胸部。

兼症：肩关节活动不利,伴有功能障碍,尤以后伸及上举受限,畏寒怕冷,得温痛减,咳嗽咳痰等呼吸道症状,腋前纹头上 1 寸(肩前穴)压痛明显。

2. 风门经肩周炎

主症：肩关节前外方疼痛,痛引同侧锁骨部。

兼症：肩关节活动略受限,外形略肿胀,肩关节前外方最高点,肩髃与肩前中点(抬肩穴)压痛明显。

3. 手阳明大肠经肩周炎

主症：肩关节上方前外侧疼痛,痛引肩颈部。

兼症：肩关节活动度略受限,尤以后伸不利为主,多伴有肩胛骨与锁骨间疼痛,肱骨大结节前下方(肩髃穴)压痛明显。

4. 大杼经肩周炎

主症：肩关节上方正中偏前部疼痛。

兼症：疼痛多与肱骨结节间沟慢性劳损有关,发病较缓,多有受寒史,肩髃穴后 0.5 寸(肩杼穴)压痛明显。

5. 膈俞经肩周炎

主症：肩关节上方正中部疼痛。

兼症：疼痛多与肱骨结节间沟慢性劳损有关,发病较缓,多有受寒史,肩髃穴后 1 寸,肩杼穴后 0.5 寸(肩膈穴)压痛明显。

6. 督俞经肩周炎

主症：肩关节上方正中偏后部疼痛。

兼症：疼痛多与肱骨结节间沟慢性劳损有关,发病较缓,多有受寒史,肩髎穴前 0.5 寸(肩督穴)压痛明显。

7. 手少阳三焦经肩周炎

主症：肩关节上方后外侧疼痛,痛引肩颈部。

兼症：肩关节活动度略受限,尤以内收受限为主,多伴有肩胛骨内侧疼痛,肱骨大结节后下方(肩髎穴)压痛明显。

8. 手太阳小肠经肩周炎

主症：肩关节前内侧疼痛,痛引上背部。

兼症:肩关节活动不利,伴有功能障碍,尤以内收受限为主,多有受寒及劳损史,腋后纹头上1寸(肩贞穴)压痛明显。

9. 手少阴心经肩周炎

主症:肩关节内窝部疼痛,伴有心胸部不适。

兼症:肩关节活动不受限,多与情志、寒凉有关,多伴有胸痛、心悸等心血管疾病症状。腋窝最顶端(极泉穴)压痛明显。

(三)治疗

1. 治疗特色

(1)辨经论治:肩周炎的针灸诊治自古以来非常注重经脉辨证,如"肩三针""承山透丰隆"等均是经脉辨证的产物。但是由于肩周炎所涉及的经脉及周边软组织的复杂性致使其临床表现多样性、复杂性,传统经脉的循行路线难以解释肩周炎的复杂临床症状,而且很多压痛明显的部位与经脉位置相差甚远。因此,肩部经脉辨证的内容需要更为开放性思维,在长期临床观察与验证,盛氏针灸疗法认为肩部经脉还有膈俞经、督俞经、大杼经、风门经,而且这些新经脉与肩周炎压痛点及穴位存在一一对应关系。临床进行经脉辨证及选穴治疗依照表3-13。

表3-13 肩周炎疼痛部位与穴位对照表

肩周炎经脉	肩 痛 部 位	取 穴	
		主 穴	配 穴
手太阴肺经	肩关节前内侧疼痛	肩前	云门
风门经	肩关节前外方疼痛	抬肩	举臂
手阳明大肠经	肩关节上方前外侧疼痛	肩髃	臂臑
大杼经	肩关节上方正中偏前部疼痛	肩杼	巨骨
膈俞经	肩关节上方正中部疼痛	肩膈	斗肘
督俞经	肩关节上方正中偏后部疼痛	肩督	痛灵
手少阳三焦经	肩关节上方后外侧疼痛	肩髎	天髎
手太阳小肠经	肩关节前内侧疼痛	肩贞	臑俞
手少阴心经	肩关节内窝部疼痛	极泉	青灵

肩周炎的针灸治疗中,疼痛部位的确诊十分重要,同时还需结合动静态辨证以明确病变经脉的虚实状态,可以更有的放矢进行治疗。

(2)经脉测定标准规范化辅助诊断:盛氏经脉测定诊断具有诊断肩周炎病变经脉与经脉虚实属性。通过长期肩周炎患者测定发现规律:性质为虚实夹杂,以实证为主。风门经实证、肺经实证:肩前侧疼痛,伴呼吸道症状;大肠经实证、三焦经实证:肩关节肿胀疼痛;督俞经、膈俞经:肩部上部疼痛、心悸胸闷不适;小肠经实证:肩关节后侧疼痛且多为初期；肾经虚证、肝经虚证：肩关节疼痛不定时发作，常为隐痛不适，多为中后期。以上临床举例可以作为诊治参考，具体可以经经脉测定后明确病变经脉，作为取穴的辅助依据。

（3）归经中药的选用：盛氏针灸疗法认为肩周炎的发病因素主要与寒、风、湿、瘀及肝肾不足有密切关系。因此，在诊断明确的前提下，结合八纲辨证进一步确定病性，选用相应病变经脉的祛寒、息风、化湿、活血、补益肝肾的中药。如肺经、风门经、大杼经肩周炎表寒可选用麻黄、桂枝、紫苏、生姜；里寒可选用干姜、肉桂、细辛、薤白；风湿可选用防己、虎杖；风邪可选用地龙、白僵蚕；血瘀选用郁金。大肠经肩周炎表寒可选用大蒜；内寒可选用胡椒、荜茇、薤白；风湿可选用老鹳草；水湿可选用冬葵子、冬瓜皮、泽漆、蝼蛄；湿邪可选用厚朴；血瘀可选用桃仁。三焦经肩周炎气滞血瘀选用香附。小肠经肩周炎水湿可选用冬葵子、车前子、海金沙、瞿麦；气滞血瘀选用大腹皮、川楝子等。心经、督俞经、膈俞经肩周炎表寒可选用桂枝；里寒可选用附子、干姜、肉桂、细辛；风湿可选用络石藤；风邪可选用羚羊角、珍珠母；血瘀选用丹参、桃仁、红花。肝肾经不足肩周炎气虚可选用山药、黄精；血虚可选用熟地黄、生地黄、当归、白芍药、何首乌；阳虚选用巴戟天、淫羊藿、山茱萸、杜仲、续断；阴虚可选用龟板、天冬、石斛、鳖甲、女贞子、墨旱莲。具体可以参考相关章节内容。

2. 经治

盛氏针灸疗法治疗肩周炎主要是以肩痛部位与经脉关系对应关系进行辨经治疗的依据，具体对应关系可按照表3-13选择近部与远部穴位治疗。以下重点介绍肩周炎不同时期的经治方法，详述如下。

（1）肩周炎初期

关联经脉：小肠经、三焦经、肺经。

主穴：肩贞、肩髎、肩前。

配穴：臑会、养老、天宗、外关、云门、天府。

方义：肩周炎初期临床表现为肩部疼痛症状较重，功能障碍多由于肩部疼痛造成的肌肉痉挛所致。病机多为肩部早期气血不足，外感风寒之邪而诱发。因此，较早期阳经易受邪气入侵而发病。手太阳、手少阳最为发病，其次肺为华盖，为阴中之阳脏，风寒之邪易于入侵手太阴肺经而发病。此期针灸选穴采用远近配穴法，近部选用肩贞、肩髎、肩前，远部选取臑会、养老、天宗、外关、云门、天府。诸穴配合共奏疏通经脉，疏散风寒之功。

（2）肩周炎粘连期

关联经脉：大肠经、膈俞经、督俞经、大杼经、风门经。

主穴：抬肩、肩髃、肩杼、肩膈、肩督。

配穴：举臂、内合谷、臂臑、合谷、巨骨、落枕、痛灵。

方义：肩周炎粘连期临床表现的关节功能障碍是这个时期的主要问题，疼痛往往由关节运动障碍所引起。此期临床病机较初期气血阻滞更为严重，血瘀不通，不通则痛，气血不足之证越发明显，表现为拒按，夜间疼痛明显等。经脉病变由后侧向前部发展，出现显著粘连而致关节活动度受限，其中上举与后伸及内收为主。因此，活血化瘀、疏经止痛是主要治则。抬肩、肩髃、肩杼、肩膈、肩督均为病变局部穴位,同时依经选取举臂、内合谷、臂臑、合谷、巨骨、落枕、痛灵。经临床验证具有活血止痛、疏经松粘之功效。

（3）肩周炎恢复期

关联经脉：肺经、三焦经、大肠经、肝经、肾经。

主穴：肩前、肩髃、肩井、肩髎、肝俞、肾俞。

配穴：列缺、合谷、中渚、阳陵泉、太溪、太冲。

方义：肩周炎恢复期临床表现为关节功能障碍好转及疼痛已明显减轻,但尚有残余症状。其主要病机为肩部经脉气血阻滞已缓,瘀血减少,肝肾气血不足为主。因此,该期应以改善补益气血为主,疏通经脉为辅的治则。选用肩前、肩髃、肩井、肩髎、肝俞、肾俞具有调节局部经脉,同时可提升肝肾之功。此外,列缺、合谷、中渚、阳陵泉、太溪、太冲皆为远部特定穴位,具有调节疏通相应经脉气血的作用。

3. 操作方法及注意事项

（1）按照肩周炎的发病机制而言,多与肩部周围的软组织的病变有关,以肌腱的病变为主。因此,需要掌握好针刺深度,不建议太强或太重刺激,尤其在粘连期,以免损伤正气过甚。

（2）肩周炎虽然发病部位在肩部,但与全身状态有相当联系。因此,务必确认是否存在全身疾患,尤其是肺部肿瘤的可能性,以免误治。

（3）天宗穴为小肠经穴,从针刺治疗角度看,不论肩前或肩后部疼痛均可选用,但要求针刺需有局部强烈酸胀感,并能放射至前肩部。

（4）肩周炎经脉测试有可能会出现病变经脉发生在患肩的对侧。因此,可选用缪刺方法,即取对侧经脉穴位治疗,针刺时可嘱患者活动患肩配合治疗。

（四）典型案例

胡某,女,51 岁,2016 年 7 月 18 日初诊。

主诉：右肩疼痛 1 月,加重 1 周。

患者 1 月前因受寒后出现右肩部疼痛,活动不受影响,未做任何处理。近 1 周疼痛加重,严重影响生活,夜间疼痛明显,自行服用布洛芬缓释胶囊不解,遂至我科就诊。

发病以来精神一般,纳可,二便调,夜寐不安。舌红,苔白腻,脉弦涩。

体格检查：右肩关节无红肿,活动度明显受限,尤以上举及外展、后伸为限,肱骨大结节处压痛明显,皮肤感觉正常。

辅助检查：肩关节 X 线片示右肱骨大结节处高密度影。余无殊。

经脉电测定,风门经右侧实证、肺经右侧虚证、大肠经右侧实证、肾经双侧虚证。

针灸处方：① 泻法,肩髃（右侧）、臂臑（右侧）、抬肩（右侧）、举臂（右侧）；② 补法,肩前（右侧）、列缺（右侧）、肾俞（双侧）。

操作方法：泻法采用针刺直刺上述穴位,要求针感较为强烈,得气后无须提插捻转,留针 30 min 后取针,勿按压针孔。补法采用皮内针固定于上述穴位,留针 2 天。

二诊（2016 年 7 月 20 日）：右肩疼痛较前明显减轻,夜间睡眠无明显影响。活动有所改善,但后伸仍受限。

经脉电测定,风门经右侧实证、肾经双侧虚证。

针灸处方:① 泻法,抬肩(右侧);② 补法,举臂(右侧)、肾俞(双侧)。

三诊(2016年7月26日):肩部疼痛已少有发作,肩关节活动度后伸受限,但活动时疼痛不限。

（五）结语

肩周炎是大部分人群会经历的问题,只是临床表现程度不一。因此,肩周炎早期治疗尤为重要,若已发展至粘连期,将严重影响病程及生活质量。盛氏针灸疗法具有早期诊断肩部经脉状况,并选取相应的经脉穴位治疗,具有"防治未病"的功用,值得临床应用。

三、腰痛

腰痛是临床常见疾病之一,且有其特殊的临床表现,其疼痛的同时还有一些伴随症状。例如,腰椎间盘突出可以伴随坐骨神经痛;大腿或小腿的麻木、疼痛;肌肉瘫痪,如足下垂,足拇指背伸无力;马尾综合征,如会阴区麻木、大便功能障碍、性功能障碍等症状。该病可见于各年龄,由于影像学检查方法的普及,腰椎间盘突出最为常见。

中医学关于腰痛疾病的论述历史悠久。腰痛属中医学"腰腿痛""腰背痛""腰尻痛""痹证"等范畴。《素问》中有"刺腰痛"的专论。该篇涉及腰痛的经脉除足六经腰痛外,还提出了同阴脉、昌阳脉、飞阳脉、阳维脉、会阴脉、解脉、衡络脉、散脉、肉里脉等总共15条脉的腰痛。如"足太阳脉令人腰痛,引项脊尻背如重状,刺其郄中。太阳正经出血……少阳令人腰痛,如以针刺其皮中,循循然不可以俯仰,不可以顾,刺少阳成骨之端出血,成骨在膝外廉之骨独起者……足少阴令人腰痛,痛引脊内廉,刺少阴于内踝上二痏"。腰痛的病因在古籍中论述,如《素问·脉要精微论》指出:"腰者,肾之府,转摇不能,肾将惫矣。"说明了肾虚腰痛的特点。《诸病源候论》在病因学上,充实了"坠隋伤腰""劳损于肾"等病因,分类上分为卒腰痛与久腰痛。《丹溪心法·腰痛》指出腰痛病因有"湿热、肾虚、瘀血、挫闪、痰积",并强调肾虚的重要作用。《七松岩集·腰痛》概括腰痛常见病因和分型指出:"然痛有虚实之分,所谓虚者,是两肾之精神气血虚也,凡言虚证,皆两肾自病耳。所谓实者,非肾家自实,是两腰经络血脉之中,为风寒湿之所侵,闪肭挫气之所碍,腰内空腔之中,为湿痰瘀血凝滞不通而为痛,当依据脉证辨悉而分治之。"腰痛穴位选择及针刺方法的论述,如《摘英集》:"寒湿腰痛,灸腰俞;闪着腰痛及本脏气虚,针气海。"《丹溪心法》:"腰痛,血滞于下,委中刺出血,仍灸肾俞、昆仑。"《席弘赋》:"气滞腰痛不能立,横骨、大都宜救急。"《针灸大全》:"肾虚腰痛,举动艰难,取足临泣、肾俞、脊中、委中。"因此,腰痛已得到古代医家的重视,就临床病因病机、临床表现及治疗方法均有详细阐释。

（一）病因病机

中医学认为本病的主要病因是以正气亏虚,肾虚骨弱为内因;外感风、寒湿邪侵袭,兼跌扑外伤、劳损为诱因。主要病机为气血运行不畅,经络痹阻为主。腰痛是临床上常使用针灸治疗的病种之一,盛氏针灸疗法在传统针灸治疗腰痛理论基础上,长期大量实践与观察发现了3条与腰痛密切相关的新经脉：气海经、关元经、中膂经。因此，积累了盛氏针灸疗法独有的腰痛针灸治疗的学说，其主要内容如下。

腰痛临床症状虽包括腰部与下肢症状，但从名称而言突出了"腰"的重要性，说明腰痛的病因在腰。因此，应着重腰部原发灶的治疗。从腰部经脉循行可以发现其方向均为纵行，唯有带脉环腰一周，但从腰痛临床症状来看，往往存在横水平的症状，如腰痛引腹，难以用经脉理论解释。此外，从疼痛部位而言，往往无相应经脉循行，唯有用阿是穴解释其治疗效果。中医经络理论认为"经脉所过，主治所及"，穴位为经脉循行所过之处，穴位功能的实现与经脉密切相关，阿是穴作为穴位种类之一，应存在类似经脉的可能。因此，盛氏针灸疗法认为经脉应存在经脉横水平的联系，而且存在新的经脉循行。

夹脊穴位于棘突下旁开0.5寸，介于膀胱经、督脉之间。从临床观察发现针刺夹脊穴针感可扩及督脉与相应膀胱经的背俞穴，历代医家认为夹脊穴为交通调节督脉、膀胱经两经气血功效。因此，夹脊穴可以作为腰部疾病治疗的重要穴位，起到疏通局部及督脉、膀胱经气血的作用。

督脉、膀胱经上腰部棘突下及旁开1.5寸处皆有穴位，从背俞穴如三焦俞、肾俞、大肠俞皆与同名经相联系，也是治疗脏腑疾病俞募配穴的主要依据。因此，盛氏针灸疗法认为气海俞、关元俞、中膂俞除膀胱经循行外，也应存在经脉的循行。而且从腰腿部经脉循行及临床症状，以及结合《素问·刺腰痛》可以得出腰腿部存在新经脉循行，由此盛氏针灸疗法发现腰椎椎体与经脉之间的一一对应关系。每个腰骶椎椎体棘突下均引出一条经脉，该经脉从腰部出发，横水平循行后经过臀部、下肢，最后止于足趾的井穴。具体经脉与腰椎的对应关系，如第1腰椎与三焦经、胆经联系；第2腰椎与肾经联系；第3腰椎与气海经联系；第4腰椎与胃经联系；第5腰椎与关元经联系；第1骶椎与肝经、胆经联系；第2骶椎与膀胱经联系；第3骶椎与中膂经联系；第4骶椎与脾经联系。

肾气之盛衰与腰痛的发作、预后关系最为密切，"腰为肾之府"。因此，肾俞属膀胱经、命门穴属督脉，在腰痛治疗及预防腰痛中可作为基础穴位使用。

《四总穴歌》："腰背委中求。"从经脉循行看主要与第2骶椎之膀胱经联系最为紧密，膀胱经主表，对外感风寒之邪可作为基础穴位。此外，应根据腰痛部位选用相应经脉及穴位治疗。

（二）辨经脉

1. 三焦经腰痛

主症：上腰部疼痛，痛引侧腹部。

兼症：身体困重，胁肋不适，精神倦怠，活动后有所缓解，休息缓解不明显，第1腰椎棘突下及旁压痛明显。

2. 肾经腰痛

主症：腰膝酸软，痛引肾部，腰部下坠感明显。

兼症：疼痛多向下肢内后侧放射，神疲乏力，休息后缓解，腰痛程度较轻，畏寒肢冷，第2腰椎棘突下及旁压痛明显。

3. 气海经腰痛

主症：下腰部疼痛，痛引入腹。

兼症：疼痛多向下肢外侧放射，小便不利，下腹部胀痛，女性多伴有月经不调，小腹部冷痛等妇科问题，第3腰椎棘突下及旁压痛明显。

4. 胃经腰痛

主症：下腰部疼痛，转动身体尤为艰难。

兼症：疼痛多向下肢前外方放射，胃纳不佳，善悲，形体消瘦，第4腰椎棘突下及旁压痛明显。

5. 关元经腰痛

主症：下腰部疼痛，不能弯腰与后伸，多与搬举重物诱发有关。

兼症：疼痛多向下肢后外方放射，小腹不适，大便不畅，女性多伴有月经不调，小腹部冷痛等妇科问题，第5腰椎棘突下及旁压痛明显。

6. 肝胆经腰痛

主症：腰骶部疼痛如针刺感，弯腰及后伸艰难，不能转身。

兼症：疼痛多向下肢外前侧放射，在胃经腰痛后侧，头侧部疼痛，睡眠不佳，情绪抑郁或易怒，第1骶后孔压痛明显，轻按则痛与胆经相关，重按则痛与肝经相关。

7. 膀胱经腰痛

主症：腰痛连脊背，牵涉直头部，腰如折，不可以仰俯。

兼症：疼痛多向下肢后侧放射，畏寒肢冷，得温痛减，小便不利或清长，多有受寒史，第2骶后孔压痛明显。

8. 中膂经腰痛

主症：腰痛伴有身热，下腰部下坠感明显。

兼症：疼痛多向下肢前外侧放射，小便不利，男性多有前列腺疾患，女性多有月经不调，小腹部冷痛等妇科问题，第3骶后孔压痛明显。

（三）治疗

1. 治疗特色

（1）辨经论治：盛氏针灸疗法关于腰椎与经脉关系的论述是其主要特色之一。腰痛按传统经脉理论诊治以足太阳、足少阳、足阳明为主，临床取穴多缺乏客观标准，多使用督脉、膀胱经、胆经、肾经、三焦经、小肠经穴位治疗腰腿痛，对经脉归经的选穴方法日渐趋少。通过比对历代至现代关于腰痛选穴及经脉的变化，不难发现辨经由多样化到单一化，穴位由系统化到杂乱化，究其原因与经脉在腰部循行的不确定性及不可触及性，以及近代医学逐渐弱化经络对疾病的研究，强化穴位在疾病中的作用研究有关。经过不断总结与实践，盛氏针灸疗法认为腰椎椎体与经脉之间存在联系，大量的临床验证其疗效确切，是临床治疗腰椎病可以依据的客观标准与方法。具体腰椎椎体节段与经脉、穴位对应关系见表3-14。

表 3-14　腰椎椎体节段与经脉、穴位对应关系表

腰痛经脉	腰痛部位	症状方向	联系下肢经脉	取　穴	
				局　部	循　经
足太阳腰痛	第2骶椎水平	纵行	膀胱经	次髎、膀胱俞	委中
足少阳腰痛	第1腰椎下水平或第1骶椎水平	横行	胆经	三焦夹脊、三焦俞或上髎、小肠俞	阳陵泉
足阳明腰痛	第4腰椎下水平	横行	胃经	大肠夹脊、大肠俞	足三里
足少阴腰痛	第2腰椎下水平	横行	肾经	肾夹脊、肾俞	复溜
足厥阴腰痛	第1骶椎水平	横行	肝经	上髎（深刺）	蠡沟
足太阴腰痛	第4骶椎水平	横行	脾经	下髎、白环俞	阴陵泉
气海经腰痛	第3腰椎下水平	横行	气海经	气海夹脊、气海俞、髂翼、转后；如围腰痛取气海脊（第3腰椎棘突最高处两侧边缘）、气海夹脊、气海俞	新阳陵
关元经腰痛	第5腰椎下水平	横行	关元经	关元夹脊、关元俞、中空	委阳
中膂经腰痛	第3骶椎水平	横行	中膂经	中髎、中膂俞	内三里

　　针灸治疗腰痛的关键是辨经脉、辨虚实。如掌握了上表所述情况，就能很方便地辨别腰痛的经脉、部位和取穴，做到辨证精确、取穴精简、有的放矢，而且疗效显著。

　　（2）经脉测定标准规范化辅助诊断：盛氏经脉电测定可以准确诊断腰部病变的经脉与虚实属性，其诊断结果与腰椎影像检查基本符合，也存在一定差异，尤其是影像学检查结果为阴性时，经脉测定显得尤为有意义，可以及早提示病变腰椎椎体及病变经脉。此外，经脉测定结果更符合临床症状，可作为临床诊断的主要依据。经过长期实践，盛氏经脉测定诊断腰痛规律：腰痛多发生在大肠经、关元经、胆经；腰痛伴有坐骨神经痛多发生在膀胱经，腰痛初期多与胆经、膀胱经；腰痛伴有腹部疾患多发生在气海经、关元经，腰痛日久多涉及肾经。以上临床举例可以作为诊治参考，具体可以经经脉测定后明确病变经脉，作为取穴的辅助依据。

　　（3）归经中药的选用：盛氏针灸疗法认为腰痛与寒、瘀、肾虚有关，因此，临床选取具有祛寒、化瘀、温肾补虚功效的中药治疗。在经脉测定确定病变经脉的前提下，可按照以下方法选取中药：肾经、关元经、气海经、中膂经腰痛表寒可选用羌活；里寒可选用附子、肉桂、吴茱萸、花椒、荜澄茄、细辛、小茴香、韭菜；血瘀可选用夏天无、鸡血藤、牛膝；肾虚可按照气虚选用山药、黄精；血虚选用熟地黄、生地黄、阿胶；阳虚选用鹿茸、肉苁蓉、巴戟天、淫羊藿；阴虚选用龟板、鳖甲、天冬、石斛等。胃经腰痛表寒可选用生姜、白芷；里寒可选用干姜、吴茱萸；血瘀可选用王不留行、干漆；肾虚可按照气虚选用甘草、大枣、白术、扁豆；阴虚选用沙参、麦冬、石斛。膀胱经腰痛表寒可选用桂枝、防风、羌活，里寒可选用荜澄茄；血瘀可选用益母草、水蛭。

2. 经治

盛氏治疗腰痛主要是以腰部椎体与经脉关系对应关系进行辨经治疗的依据,具体对应关系可按照表3-14选择局部与远端穴位治疗。以下重点介绍腰痛相关疾病的经治方法,详述如下。

（1）腰椎间盘突出症

关联经脉：气海经、胃经、关元经、胆经。

主穴：第3腰椎至第1骶椎夹脊、气海俞、大肠俞、关元俞、小肠俞。

配穴：新阳陵、足三里、陵后、阳陵泉、悬钟。

方义：腰椎间盘突出症多以腰部并伴有下肢不适为主要症状,由于腰椎生理结构特点,第3、4腰椎椎间盘、第4、5腰椎椎间盘与第5腰椎、第1骶椎椎间盘是好发部位,多为慢性劳损日久导致经脉气血阻滞致经脉失养而发为疼痛。第3腰椎至第1骶椎夹脊、气海俞、大肠俞、关元俞、小肠俞均为局部穴位,可疏通局部经气,远部配合相应经脉穴位新阳陵、足三里、陵后、阳陵泉、悬钟共奏止痛之效,具体可以通过经脉测定明确病变经脉而后选择相应经脉及穴位治疗。

（2）腰椎管狭窄症

关联经脉：肾经、膀胱经、气海经、胃经、关元经、胆经。

主穴：命门、肾夹脊、膀胱俞、次髎。

配穴：第3腰椎至第1骶椎夹脊、委中、阴谷。

方义：腰椎管狭窄症除腰部症状伴有间歇性跛行,影像学检查多为椎间盘突出或椎体、韧带钙化导致椎管狭窄发生,属于慢性劳损导致腰部深层经脉气血瘀滞失养。因此,选用命门、肾夹脊,膀胱俞、次髎调节肾与膀胱经气,濡养腰椎气血是主要治则;第3腰椎至第1骶椎夹脊为局部经穴可辅以疏通局部经气;委中、阴谷为远部取穴,可调节腰部气血。诸穴共奏治疗之功。

（3）第三腰椎横突综合征

关联经脉：气海经、带脉。

主穴：第3腰椎夹脊、气海俞、腰眼、带脉。

配穴：新阳陵、成骨、绝中。

方义：第三腰椎横突综合征多以第3腰椎横突部位周围软组织症状为主要特点,与第3腰椎横突生理结构有关,多与外伤或劳损日久有关。因此,疏通局部气血是主要治疗原则。第3腰椎夹脊、气海俞、腰眼、带脉均为气海经、带脉穴位,具有疏通局部经气的作用;新阳陵、成骨、绝中均为气海经远部取穴。远近配穴之法可疏通第3腰椎周边气血而止痛。

（4）急性腰扭伤

关联经脉：膀胱经、胆经、关元经。

主穴：第5腰椎夹脊、上髎、次髎、关元俞、小肠俞、膀胱俞。

配穴：委阳、委中、阳陵泉。

方义：急性腰扭伤以急性发作,腰部不能转动仰俯为主要特点,腰部肌肉痉挛为主要病因。临床多与足太阳、足少阳、关元经关系最为密切。选取第 5 腰椎夹脊、上髎、次髎、关元俞、小肠俞、膀胱俞调节上述经脉经气,具有疏通气血的功效;委阳、委中、阳陵泉为远部取穴,可立止腰部之痛。

（5）腰肌劳损

关联经脉:气海经、胃经、关元经、胆经。

主穴:第 3 腰椎至第 1 骶椎夹脊、气海俞、大肠俞、关元俞、小肠俞。

配穴:新阳陵、足三里、陵后、阳陵泉、悬钟。

方义:腰肌劳损多以腰部不适为主要症状,临床由于腰椎生理结构特点,第 3、4 腰椎椎间盘,第 4、5 腰椎椎间盘与第 5 腰椎至第 1 骶椎椎间盘周围软组织是好发部位,多为慢性劳损日久导致经脉气血阻滞致经脉失养而发为疼痛。第 3 腰椎至第 1 骶椎夹脊、气海俞、大肠俞、关元俞、小肠俞均为局部穴位,可疏通局部经气;远部配合相应经脉穴位新阳陵、足三里、陵后、阳陵泉、悬钟。诸穴共奏止痛之效。

3. 操作方法

（1）第 1 骶后孔同属于肝经与胆经,区别在于位置不同,进入骶后孔为肝经,不进骶后孔为胆经。因此,务必掌握针刺深度以区别治疗肝经、胆经疾患。

（2）皮内针操作过程中需垂直于经脉,并且操作中尽量减少疼痛或者其他不适感觉。

（3）腰夹脊穴位于腰椎棘突下旁开 0.5 寸,在临床操作中同时选取腰峭穴,位于腰椎棘突旁 0.5 寸,腰峭与腰夹脊同属于腰椎椎体节段,两穴通用具有加强疏通局部椎体气血的作用。

（四）典型案例

何某,男,42 岁,2016 年 4 月 11 日初诊。

主诉:腰部疼痛伴左下肢放射痛 2 月。

患者 2 月前因阴雨冷湿出现腰部疼痛伴左下肢放射痛,腰部活动不利,转侧俯仰受碍,咳嗽、大便加重,休息后疼痛尤为明显,至当地医院查腰椎 CT 示第 4、5 腰椎椎间盘突出,腰椎退行性改变,考虑有消化性溃疡疾病史未服用消炎止痛药物,遂至本科治疗。

发病以来平素忧郁,纳差,二便通调,夜寐安。舌淡红,苔白腻,脉濡细。

体格检查:腰椎生理曲度变浅,局部皮肤无红肿,第 3~5 腰椎棘突压痛明显,叩击痛阳性,直腿抬高试验左侧阳性、右侧阴性。

辅助检查:腰椎 CT 示第 4、5 腰椎椎间盘突出,腰椎退行性改变。

经脉电测定,关元经左侧实证、胆经左侧实证、气海经双侧虚证。

针灸处方:① 泻法,关元夹脊（左侧）、关元俞（左侧）、陵后（左侧）、上髎（左侧）、小肠俞（左侧）、阳陵泉（左侧）;② 补法,第 3 腰椎夹脊（双侧）、气海俞（双侧）、新阳陵（双侧）。

操作方法:泻法采用针刺直刺上述穴位,要求针感较为强烈,得气后无须提插捻转,留针 30 min 后取针,勿按压针孔。补法采用皮内针固定于上述穴位,留针 2 天。

二诊（2016 年 4 月 15 日）:腰部疼痛伴左下肢放射痛明显减轻,活动不受影响。

经脉电测定：关元经左侧实证。

针灸处方：泻法，关元夹脊（左侧）、关元俞（左侧）、陵后（左侧）。

三诊（2016 年 4 月 18 日）：腰腿部症状已痊愈。

（五）结语

盛氏针灸疗法治疗腰痛多能即时起效，有立竿见影之功，常有疑难性腰痛疾病屡治不佳，经盛氏针灸疗法测定诊治后症状立刻减轻，尤其是擅长补泻兼施，确诊经脉。因此，盛氏针灸疗法治疗腰痛具有选穴少，针刺方法因证而择的特点。

四、膝痹

膝痹是一种由于膝关节的退行性改变和慢性积累性关节磨损而造成的临床常见骨关节疾病，亦称"退行性膝关节炎""增生性膝关节炎""老年性膝关节炎"。临床上好发于 50 岁以上的中老年人，女性多于男性，以肥胖、体力劳动者、运动员多见。根据流行病学调查显示，50% 的 65 岁以上人群、85% 的 75 岁以上人群患有膝关节炎。

膝痹是中医病名，亦与"骨痹""痹证"有关。膝痹病位在膝部，膝部乃胫股之枢纽，机关之室，诸筋之会，多气多血之节。在诸多中医古籍就其病因已有论述，如《素问·痹论》曰："风寒湿三气杂至，合而为痹也。"说明痹证发病与风、寒、湿邪有关。《素问·宣明五气论》曰："久视伤血，久卧伤气，久坐伤肉，久立伤骨，久行伤筋。是谓五劳所伤。"提示外力长期伤害人体，是引起骨关节退行性疾病和骨软骨病的重要原因之一。《张氏医通》列有"膝痛"，其论曰："膝者筋之府，屈伸不能，行则偻俯，筋将惫矣。故膝痛无有不因肝肾虚者，虚则风寒湿气袭之。"《素问·异法方宜论》指出，因不同地区的地理环境、气候条件及饮食习惯不同，好发疾病也各异。痹证发病亦是如此。《虚劳心传·虚证类》曰："有童子亦患此者，则由于先天禀赋不足，而禀于母气者尤多。"由此可认为先天遗传也是导致膝关节先天畸形或其他发育异常的主要因素。就其病机而言，《灵枢·痈疽》中说："热气淳盛，下限肌肤，筋髓枯，内连五脏，血气竭，当其痛下，筋骨良肉皆无余，故命曰疽。"病邪旺盛，正气不足，正气不胜邪，邪毒内盛，气血耗竭，则发病。《正体类要》曰："肢体损于外，气血伤于内。"气血运行不畅则气机阻滞，气滞则血瘀，局部肿痛，若迁延不愈，久则亏损肝肾，脉络失和，渐成痹证。就膝痹的针灸治疗《灵枢经·官针》："八日短刺，短刺者，刺骨痹，稍摇而深之，致针骨所，以上下摩骨也。"《针灸甲乙经》中指出："膝中痛，取犊鼻，以员利针，针发而间之。针大如牦，刺膝无疑。"因此，膝痹的病因病机、临床表现及治疗方法在中医古籍中已有详细阐述。

（一）病因病机

中医学认为膝痹的发生与年老体弱，肝肾亏虚，气血不足，筋骨失养，出现肝亏则筋弛，肾虚则骨疏，动之不慎则伤节，或者复感风寒湿邪，气血滞留节窍，不通则痛。骨质稀疏，骨赘形成，筋脉拘挛，屈伸不利而发生本病。在长期临床实践中，盛氏针灸疗法有以下观点。

膝痹早期属于经脉疾病，主要与膝部周围经脉气血的状态有关，多与外邪入侵导致经脉阻塞有关。但后期如出现关节畸形多为经脉脏腑疾病。由于机体整体气血亏虚，膝部筋脉失养加重膝部局部经脉不通,导致膝痹缠绵难袪。此外,膝痹发病多为局部病症,如出现腰部及大腿、小腿症状,首先需要排除腰椎及周边软组织、神经血管问题。如为腰椎疾病可参照腰痛部分内容治疗。

膝痹的发病部位虽在膝部,但就临床表现特点有渐进发展的过程。初期多表现为偶尔的膝部酸痛,尤以上下楼梯为甚,膝部外形多无变化,此阶段以膝部气血阻滞,经气不利为主要病机。中期表现多为膝部疼痛明显,并有肿胀之感,静息时疼痛尤为明显,活动受限,上下楼梯多艰难。此阶段膝部气血阻滞加重,脏腑尤以肝、肾为主略有受损,临床症状呈慢性连续性发作状态,关节畸形不明显,多以肿胀为主,皮肤外观光亮,此期尤为重要,如能及时治疗扭转,可防止关节不稳定,以致畸形出现。后期多表现为疼痛时作,与劳累、天气有关,关节多有畸形,行走不稳,上下楼梯艰难。此阶段脏腑气血亏虚显著,膝部气血不足至经脉阻滞而疼痛不止。休息后多能缓解,但行走后加重。

膝痹发作部位与疾病程度有关,发生在外侧多与关元经、气海经、胆经、胃经、中膂经有关,发生在内侧多与脾经、肝经、肾经有关,发生在背部与膀胱经有关。由于膝部外侧属阳,皆为阳多阴少之面,经脉行于浅部,当阳气不足或劳累后,易受风、寒、湿邪入侵,导致局部经气受阻,而膝部内侧属阴,经脉行于深部,外邪不易由外直中肝、脾、肾三经。因此,膝部外侧发病与否多与阳气护外功能有关,而膝部内侧发病与否与脏之气血濡养功能有关,总之外侧发病属轻症,内侧发病属重症。

围绕膝关节一圈的经脉按顺时针次序,从前到后依次为中膂经、足阳明胃经、足少阳胆经、气海经、关元经、足太阳膀胱经、足少阴肾经、足厥阴肝经、足太阴脾经,共9条经脉。临床可根据压痛点及穴位判断病变经脉,具体如下:

中膂经:膝前(髌韧带上)。

足阳明胃经:犊鼻(髌韧带外侧凹陷)。

足少阳胆经:膝阳关(股骨外上髁上方的凹陷处)。

气海经:气膝(腓骨小头上方凹陷)。

关元经:委阳(股二头肌腱内侧)、陵后(腓骨小头后缘)。

足太阳膀胱经:委中(腘横纹中点)。

足少阴肾经:阴谷(半腱肌与半膜肌之间)。

足厥阴肝经:膝关(胫骨内上髁的后下方)、曲泉(膝内侧横纹头上方凹陷)。

足太阴脾经:内膝眼(髌韧带内侧凹陷)、阴陵泉(胫骨内上髁的后下方)。

(二)辨经脉

1. 中膂经膝痹

主症:膝部正前部疼痛,髌底肿胀不适。

兼症:多有受寒劳累史,畏寒肢冷,膝部髌韧带上(膝前)压痛明显。

2. 足阳明胃经膝痹

主症:膝部前外侧疼痛,膝眼饱满。

兼症:膝关节屈伸不利,遇寒痛甚,得温则减,髌韧带外侧凹陷(犊鼻)压痛明显。

3. 足少阳胆经膝痹

主症：膝部前外侧疼痛，膝关节屈伸不利。

兼症：膝关节肿胀不适，牵引至腘窝痉挛疼痛，上下楼梯受限明显，股骨外上髁上方的凹陷处（膝阳关）压痛明显。

4. 气海经膝痹

主症：膝部正侧部疼痛，膝关节屈曲内旋疼痛加重。

兼症：膝关节活动明显受限，不能受力，腓骨小头上方凹陷（气膝）压痛明显。

5. 关元经膝痹

主症：膝部后外侧疼痛，腘窝牵拉感明显。

兼症：膝部活动不影响，有受寒及劳累史，休息易加重，股二头肌腱内侧（委阳）、腓骨小头后缘（陵后）压痛明显。

6. 足太阳膀胱经膝痹

主症：膝部正后部疼痛，腘窝肿痛。

兼症：膝关节活动受限，前伸受限尤为明显，部分有腘窝囊肿史，与受寒有关，腘横纹中点（委中）压痛明显。

7. 足少阴肾经膝痹

主症：膝部内后侧疼痛，关节肿胀。

兼症：膝关节活动受限，关节多伴有畸形，上下楼尤为艰难，静息休息时可有缓解。腰部酸软，神疲乏力，畏寒肢冷等肾虚之证。半腱肌与半膜肌之间穴（阴谷）压痛明显。

8. 足厥阴肝经膝痹

主症：膝部内侧疼痛，膝关节挛急。

兼症：膝关节活动受限，关节多伴有畸形，上下楼尤为艰难，静息休息时可有缓解。筋脉迟缓，乏力倦怠等肝血虚之证。胫骨内上髁的后下方（膝关）、膝内侧横纹头上方凹陷（曲泉）压痛明显。

9. 足太阴脾经膝痹

主症：膝部内前侧疼痛，内膝眼肿胀饱满。

兼症：膝关节活动受限，关节多伴有畸形，上下楼尤为艰难，静息时可有缓解。膝部无力，纳差，饮食不佳等脾虚之证。髌韧带内侧凹陷（内膝眼）、胫骨内上髁的后下方（阴陵泉）压痛明显。

（三）治疗

1. 治疗特色

（1）辨经论治：传统针灸治疗膝痹主要按照疼痛部位选取穴位，无经脉循行处则为阿是穴，针灸的方法多种多样，如针刺、小针刀、放血疗法等。因此，针灸技术的研究与应用是目前针灸治疗膝痹的主流，但是经脉辨证是针灸治疗疾病的精髓，舍弃经脉辨证的针灸治疗就如空中楼阁，正本清源着重经脉辨证在膝痹治疗中的运用是针灸的当务之急。盛氏针灸疗法治疗膝痹以经脉辨证为出发点，不断通过实践总结，认为膝痹发生部位，临床表现与经脉存在对应关系,尤其是加强了膝外部经脉循行,并与腰部及井穴相连。如此可以更好地应用经脉辨证诊治膝痹。具体膝部与经脉、穴位对应关系见表3-15。

表3-15 膝部与经脉、穴位对应关系

膝痹经脉	膝痹部位	取 穴	
		局 部	配 穴
中膂经	膝部正前部	膝前	内三里
足阳明胃经	膝部前外侧	犊鼻	足三里
足少阳胆经	膝部前外侧	膝阳关	阳陵泉
气海经	膝部正侧部	气膝	成骨
关元经	膝部后外侧	委阳	陵后
足太阳膀胱经	膝部正后部	委中	承山
足少阴肾经	膝部内后侧	阴谷	蠡沟
足厥阴肝经	膝部内侧	膝关	曲泉
足太阴脾经	膝部内前侧	内膝眼	阴陵泉

膝痹的针灸治疗中,疼痛部位的确诊尤为重要。因此,临床中重点按压疼痛部位,辨清经脉循行。另外,观察疼痛部位皮肤的变化也是辨经的方法之一。

(2)经脉测定标准规范化辅助诊断:盛氏经脉测定诊断具有诊断膝痹病变经脉与虚实属性。通过长期膝关节疾患测定发现规律:总体测定结果为虚实夹杂,以实证为主。气海经,肝经实证:膝关节屈伸不利;肝脾肾虚证:膝关节畸形、膝关节疾患中后期症状;胃经实证、脾经实证:膝眼肿胀;膀胱经实证:膝后侧疼痛或牵涉感,腘窝囊肿;关元经实证、肾经虚证:膝关节后外两侧牵涉疼痛;气海经、胃经、胆经、中膂经异常:膝关节疾患初中期症状;中膂经、膀胱经异常:膝关节疾病初期症状。以上临床举例可以作为诊治参考,具体可以经经脉测定后明确病变经脉,作为取穴的辅助依据。

(3)归经中药的选用:盛氏针灸疗法认为膝痹与风、寒、湿、瘀、肝肾不足有关。因此,临床根据病变经脉选用祛风、散寒、化湿、活血及补益肝肾的中药。可按照以下方法选取中药:肾经、关元经、气海经、中膂经膝痹风湿可选用独活、老鹳草、透骨草、桑寄生;表寒可选用羌活;里寒可选用附子、肉桂、吴茱萸、花椒、荜澄茄、细辛、小茴香、韭菜;瘀血可选用夏天无、鸡血藤、牛膝;虚证可按照气虚选用山药、黄精;血虚选用熟地黄、生地黄、阿胶;阳虚选用鹿茸、肉苁蓉、巴戟天、淫羊藿;阴虚选用龟板、鳖甲、天冬、石斛等。脾经、胃经膝痹表寒选用紫苏、生姜;里寒选用附子、干姜、肉桂;风湿选用木瓜、藿香、佩兰;瘀血选用延胡索、姜黄、马鞭草;虚证可按照气虚选用党参、太子参、黄芪;血虚选用当归、白芍;阳虚选用补骨脂、益智仁、菟丝子;阴虚选用鳖甲等。肝经、胆经膝痹表寒选用荆芥、防风;里寒选用吴茱萸、小茴香;风湿选用独活、秦艽;瘀血选用川芎、丹参、桃仁、红花;虚证可按照血虚选用熟地黄、生地黄、当归、白芍;阳虚选用鹿茸、淫羊藿、胡芦巴;阴虚选用龟板、鳖甲、女贞子等。膀胱经膝痹表寒选用麻黄、桂枝、防风、羌活;里寒选用荜澄茄;风湿选用独活、威灵仙、防己;瘀血选用益母草、水蛭。

2. 经治

盛氏针灸疗法治疗膝痹主要是以膝痛部位与经脉对应关系进行辨经治疗的依据,具体对应关系可按照表 3-15 选择近部与远部穴位治疗。以下重点介绍膝痹不同时期的经治方法,特详述如下。

(1)膝痹初期

关联经脉:膀胱经、中脊经。

主穴:膝前、委中。

配穴:内三里、内陷谷、承山、昆仑。

方义:足太阳主一身之表,膝痹初期外邪多从足太阳入侵,中脊经为小腿前部最为突起部,易受外邪及外伤损及,选用膝前、委中祛除外侵之邪,配以内三里、内陷谷、承山、昆仑远部选穴。诸穴共奏疏通经脉,调节气血之功。

(2)膝痹初中期

关联经脉:胃经、胆经、气海经、关元经。

主穴:膝眼、膝阳关、气膝、委阳。

配穴:足三里、阳陵泉、成骨、陵后、陷谷、悬钟、陷旁、关木。

方义:膝痹初中期,主要损及阳之经脉,多以膝外侧损伤为主,经脉所过主治所及。胃经、胆经、气海经、关元经均为膝外侧所过经脉,为治疗选穴的主要经脉。膝眼、膝阳关、气膝、委阳均为上述经脉局部取穴,足三里、阳陵泉、成骨、陵后、陷谷、悬钟、陷旁、关木均为经脉之远部取穴。远近取穴配合可有效疏通局部经气,调和气血,已达到止痛消肿之功。

(3)膝痹中后期

关联经脉:肝经、脾经、肾经。

主穴:阴谷、膝关、内膝眼。

配穴:蠡沟、曲泉、阴陵泉、然谷、三阴交、行间。

方义:膝痹中后期,除阳经受损,阴经气血受损致膝部局部气血不足而导致膝部不适或疼痛。补益肝、脾、肾三经气血,同时疏通三经经气是主要治则。因此,选用阴谷、膝关、内膝眼调节三经经气,疏通经脉,同时配合选用蠡沟、曲泉、阴陵泉、然谷、三阴交、行间以达到补益气血、疏经通络止痛之功效。

3. 操作方法及注意事项

(1)膝痹在初中期多无明显膝关节畸形发生,取穴可按照常规方法取穴,但关节畸形时,尤其是膝眼的定位方法:首先确定髌骨的位置,沿着髌骨确定髌韧带的位置,然后在髌韧带的内外侧为内外膝眼。进针应沿着髌韧带斜刺。

(2)委中针刺时务必掌握进针深度,而且不建议提插捻转等重手法刺激,以免出血或损伤神经。

(3)由于膝关节骨性结构较为复杂,所以针刺时应确诊穴位,不可盲目进针。

（四）典型案例

邱某,女,73 岁,2015 年 11 月 17 日初诊。

患者反复双膝疼痛 5 年,不能下蹲,走路无法超过 200 m,不能下地干农活,自诉双膝关节疼痛,晨起时最轻,下床活动后即加重。曾辗转于数家医院治疗均无明显改善,经介绍前来就诊。

发病以来精神尚可,纳可,二便调,夜寐安。舌淡红,苔白腻,脉濡细。

体格检查:双膝关节屈伸不利,肌肉瘦削,双膝关节前外侧上方有明显压痛点,双膝研磨试验(+),麦克伯尼征(−)。

辅助检查:双膝关节正侧位片示双膝关节骨质增生,髁间骨明显变尖,关节间隙狭窄。

经脉电测定,胃经双侧实证、胆经左侧实证、气海经右侧实证、关元经左侧虚证、肾经双侧虚证。

针灸处方:① 泻法,膝眼(双侧)、足三里(双侧)、膝阳关(左侧)、阳陵泉(左侧)、气膝(右侧)、成骨(右侧);② 补法,委阳(左侧)、关木(左侧)、阴谷(双侧)、蠡沟(双侧)。

操作方法:泻法采用针刺直刺上述穴位,要求针感较为强烈,得气后无须提插捻转,留针 30 min 后取针,勿按压针孔。补法采用皮内针固定于上述穴位,留针 2 天。

二诊(2015 年 11 月 20 日):双膝关节疼痛较前明显减轻,可负担部分家务及农活,日常行走无明显障碍。

经脉电测定,胃经双侧实证。

针灸处方:泻法,膝眼(双侧)、足三里(双侧)。

三诊(2015 年 11 月 30 日):膝部症状已基本痊愈。

按语:患者双膝关节前外侧上方及内侧有明显压痛,结合经脉测定结果,经脉辨证属双侧胃经实证、左侧胆经实证、右侧气海经实证、左侧关元经虚证、双侧肾经虚证病变,取膝关节周围相应经脉穴位治疗。患者年逾七旬,肝肾亏虚,足三里穴既属足阳明胃经,符合经脉辨证取穴,又为补虚强体之要穴,可激发经脉气血,使经脉通顺。诸穴共奏补气活血、通络止痛之效。

（五）结语

膝痹是临床常见疾病,患者就诊多已出现膝关节畸形,针灸的介入只能改善疼痛及消肿,无法改善畸形,病情易反复,严重影响患者生活质量,患者最后不得已置换膝关节。因此,早期膝关节症状的诊治尤为重要。盛氏针灸疗法着重经脉辨证,准确针对膝关节疼痛经脉治疗,对于预防膝痹加重具有特殊意义。

第四节 妇科与内科疾病

一、多囊卵巢综合征

多囊卵巢综合征(polycystic ovary syndrome, PCOS)是一种生殖功能障碍与糖代谢异常并存的内分泌紊乱综合征。持续性无排卵、雄激素过多和胰岛素抵抗是其重要特征。临床上常表现为月经稀发渐致闭经、体重明显增加、毛发浓密等。目前治疗方法主要有药物治疗、手术治疗、中医治疗等。西医以口服炔雌醇环丙孕酮片等药物为主要手段,虽取得一定疗效,但因疗效不佳及副反应影响其临床使用。近年来中医治疗多囊卵巢综合征日益受到重视。

祖国医学中虽无多囊卵巢综合征对应的病名,但根据其临床症状可以分属于"月经后期""闭经""癥瘕"等。首先古代医家认为肾中精气旺盛,是月经来潮孕育后代的先决条件。如《素问·上古天真论》记载:"女子七岁,肾气盛,齿更发长;二七天癸至,任脉通,太冲脉盛月事以时下,故有子……",《傅青主女科》云:"经原非血,乃天一之水,出自肾中",即经水出诸肾。金元时期著名医家朱震亨认为妇人因先天及后天失养导致体内湿盛,痰浊内生致使胞宫受孕功能下降是其主要发病原因,如《丹溪心法》:"若是肥盛妇人,禀受甚厚。恣于酒食,经水不调,不能成胎,谓之躯脂满溢,闭塞子宫,宜行湿燥痰,用……导痰汤之类""痰积久聚多……经络为之闭塞,皮肉为之麻木,甚至结成窠囊,牢不可破,其患因不一矣"。《丹溪治法心要》:"肥者不孕,因躯脂闭塞子宫而致经事不行,用导痰之类……"明代万全在《万氏妇人科》中已经描述多囊卵巢综合征的相关症状,如"惟彼肥硕者,膏脂充满,元宝之户不开;夹痰者,痰涎壅滞,血海之波不流,故有过期而经始行,或数月经一行。及为浊、为滞、为经闭、为无子之病。"《女科切要》中也有"肥人经闭,必是痰湿与脂膜壅塞之故。"又有《医宗金鉴》提及"因体盛痰多。脂膜壅塞胞中可不孕"。因此,历代医家对多囊卵巢综合征已有较为全面的认识,尤其在病因与辨证分型方面认识较为深入,为后世提供了大量有意义与价值的史料与临床医案。

（一）病因病机

目前多囊卵巢综合征的发病机制尚不十分明确,下丘脑-垂体-肾上腺轴调控失常、胰岛素抵抗等代谢异常等原因被认为是其发病的主要因素之一。中医认为肾-天癸-冲任-胞宫之间相互调节失约是发病的主要环节。根据临床表现辨证分型为脾肾阳虚、肝气郁结、痰湿内蕴等,属于本虚标实之证。在长期临床总结盛氏针灸疗法有以下观点。

多囊卵巢综合征是一组症状的组合,与遗传、生活习惯、精神压力、饮食习惯存在相关,其中由于性腺与内分泌激素含量的变化导致月经周期、代谢功能(胰岛素)、体重,以及皮肤状态的改变,以致出现闭经、代谢综合征、肥胖、黑棘皮病等。因此,就中医认识应以整体脏腑与经脉辨证为主,着重全身气血的调整,辅以各种症状的诊治。

多囊卵巢综合征与胰岛素抵抗之间存在特定关系,胰岛素抵抗可能在多囊卵巢综合征的发病早期起着关键作用。其中胰岛素靶细胞胰岛素受体缺陷和胰岛素受体后缺陷是导致胰岛素抵抗的重要原因,同时雄激素的大量合成使下丘脑-垂体-卵巢性腺轴的周期性调节处于失调状态,从而抑制排卵及月经紊乱。非胰岛素抵抗的患者也存在代谢紊乱的问题,盛氏针灸疗法发现针刺胰俞穴可以调节非胰岛素抵抗多囊卵巢综合征患者的激素水平,治疗相关症状。代谢与内分泌功能之间存在相互关联,且代谢问题的发生早于内分泌的改变。

八俞经是盛氏针灸疗法中特有经脉,其在改善胰岛素功能、调节糖代谢中有重要作用。在文献中发现胃脘下俞(胰俞穴)既有显著调节血糖的功能又可减缓胰岛素抵抗的作用。盛氏针灸疗法认为八俞经与血糖、机体免疫力等方面存在紧密联系。因此八俞经在多囊卵巢综合征中的应用较为重要,背俞穴的补法是主要的治疗方法。

按照多囊卵巢综合征的诊断标准考虑的主要与生化指标,如性激素中的黄体生成素、卵泡刺激素,以及超声的检查相关。但在临床中多囊卵巢综合征患者常以改善月经紊乱,治疗不孕、肥胖等为主要就诊目的。因此中医可以按照上述就诊目的进行辨证施治,不应受现代医学的诊断标准影响而限制思维。

多囊卵巢综合征属于妇科疾病,按传统中医药理论与女子胞等关系密切,在经脉方面与冲任带脉有关。其中带脉围第1腰椎圈,约束诸经,盛氏针灸疗法中的气海经、关元经、中膂经加强了肾的经脉联系。此外,气海经与带脉相联系,因此,除着重肾经、肝经等传统经脉在多囊卵巢综合征中的应用外,盛氏针灸疗法扩大了选穴思路与方案。

多囊卵巢综合征所表现的临床症状,如闭经、肥胖、不孕、皮肤粗糙等都反映同样一个问题——瘀与痰大量存于体内,此外就本病发病的年龄多集中于 20~40 岁之间,按照《素问·上古天真论》所阐释该阶段属于青中年阶段,也就是体内阴阳略有不足。因此,本病的肾气尚可,应着重于痰瘀的化解。这是治疗的主要原则。

（二）辨经脉

1. 月经不调及不孕型多囊卵巢综合征

（1）痰湿内蕴型

相关经脉:脾经、八俞经、肾经、气海经、关元经、中膂经。

主症:月经先后无定期,或闭经、不孕,经血黏滞,颜色偏淡。

兼症:身体困重,疲倦乏力,劳后尤甚,大便黏滞,小便清长,舌淡白胖大伴齿痕,苔白腻,脉滑。

（2）气血瘀滞型

相关经脉:脾经、八俞经、肝经、心经、肾经、气海经、关元经、中膂经。

主症:月经先后无定期,或闭经、不孕,经血加块,颜色暗黑,子宫肌瘤,卵巢囊肿。

兼症:下腹部疼痛,痛经,固定不移,夜间显著,按之痛剧,情绪不佳,夜寐不安,舌暗紫边尖瘀点,脉沉涩。

（3）气血亏虚型

相关经脉:脾经、八俞经、肝经、肾经、气海经、关元经、中膂经。

主症:月经先后无定期,或闭经、不孕,经量少,颜色偏淡。

兼症:神疲乏力,肢困倦怠,少气懒言,面色少华,食少便溏,夜寐不安,梦多,舌淡伴齿痕,苔薄白。

2. 肥胖及代谢紊乱型多囊卵巢综合征

（1）背部肥胖及代谢紊乱型

相关经脉:督脉、膀胱经。

主症:背部肥厚,颈部臃肿,有明显的受寒或者湿邪的病史。

兼症:形寒肢冷,腰部酸痛不适,肢体困重,遇寒痛甚、得温则渐,下肢后侧肥厚,小便清长,舌淡苔薄白,脉细沉。

（2）侧部肥胖及代谢紊乱型

相关经脉：胆经、肝经。

主症：身体侧部肥厚,上臂及下肢外侧膨隆。

兼症：胁肋不适,胃纳一般,夜寐不佳,较难入睡,情绪不良,头痛头晕,关节屈伸不利,大便秘结,舌红苔薄少,脉弦。

（3）外腹部肥胖及代谢紊乱型

相关经脉：脾经、八俞经。

主症：腹部外侧肥厚。

兼症：身体肿胀,神疲乏力,言语低微,饮食不佳,纳呆,大便多有不成形,肢困倦怠,面色苍白而少华,舌淡白伴齿痕,苔薄白,脉细沉。

（4）中腹部肥胖及代谢紊乱型

相关经脉：胃经。

主症：腹部中部肥厚,皮色光亮。

兼症：胃纳佳,吞酸嘈杂,呃逆反酸,睡眠不佳,难以入睡,大便秘结秽臭,口气较重,舌红苔腻,脉滑数。

（5）内腹部肥胖及代谢紊乱型

相关经脉：肾经、气海经、关元经、中膂经。

主症：以肚脐为中点四周型膨隆,皮肤光亮。

兼症：胃纳一般,甚至不思饮食,精神萎靡,嗜睡,肢体困重,乏力,大便稀薄或秘结,小便不利,呼多吸少,畏寒肢冷,舌淡苔薄伴胖大。

3. 皮毛异常型多囊卵巢综合征

（1）毛发浓密型

相关经脉：肺经、大杼经、风门经、大肠经、脾经、胃经。

主症：皮肤粗糙,毛发浓黑。

兼症：咽喉不适,喉中有痰,口气较重,大便秽臭,胃纳佳,夜寐不安,舌红苔薄黄,脉数。

（2）皮肤痤疮型

相关经脉：肺经、大杼经、风门经、大肠经、脾经、胃经、肝经、胆经。

主症：皮肤粗糙,尤以面部多发痤疮,反复发作。

兼症：胃纳佳,易饥饿,口气较重,咳嗽时作,咽喉不爽,情绪易怒,头痛头晕,大便秽臭秘结,尿短黄,舌红苔黄,脉弦数。

（三）治疗

1. 治疗特色

（1）辨经论治：多囊卵巢综合征是西医名,目前现代医学的研究多集中于机制的研究,如下丘脑-垂体-卵巢性腺轴（HPA轴）激素的调控、细胞因子的免疫调节等。中医的着重点是调整多囊卵巢综合征患者机体的整体状态及改善症状（月经不调、不孕、肥胖、代谢问题、

151

皮肤问题等)为最终目的。因此,中医论治多囊卵巢综合征常常以患者的主诉入手,采用中医脏腑辨证、经脉辨证的方法诊断气血阴阳状态,选取相应的经脉治疗。盛氏针灸疗法在治疗多囊卵巢综合征时紧密围绕患者主诉开展辨经论治,此外除传统经脉外,尤其注重八俞经与脾功能,气海经、关元经、中脊经与肾功能之间的联系,扩大了多囊卵巢综合征经脉辨证的范围。

(2)经脉测定标准规范化辅助诊断:盛氏六脉经脉检测在多囊卵巢综合征的诊断方面具有显著特色与优势。根据中医的辨经论治的内容,在测定仪中已建立多囊卵巢综合征经脉数据库,通过大样本分析得到非常有意义的诊断依据及方法。其中气海经虚证、关元经虚证、肾经虚证表现月经不调及不孕;肝经实证、肺经实证表现皮肤粗糙;胃经实证、大肠经实证表现皮肤问题、大便秘结;脾经实证、八俞经实证表现血糖异常;中脊经实证、气海经实证、关元经实证表现月经不调及子宫肌瘤;八俞经虚证、肾经虚证表现虚损性体质状态等。以上临床举例可以作为诊治参考,具体可以经经脉测定后明确病变经脉,作为取穴的辅助依据。

(3)归经中药的选用:多囊卵巢综合征的发生涉及整个脏腑机能状态改变。因此,五脏六腑之经脉都有联系,其中与肾、肝、脾的关系尤为密切,心、肺关系次之。就病因而言,主要与湿、痰、虚有关。因此,根据经脉测定结果按照表3-16选用相应的中药治疗。

表3-16　多囊卵巢综合征归经中药对照表

病性	经脉						
	肾经	脾经(八俞经)	胃经	肝经	胆经	心经(膈俞经)	肺经(风门经、大杼经)
血瘀	鸡血藤 牛膝	泽兰 延胡索	穿山甲 干漆	川芎 丹参	川芎	丹参 桃仁	郁金
湿邪	砂仁	藿香 苍术	藿香 佩兰				白豆蔻 厚朴
痰邪	海藻 昆布	半夏 天南星	半夏 白附子	天南星 天浆壳	竹茹	皂荚 川贝母	天南星 川贝母
水湿	猪苓 泽泻	茯苓 薏苡仁	薏苡仁 滑石	车前子 金钱草	金钱草 玉米须	瞿麦 赤小豆	茯苓 薏苡仁
气虚	山药 黄精	党参 黄芪	白术 扁豆			人参 甘草	人参 党参
血虚	生地黄 阿胶	当归 白芍药		生地黄 当归		生地黄 当归	阿胶
阳虚	肉苁蓉 巴戟天	补骨脂 益智仁		淫羊藿 胡芦巴			胡桃肉 蛤蚧
阴虚	鳖甲 天冬	鳖甲	沙参 麦冬	鳖甲 女贞子		龟板 麦冬	沙参 麦冬

2. 经治

盛氏针灸疗法治疗多囊卵巢综合征按照该病的主要症状即患者主诉选用相应经脉治疗,经脉的选取包括传统经脉与新经脉,尤其加入了关元经、气海经、中膂经、八俞经,扩大了经脉与穴位的选取范围,详述如下。

（1）月经不调及不孕型多囊卵巢综合征

1）痰湿内蕴型

相关经脉:脾经、八俞经、肾经、气海经、关元经、中膂经。

主穴:中脘、鸠下、水分、气海、脾夹脊、胰夹脊、肾夹脊、气海夹脊、关元夹脊。

配穴:三阴交、太溪、八木、内陷谷、关木、陷旁。

方义:脾、肾功能失常是导致痰湿产生的主要原因。其中八俞经隶属于脾,气海经、关元经、中膂经隶属于肾,也是肾、脾发生功能改变的前期病变经脉。选用中脘、鸠下、水分、气海、脾夹脊、胰夹脊、肾夹脊、气海夹脊、关元夹脊是根据经脉节段拟定,具有调节脾、肾功能;三阴交、太溪、八木、内陷谷、关木、陷旁为上述诸经之远部取穴。诸穴配合可以健脾益肾,祛痰化湿。

2）气血瘀滞型

相关经脉:脾经、八俞经、肝经、心经、肾经、气海经、关元经、中膂经。

主穴:中脘、鸠下、巨阙、膻中、水分、气海、脾夹脊、胰夹脊、肾夹脊、肝夹脊、心夹脊、夹脊、气海夹脊、关元夹脊。

配穴:三阴交、太溪、八木、内陷谷、关木、陷旁、太冲、神门。

方义:心、肝、脾功能失常是导致瘀血产生的主要原因。肾与女子胞、生殖之精有关,精血同源。选用中脘、鸠下、巨阙、膻中、水分、气海、脾夹脊、胰夹脊、肾夹脊、肝夹脊、心夹脊、夹脊、气海夹脊、关元夹脊是根据经脉节段拟定,具有调节心、肝、脾、肾的功能;三阴交、太溪、八木、内陷谷、关木、陷旁、太冲、神门为上述诸经之远道取穴。诸穴配合可以调补诸脏,活血祛瘀。

3）气血亏虚型

相关经脉:脾经、八俞经、肝经、肾经、气海经、关元经、中膂经。

主穴:中脘、鸠下、水分、气海、巨阙、脾夹脊、胰夹脊、肾夹脊、气海夹脊、关元夹脊、肝夹脊。

配穴:三阴交、太溪、八木、内陷谷、关木、陷旁、太冲。

方义:肝、脾、肾在全身气血产出,输布,功用方面起到决定性作用。此三脏功能下降,气虚必定虚损不足导致机体整体气血亏虚而产生病理状态。选用脾经、八俞经、肝经、肾经、气海经、关元经、中膂经是根据经脉节段拟定,具有调节肝、脾、肾的功能;三阴交、太溪、八木、内陷谷、关木、陷旁、太冲为上述诸经之远部取穴。诸穴配合可以调补诸脏,益气养血。

（2）肥胖及代谢紊乱型多囊卵巢综合征

1）背部肥胖及代谢紊乱型

相关经脉:督脉、膀胱经、脾经、胃经、肾经。

主穴:大椎、命门、脊中、脾夹脊、肾夹脊。

配穴:委中、昆仑、三阴交、足三里、胃夹脊。

方义：背部肥胖主要与机体阳气受损有直接关系。因此,调节阳气,疏通经气以保护阳气,节省阳气的耗损是主要的治疗原则。督脉是阳脉之海,总督一身之阳,大椎、命门、脊中三穴分别是脾、肾与大脑的三个重要的阳气输送点,脾夹脊、肾夹脊属膀胱经,协同督脉阳气的作用;委中、昆仑皆为膀胱经远道调节阳气的重要穴位,三阴交、足三里具有调节脾胃气血。诸穴共奏温阳之功。

2）侧部肥胖及代谢紊乱型

相关经脉：肝经、胆经。

主穴：肝夹脊、胆夹脊、巨阙、上脘。

配穴：太冲、蠡沟、阳陵泉、悬钟、期门、日月。

方义：侧部肥胖主要与肝胆经气滞血瘀有直接关系。因此,疏肝解郁、理气活血是主要的治疗原则。肝夹脊、胆夹脊、巨阙、上脘分别是肝胆经在任脉、膀胱经二脉的前后对应协同穴位(经脉节段),可以从肝胆源头疏通,太冲、蠡沟、阳陵泉、悬钟分别是肝胆经的远部取穴,期门、日月为肝胆之局部取穴,可以调节肝胆经的经气。诸穴配合共奏治疗之功。

3）外腹部肥胖及代谢紊乱型

相关经脉：脾经、八俞经。

主穴：脾夹脊、胰夹脊、中脘、鸠下。

配穴：阴陵泉、八木、三阴交、公孙、大横。

方义：外腹部肥胖主要与脾胰气血受损有直接关系。因此,调节脾胰,疏通经气以保护脾、胰之气血生化之源是主要的治疗原则。脾夹脊、胰夹脊、中脘、鸠下是脾胰经在任脉、膀胱经二脉的前后对应协同穴位(经脉节段),可以从脾胰气源头疏通;八木、阴陵泉、三阴交、公孙分别是脾、胰经的远道取穴;大横为脾之局部取穴,可以调节脾、胰经的经气。诸穴配合共奏治疗之功。

4）中腹部肥胖及代谢紊乱型

相关经脉：胃经。

主穴：胃夹脊、建里。

配穴：足三里、丰隆、天枢、内庭。

方义：外腹部肥胖主要与胃腑气血受损有直接关系。因此,调节胃腑经脉气血以保护胃腑之气血是主要的治疗原则。胃夹脊、建里是胃经在任脉、膀胱经二脉的前后对应协同穴位(经脉节段),可以从胃腑源头疏通;足三里、丰隆、内庭分别是胃经的远道取穴;天枢为胃之局部取穴,可以调节胃经的经气。诸穴配合共奏治疗之功。

5）内腹部肥胖及代谢紊乱型

相关经脉：肾经、关元经、气海经、中膂经、任脉。

主穴：肾夹脊、气海夹脊、关元夹脊、中膂俞、水分、神阙、气海、中极。

配穴：阴谷、然谷、关木、内三里、绝中、肓俞。

方义：内腹部肥胖主要与肾之先天之本受损有直接关系。因此,调节肾脏经气,保护肾脏之精气是主要的治疗原则。肾夹脊、气海夹脊、关元夹脊、中膂俞、水分、神阙、气海、中极是肾经、气海经、关元经、中膂经在任脉、膀胱经二脉的前后对应协同穴位（经脉节段），可以从肾脏源头疏通；阴谷、然谷、关木、内三里、绝中分别是肾经、气海经、关元经、中膂经的远道取穴；肓俞为肾之局部取穴，可以调节肾经的经气。诸穴配合共奏治疗之功。

（3）皮毛异常型多囊卵巢综合征

1）毛发浓密型

相关经脉：肺经、大杼经、风门经、大肠经、脾经、胃经。

主穴：紫宫、璇玑、华盖、中脘、建里、肺夹脊、大杼夹脊、风门夹脊、脾夹脊、胃夹脊。

配穴：孔最、落枕、列缺、三阴交、足三里、合谷。

方义：肺、脾的功能失常是导致毛发发生改变的主要原因。相表里经脉大肠、胃属腑，具有传化物不藏之功效。选用紫宫、璇玑、华盖、中脘、建里、肺夹脊、大杼夹脊、风门夹脊、脾夹脊、胃夹脊是根据经脉节段拟定，具有调节肺、脾的功能；孔最、落枕、列缺、三阴交、足三里、合谷为上述诸经之远道取穴。诸穴配合可以宣肺健脾，调节玄府。

2）皮肤痤疮型

相关经脉：肺经、大杼经、风门经、大肠经、脾经、胃经、肝经、胆经。

主穴：紫宫、璇玑、华盖、中脘、建里、巨阙、上脘、肺夹脊、大杼夹脊、风门夹脊、脾夹脊、胃夹脊、肝夹脊、胆夹脊。

配穴：孔最、落枕、列缺、三阴交、足三里、合谷、太冲、阳陵泉。

方义：肺、脾、肝的功能失常是导致面部皮肤发生改变的主要因素。相表里经脉大肠、胃、胆属腑，具有传化物不藏、排出糟粕之功效。选用紫宫、璇玑、华盖、中脘、建里、巨阙、上脘、肺夹脊、大杼夹脊、风门夹脊、脾夹脊、胃夹脊、肝夹脊、胆夹脊是根据经脉节段拟定，具有调节肝、肺、脾的功能；孔最、落枕、列缺、三阴交、足三里、合谷、太冲、阳陵泉为上述诸经之远道取穴。诸穴配合可以宣肺疏肝健脾，排毒养颜。

3. 操作方法及注意事项

（1）针灸在治疗多囊卵巢综合征方面有较为显著的疗效，尤其在针刺促排卵及提高受孕率方面尤为突出，但在临床中针灸疗法仅处于辅助治疗作用，也就是在现代医学治疗无效后会考虑借助中医针灸，属于从属地位。因此，需慎重考虑现代医学与中医针灸疗法的主次及先后顺序。

（2）多囊卵巢综合征初期多属于实证，以痰湿瘀血为主要病理产物。因此，针刺多采用泻法，在盛氏针灸中泻法应具备以下两个条件：重刺激、逆其经脉，盛氏针灸疗法极为强调推针辨气针法，缓慢进针，得气即止，针尖方向逆经脉。

（3）多囊卵巢综合征患者多发于青壮年，临床所表现的多以阳热过剩，代谢旺盛的功能状态，多与饮食习惯、睡眠紊乱，精神压力较大等现代社会病有关。因此，在针灸治疗的同时，务必改善上述不良习惯。此外，从针刺的时间而言，应选在下午2点以后阳气逐渐衰微，阴气渐足时为宜。

（四）典型案例

柯某，女，34岁，2017年3月20日初诊。

主诉：体重肥胖 2 年，月经不调 3 月。

患者身高 1.57 m，近 2 年来体形明显变胖，体重从 52 kg 猛增至 74 kg，体肥臃肿，尤其腹部肥胖为甚，时感乏力，嗜睡，易腰膝酸软，四肢不温，头晕耳鸣，便溏尿多，月经紊乱，近 3 个月，每周延迟 10 天来一次，量少色淡，夹血块。外院超声检查示双侧卵巢多个未成熟卵泡，血液检查示睾酮、黄体生成素高于正常值，诊断为多囊卵巢综合征。为了进一步诊治，经人介绍至本科诊治。

刻下体重 74 kg，身高 1.57 m，BMI $= 74/1.57^2 = 30.02$。

发病以来胃纳佳，精神一般，二便稀薄与秘结，夜寐一般。舌淡胖伴齿痕，苔白滑，脉濡细。

经脉电测定，脾经双侧虚证、肾经双侧虚证、气海经右侧虚证、胃经左侧实证、肝经双侧实证。

针灸处方：① 泻法，肝夹脊（双侧）、胃夹脊（左侧）、太冲（双侧）、内庭（左侧）；② 补法，脾夹脊（双侧）、肾夹脊（双侧）、气海夹脊（右侧）、太白（双侧）、太溪（双侧）、绝中（右侧）。

操作方法：泻法采用针刺直刺上述穴位，要求针感较为强烈，得气后无须提插捻转，留针 30 min 后取针，勿按压针孔。补法采用皮内针固定于上述穴位，留针 2 天。隔日治疗 1 次。疗程为每周 3 次，10 次为 1 个疗程。1 个疗程后复诊。

二诊（2017 年 4 月 17 日），刻下体重 62 kg，身高 1.57 m，BMI $= 62/1.57^2 = 25.2$，月经周期延迟 1 天，超声显示右侧卵巢有优势卵泡，血液检查示睾酮、黄体生成素正常。

经脉电测定，气海经右侧虚证、胃经左侧实证。

针灸处方：① 泻法：胃夹脊（左侧）、内庭（左侧）；② 补法，气海夹脊（右侧）、绝中（右侧）。

操作方法同前。

三诊（2017 年 5 月 5 日）：刻下体重 53 kg，身高 1.57 m，BMI $= 53/1.57^2 = 21.5$，月经周期正常，超声显示右侧卵巢有优势卵泡，血液检查示睾酮、黄体生成素正常。

（五）结语

针灸治疗多囊卵巢综合征具有确实可信的临床证据，尤其在促排卵及提高受孕率方面优势显著，但目前大部分患者多在多囊卵巢综合征的中后期再明确诊断或采用中医针灸疗法，增加了针灸发挥疗效的难度。因此，及早发现与干预尤为重要。此外，针灸治疗多囊卵巢综合征就中医观点是调节机体气血，活血祛瘀与祛痰化湿，但就现代医学认为针灸是调节神经系统—内分泌系统—免疫系统网络的综合作用。因此，临床应采用体针结合头针的方法治疗。

二、咳嗽

咳嗽是指肺失宣降，肺气上逆而致的以咳嗽或伴咯痰为主要表现的一种病症。"咳"指有声无痰，"嗽"指有痰无声，临床一般声痰并见，故并称咳嗽。此证多见于西医学的上呼吸道感染、急慢性支气管炎、支气管扩张、肺炎、肺结核等，是肺系多种疾病的常见症状。

咳嗽病名始于《黄帝内经》。《素问·五脏生成》云："咳嗽上气,厥在胸中,过在手阳明、太阴。"《素问·宣明五气》云："五气所病……肺为咳。"说明咳嗽乃肺系疾病。在《素问·咳论》中又指出:"五脏六腑皆令人咳,非独肺也",指出其他脏腑功能的失调,亦可病及于肺,导致咳嗽的产生。

然《黄帝内经》对咳嗽的临床表现并未详细论述。至东汉,张仲景在《金匮要略·肺痿肺痈咳嗽上气病脉证治》篇中论述"咳嗽"的证治时云:"咳而上气,喉中水鸡声,射干麻黄汤主之""咳逆上气,时时吐浊,但坐不得眠,皂荚丸主之"。这对咳嗽的临床表现进行了描述。但对咳嗽的论述往往多提及"咳"而少"嗽"。至金元,张子和明确提出了"咳"与"嗽"是相同临床证候的观点,他在《儒门事亲》中云:"《素问》惟以四处连言咳嗽,其余篇中只言咳,不言嗽,乃知咳、嗽一证也。"刘完素在《素问病机气宜保命集》中云:"咳谓无痰而有声,肺气伤而不清也;嗽是无声而有痰,脾湿动而为痰也;咳嗽谓有痰而有声,盖因伤于肺气,动于脾气,咳而为嗽也。"刘完素首次明确了"咳""嗽"与"咳嗽"的概念,并将"咳""嗽"与"咳嗽"的具体临床表现区分开来。后世中医学家在临床中,对于咳嗽具体临床表现的论述,多沿袭刘完素的观点。明代医家张景岳把咳嗽明确分为外感、内伤两大类,并论述了外感咳嗽和内伤咳嗽的病机过程,丰富了辨证论治的过程。《景岳全书·咳嗽》指出:"咳嗽之要,此惟二证。何为二证? 一曰外感,一曰内伤而尽之矣。"至此,咳嗽之辨证分类始较完善,切合临床实用。

(一) 病因病机

《素问·宣明五气》云;"五气所病……肺为咳。"明确指出咳嗽为肺系疾病。肺为"娇脏",外合皮毛,内为五脏之华盖,易受内外之邪侵袭,因而肺脏功能失调是咳嗽发生的关键所在,且"内外之邪侵袭"所致。因而,其病因有外感、内伤两类。

传统临床有外感与内伤咳嗽之分,咳嗽的病位主要在肺,且与五脏均有联系之认识。但盛氏针灸疗法对咳嗽有以下见解。

肺系为人体部位名,出《灵枢·经脉》,指与肺相连的组织,如咽部、喉头、气管等。咳嗽主要的病机为气之升降失司,湿邪久居,炼液成痰,痰居肺系,随气机而升降。其中肺系为咳嗽的主要病位,肺系中任何环节发生痰气变化皆可致咳嗽。

咳与肺系联系紧密。肺系除与手太阴肺经相联系,亦与风门经、大杼经、肝经、肾经相联系。其中肺经、风门经、大杼经皆属于肺,与肺之气机关系最为密切,不论咳之虚实皆有关系;肝经咳多与情志、思虑有关;如久咳不止,则当考虑肾经之耗损。因此,上述经脉状态与"咳"有着紧密关系。如发生咳,可在明确"咳"之虚实后重点施治这些经脉,常有速效。

嗽乃有痰无声,痰之形成与肺、脾、肾有关,多为水湿运化异常,久居三焦水道,化痰成邪,流溢全身,肺为储痰之器,故痰邪多聚于肺。故嗽之为病与肺(肺经、风门经、大杼经)、脾(脾经、胃经)、肾(肾经、膀胱经)关系最为密切。临床中丰隆为化痰要穴亦与此有关。

咳嗽虽为脏腑功能失职,气机升降失常之表现,临床亦与阴阳失调有关。背为阳,腹为阴,咳嗽病机为气(阳)失常与痰(阴)生成,也是阴阳问题。因此,背俞穴或者华佗夹脊穴可作为调气机首选穴位,募穴可以作为化痰首选穴位。

(二)辨经脉

1. 肺经咳嗽

主症:气急喘咳,痛引缺盆,右胁下洒淅恶寒,或右臂筋吊痛,痰咯难出或吐白涎,口燥声嘶,胸闷不适。

兼症:胸背部疼痛,尤以第 3 颈椎、第 3 胸椎旁压痛明显。

2. 风门经咳嗽

主症:气急喘咳,痛引缺盆,右胁下洒淅恶寒,或右臂筋吊痛,痰咯难出或吐白涎,口燥声嘶,胸闷不适。

兼症:胸背部疼痛,尤以第 6 颈椎、第 2 胸椎旁压痛明显。

3. 大杼经咳嗽

主症:气急喘咳,痛引缺盆,右胁下洒淅恶寒,或右臂筋吊痛,痰咯难出或吐白涎,口燥声嘶,胸闷不适。

兼症:胸背部疼痛,尤以第 4 颈椎、第 1 胸椎旁压痛明显。

4. 脾经咳嗽

主症:咳而右胁下隐隐作痛,痛引心脾,神衰嗜卧,面色萎黄,腹胀黄肿,身重不可以动,动则咳剧。

兼症:多涎,咳引小腹,大便溏薄,神疲乏力,精神倦怠,胸背部疼痛,尤以第 11 胸椎旁压痛明显。

5. 肝经咳嗽

主症:咳则两胁下痛,痛引小腹,或寒热往来,面色青,筋急,痰少胁痛,易怒头眩。

兼症:情绪急躁、夜寐不安、大便秘结。胸背部疼痛,尤以第 3 颈椎、第 9 胸椎旁压痛明显。

6. 肾经咳嗽

主症:咳则腰痛,五心烦热,涌泉热,时见干咳,痰味带咸。咳则腰脊相引而痛,甚则咳涎。

兼症:不寐,时而惊醒,两颧潮红,盗汗,腹背部疼痛,尤以第 2 腰椎旁压痛明显。

(三)治疗

1. 治疗特色

(1)辨经论治:盛氏针灸疗法认为咳的病位在肺系,嗽与痰之生成脏器有关。因此,常用肺经、风门经、大杼经、肝经、肾经之腧穴随症治咳,痰之问题选用肺经、风门经、大杼经、脾经、肾经腧穴。经脉选用是否正确与疗效息息相关。盛氏针灸疗法也非常重视传统经脉"是动则病……,是主所生病……"的研究,尤其是根据脏腑病之主症,探索经脉在体表及体内的循行路线,认为脏腑疾病的临床表现与经脉体内循行存在必然联系,外在症状反应内在症结所在,可以在体表部位体现,即十二皮部反应。因此,盛善本先生在临证之时必然诊察患者体表肌肤之状况,多有所得。依此通过长期积累发现咳嗽除与肺经有关以外,亦与风门经、大杼经联系紧密,从两经循行路线及所主疾病可以发现,当风寒邪入侵,首当侵袭大杼经与风门经,在出现咳嗽之前,两经已为受邪之地,如未得到及时诊治,后期助推了咳嗽的发生。盛善本亦认为咳嗽发展过程可以根据以下经脉顺序推演:大杼经—风门经—肺经—脾经—肝经—肾经。其中肺肝、肝脾之间相互乘侮,最后损及肾经。因此,根据咳嗽之症应明确疾病阶段,选用相应经脉治疗。

(2)经脉测定标准规范化辅助诊断:经脉电测定是盛氏针灸疗法特色之一,基于穴位良导络与知热感度特性,自主开发研究的二十经脉测定自动诊断仪能通过井穴测定以判定身体经脉的虚实状态,依此作为临床选用经脉与穴位的辅助依据。在长期临床实践总结发现,咳嗽测定时发生病变的经脉多为肺经、风门经、大杼经,其次是肝经、脾经、肾经。咳嗽初发时病变经脉多为肺经、风门经、大杼经、肝经,咳嗽日久多为脾经、肾经。老年人咳嗽经脉数值整体较低,病变经脉多为虚证,但肝经多为实证,如出现肾经虚证多伴有喘咳之症。中青年患者咳嗽整体经脉数值较高,病变经脉多为实证,其中以肺经、风门经最为常见。如患者临床表现以痰为主,经脉测定多为脾经、肺经、风门经实证。以上临床举例可以作为诊治参考,具体可以经经脉测定后明确病变经脉,作为取穴的辅助依据。

(3)归经中药的选用:根据中药归经理论选用相应归经药物治疗病变经脉之虚实是盛氏六脉的一大特色,具有用药精少,直到病经,疗效显著的特点。以下是各经咳嗽可选用的药物列举,如肺经、风门经、大杼经咳嗽表寒证可选用麻黄、桂枝、紫苏子;表热证可选用薄荷、牛蒡子;热证可选用石膏、知母、芦根、天花粉、栀子;痰湿证可选用天南星、皂荚、川贝母、桔梗、前胡、白前等。脾经咳嗽表寒证可选用紫苏、生姜;表热证可选用升麻、葛根;痰湿证可选用半夏、天南星。肝经咳嗽表寒证可选用荆芥、防风;表热证可选用桑叶、菊花、柴胡;痰湿证可选用天南星、天竺黄、海藻等。肾经咳嗽表寒证可选用羌活;实热证可选用知母、决明子;痰湿证可选用海蛤壳、海藻、昆布等。

2. 经治

(1)肺经咳嗽

治则:调畅肺经气机,宣肺化痰止咳。

主穴:肺夹脊、身柱、紫宫。

配穴:孔最、尺泽、侠白、鱼际。

方义:肺经咳嗽病位在肺,故主要选择肺经上的穴位,以及根据经脉节段理论选择督脉上的身柱、任脉上的紫宫、肺夹脊,其功用与肺之背俞(肺俞)相同,但更为安全,针刺任、督二脉穴位与肺夹脊具有调节肺之阴阳,疏通肺经气血的功效;孔最、尺泽、侠白、鱼际均为肺经的腧穴,可疏通肺经局部气机,同时还具有远治疗效,可直接调节肺脏功能。诸穴配合可调畅肺经气机与宣肺化痰止咳。

(2)风门经咳嗽

治则:宣肺利气止咳。

主穴:风门、风门夹脊、华盖、二椎下。

配穴:内合谷、泽外、列缺、第6颈椎峭。

方义：风门经咳嗽病位在肺，按照经脉辨证主要选择风门经上的穴位，以及根据经脉节段理论选择督脉上的二椎下、任脉上的华盖、风门夹脊，其功用与风门相同，但更为安全，针刺任、督二脉穴位与风门夹脊具有调节肺之外层风门之阴阳，亦有疏通风门经之气血功效；内合谷、泽外、列缺、第6颈椎崤均为风门经的腧穴，即可疏通风门经局部气机，还具有远治疗效，可直接调节肺脏功能。诸穴配合可调畅肺之气机与宣肺止咳。

（3）大杼经咳嗽

治则：宣肺利气止咳。

主穴：陶道、大杼夹脊、大杼、璇玑。

配穴：落枕、外曲池、天髎、第4颈椎崤。

方义：大杼经咳嗽病位在肺，按照经脉辨证主要选择大杼经上的穴位，以及根据经脉节段理论选择督脉上的陶道、任脉上的璇玑、大杼夹脊，其功用与大杼相同，但更为安全。针刺任、督二脉穴位与大杼夹脊具有调节肺之外层风门之阴阳，亦有疏通大杼经之气血功效；落枕、外曲池、天髎、第4颈椎均为大杼经的腧穴，可疏通大杼经局部气机，同时还具有远治疗效，可直接调节肺脏功能。诸穴配合可调畅肺之气机与宣肺止咳。

（4）脾经咳嗽

治则：健脾理气止咳。

主穴：脊中、脾夹脊、脾俞、中脘。

配穴：阴陵泉、三阴交、太白、公孙。

方义：脾经咳嗽病位在脾，脾之散精功能失常，其中脾气升降失司及脾胃功能不足，导致肺气不利而发咳嗽。因此，按照经脉辨证选择脾的背俞穴（脾俞），以及根据经脉节段理论选择督脉上的脊中、任脉上的中脘、脾夹脊，具有调节脾之阴阳，亦有疏通脾经之气血功效；阴陵泉、三阴交、太白、公孙均为脾经的腧穴，可疏通脾经气机，同时还具有远治疗效，可直接调节脾之功能。诸穴配合可健脾理气止咳。

（5）肝经咳嗽

治则：疏肝理气，降气止咳。

主穴：筋缩、肝夹脊、肝俞、巨阙。

配穴：曲泉、蠡沟、太冲、行间。

方义：肝经咳嗽病位在肝，肝之疏泄功能失常，其木火刑金，导致肺气宣发失职而发咳嗽。因此，按照经脉辨证选择肝的背俞穴（肝俞），以及根据经脉节段理论选择督脉上的筋缩、任脉上的巨阙、肝夹脊，具有调节肝经之气机，疏泄肝经之气血功效；曲泉、蠡沟、太冲、行间均为肝经的腧穴，可远端调节肝经气机，减缓对肺经的克制。诸穴配合可疏肝理气，降气止咳。

（6）肾经咳嗽

治则：补肾纳气，止咳化痰。

主穴：命门、肾夹脊、肾俞、水分。

配穴：太溪、然谷、阴谷、照海。

方义：肾经咳嗽病位在肾，肾之主水，纳气功能失常，金水无法相生，肺气不足而发咳嗽。因此，按照经脉辨证选择肾的背俞穴（肾俞），以及根据经脉节段理论选择督脉上的命门、任脉上的水分、肾夹脊，具有调节及补益肾经之气，增强肾之纳气功能，太溪、然谷、阴谷、照海均为肾经的腧穴，可远端调节肾经气机，补益肺金而利气。诸穴配合可补肾纳气，止咳化痰。

3. 操作方法

（1）咳嗽是临床常见症状，现代医学认为咳嗽的发生涉及肺、支气管、心等脏器。由于空气质量及生活状态的改变，变异性咳嗽发病率逐年增高，且发病时间较长，临床缺乏行之有效的方法。因此，在明确咳嗽病因及结合西药治疗的前提下，尽早进行针灸干预有着重要意义。

（2）咳嗽的发病与气机的升降关系紧密，尤其是肺气降肝气升、肺气降肾气升这两组关系尤为密切。盛氏针灸注重经脉的走行方向、深浅，采用迎随补泻为基础针法，如肺气不足则针刺方向与肺经循行方向一直，如肝气太甚，则针刺方向与肝经方向相反。另外，针刺时应着重针下的感觉，有"鱼吞诱饵之沉浮感"时即止针，以静调其气。此外，如能配合导气下行，与意守涌泉亦能有辅助之功。

（四）典型案例

王某，女，45岁，2015年7月3日初诊。

主诉：咳嗽3个月。

患者3个月前劳累受寒后出现咳嗽，初期未做任何处理后出现咳嗽加重，并伴有胸痛，遂至当地医院诊治。体格检查及胸部X线片示未见明显异常，实验室检查(-)，予以复方甘草合剂口服后，胸痛缓解，但咳嗽依旧，劳累后加重，以咳为主，痰少呈白色，质黏。经人介绍至本科诊治。

发病以来胃口尚可，精神一般，二便畅，夜寐一般。舌红苔白，形胖大伴齿痕，脉数滑。

经脉电测定，肺经双侧实证、大杼经左侧实证、肝经右侧实证、肾经左侧虚证。

针灸处方：① 泻法，肺夹脊（双侧）、孔最（双侧）、大杼夹脊（左侧）、外曲池（左侧）、肝夹脊（右侧）、行间（右侧）；② 补法，肾夹脊（左侧）、太溪（左侧）。

操作方法：泻法采用针刺直刺上述穴位，要求针感较为强烈，得气后无须提插捻转，留针30 min后取针，勿按压针孔。补法采用皮内针固定于上述穴位，留针2天。

二诊（2015年7月6日）：咳嗽明显减少，基本不影响生活。

经脉电测定，肺经左侧实证、肾经左侧虚证。

针灸处方：① 泻法，肺夹脊（左侧）、孔最（左侧）；② 补法，肾夹脊（左侧）、太溪（左侧）。

三诊（2015年7月9日）：咳嗽已痊愈。

（五）结语

按照盛氏针灸疗法诊治咳嗽具有以下特点：与咳嗽相关经脉有6条，经脉电测定能诊断出具体经脉，以及左侧或右侧发生问题，而且能提示虚实状态，治疗方法简便，尤其在难治性咳嗽方面疗效显著。

三、胃痛

胃痛,又称胃脘痛,是指由于胃气阻滞,胃络瘀阻,胃失所养,导致的以上腹胃脘部发生疼痛为主要症状的一种脾胃病症。现代医学中"胃痛"仅仅是消化系统疾病的一个症状,可见于急、慢性胃炎,胃溃疡,十二指肠溃疡,胰腺炎,胃下垂,胃肠神经官能症等消化系统常见疾病。随着人们工作、生活压力的不断增大,加之饮食结构调整及诸多社会因素的影响,胃痛的发病率不断上升,成为临床最为常见的症状之一。

中医自古就有"胃痛"之名,如《素问·六元正纪大论》说:"民病胃脘当心而痛。"历代文献中所称的"心痛""心下痛",多指胃痛。历代文献就其病因认为饮食伤胃,致胃气壅滞,胃失和降,不通则痛。五味过极,辛辣无度,肥甘厚腻,饮酒如浆,则蕴湿生热,伤脾碍胃,气机壅滞。如《寿世保元·心胃痛》指出"胃痛者,多是恣纵口腹,喜好辛酸,恣饮热酒煎搏,复食寒凉生冷,朝伤暮损,日积月深,自郁成积,自积成痰,痰火煎熬,血亦妄行,痰血相杂,妨碍升降,故胃脘疼痛。"再有《症因脉治·卷一·胃脘痛论》:"饮食不节,伤其胃口,太阴升降之令,凝结壅闭,则食积之痛作矣。"再有情志不畅往往是导致胃痛的重要因素,既是直接原因,亦是主要诱因。忧思恼怒,伤肝损脾,肝失疏泄,横逆犯胃,脾失健运,胃气阻滞,均致胃失和降,而发胃痛。最早关于情志伤胃的记录见于《素问·阴阳应象大论》:"怒伤肝……思伤脾……",《素问·举痛论》云:"……百病生于气也,怒则气上……思则气结……",《素问·六元正纪大论》曰:"木郁之发,民病胃脘当心而痛",说明肝气郁结、失于疏泄可导致胃痛。宋代陈无择在《三因极一病症方论·九痛叙论》中云:"若五脏内动,汩以七情,则其气痞结,聚于中脘,气与血搏,发为疼痛,属内所因……"总结历代医家观点,七情过及皆可致使肝失疏泄,肝气横逆而致胃痛,其中以怒、思、忧最常诱发。另外,外邪也是导致胃痛的主要因素,如《素问·至真要大论》云:"寒厥入胃,则生心痛""少阳之胜,热客于胃,烦心心痛"。外感寒、湿、热诸邪均可导致胃脘气机不畅,寒邪伤及脾胃之阳气,造成阳气被遏,气机不畅则痛。《证治汇补·心痛》言:"服寒药过多,致脾胃虚弱,胃脘作痛。"最后认为素体不足,或劳倦过度,或饮食所伤,或过服寒凉药物,或久病脾胃受损,所引起脾胃虚弱,中焦虚寒,致使胃失温养,发生胃痛。如李东垣在《脾胃论》中提到"温能除大热,大忌苦寒之药,损其脾胃。脾胃之证,始得则热中,今立治始得之证"。

(一)病因病机

中医学认为胃痛主要病位在胃及胃脘部,病因与饮食伤胃、情志失常、素体体虚等有关,胃部气血瘀滞,致使胃部疼痛发生是胃痛的主要病机。盛氏针灸疗法在长期的临床实践中,有以下观点。

胃痛的病位应为胸剑联合部至下脘穴之间的区域。传统认为胃痛主要位于胃部及胃脘部,但历代文献中胃痛与心痛常常难于鉴别,胃痛有时亦称为"心下痛"。主要原因是两者疼痛的部位最为容易混淆。从长期临床观察发现胃部疼痛发作时有显著压痛部位。尤其在任脉与督脉上有着较为固定的与压痛一一对应的位置关系,如压痛在中脘穴往往与背部的督脉上的脊中穴、膀胱经穴上的脾俞穴相关,而且经辨经论治后疗效立竿见影,其对应关系见表3-17。

表 3-17　胃痛压痛点之经脉对应表

督脉	华佗夹脊	膀胱经	任脉	肾经	胃经	所属脏器
至阳	膈夹脊	膈俞	鸠尾			膈
八椎下	胰夹脊	胰俞	鸠下			胰
筋缩	肝夹脊	肝俞	巨阙	幽门	不容	肝
中枢	胆夹脊	胆俞	上脘	通谷	承满	胆
脊中	脾夹脊	脾俞	中脘	阴都	梁门	脾
接骨	胃夹脊	胃俞	建里	石关	关门	胃
悬枢	三焦夹脊	三焦俞	下脘	商曲	太乙	三焦

胃痛的病因应从"疼痛"入手,中医认为痛觉产生主要与"寒""瘀滞"有关。寒主收引,瘀滞主不通,分析引起寒与瘀滞的诱发因素则可明确引起疼痛的主要原因。寒邪分为"外寒"与"内寒","外寒"多与寒气直中有关,"内寒"多与脾肾阳气不足有关;"瘀滞"的主要因素是气滞、气虚、痰饮、血瘀、内热有关,临床表现为胀痛、刺痛、隐痛等。因此,详细询问胃痛伴随症状尤为重要,在辨别病性及病机方面有着特殊意义。

胃痛所表现的是疼痛,但其主要的问题是胃部气机发生紊乱,人体中有三组重要的气机升降关系:脾胃关系、肝肺关系、肝胆关系,它们与气机升降关系密切,气机不和谐是胃痛发生的关键。脾胃关系,脾升胃降,脾主运化,主升清,胃主腐熟水谷,主通降。在太极图中,脾胃处于阴阳交接处,脾胃即形成内部的气环,并参与全身气机的调节,脾气上升至肾阳气,胃把心火下降至肾阴。此外,肝升肺降、肝升胆降,左升右降等均为影响胃部气机而诱发胃痛。

（二）辨经脉

1. 寒型胃痛

（1）外寒型胃痛

相关经脉:肺经、风门经、大杼经、胃经、膀胱经。

主症:胃部疼痛,按之与得寒痛甚,卒然发作,胀满拒按。

兼症:多有受寒史,喜热怕冷,呕恶清水,二便清利,畏寒肢冷,苔白,脉浮紧或沉弦。

（2）内寒型胃痛

相关经脉:脾经、八俞经、肾经、关元经、中膂经、气海经、胃经。

主症:胃部疼痛,按之与得温则减,隐隐作痛。

兼症:面色㿠白,吞酸嘈杂,手足不温,腰膝重疼,脐下悸动,神倦,舌淡,脉沉迟。

2. 瘀滞型胃痛

（1）气滞型胃痛

相关经脉:肝经、胆经、胃经。

主症：胃脘痛,引窜胸胁,按之不适,腹部胀满。

兼症：胃纳不佳,与情志有关,饮食不化,嘈杂吞酸,嗳气呕恶,舌苔白腻,脉弦缓。

（2）气虚型胃痛

相关经脉：脾经、八俞经、胃经、肾经、气海经、关元经、中膂经。

主症：饥时胃痛,得食则安,喜温喜按,或脘疼遇劳即发,入暮痛加。

兼症：形体羸弱,气短懒言喜卧,或自汗,脱肛,口淡,食少,泛吐酸水,神疲,肢冷,面色无华,舌淡,脉沉细无力。

（3）痰饮型胃痛

相关经脉：肺经、脾经、肾经、气海经、关元经、中膂经、风门经、大杼经、胃经。

主症：胃脘闷胀痞痛,呕涎在嗳气后较缓。

兼症：胸脘逆满,痛彻背胁,呕吐冷涎,形寒肢冷,口淡不渴,纳少便溏,或头晕目眩,心悸气短,腹中辘辘有声,舌胖苔滑,脉沉弦。

（4）血瘀型胃痛

相关经脉：心经、肝经、脾经、膈俞经、八俞经、胃经。

主症：脘痛如锥刺,痛有定处,拒按。

兼症：夜间痛甚,嗳气膨胀,不思饮食,呕恶不食,受寒加剧,或饮水作呃,或吐血紫暗,大便色黑,舌质紫晦有瘀斑,脉沉涩。

（5）内热型胃痛

相关经脉：心经、膈俞经、肝经、胃经、肺经。

主症：胃痛时作,痛势急迫,脘部灼热感。

兼症：喜冷怕热,心烦易怒,泛酸嘈杂,胸中烦闷,口干口苦,口渴唇燥,神悴肌瘦,大便结,尿短黄,舌红苔黄,脉弦数。

（三）治疗

1. 治疗特色

（1）辨经论治：胃痛是消化系统最为常见的症状,而且针灸治疗消化系统疾病优于其他系统疾患。例如,《四总穴歌》"肚腹三里留"阐释足三里穴在消化系统疾病的核心作用。就现代医学而言,胃痛是症状名,如消化性溃疡、慢性胃炎等均有可能出现胃痛症状。因此,就治疗思路而言,中医着重于症状的改善,辨证论治是其主要的治疗思路,对针灸而言,辨经论治是症状特点与经脉的结合体。其中主司气机升降的经脉的功能与症状的关系的辨经是盛氏针灸疗法在治疗内科杂症方面的基本思路,其中,风门经、大杼经加强肺脏的经脉功能联系,八俞经加强脾脏的经脉功能联系,膈俞经、督俞经加强心脏的经脉功能联系,气海经、关元经、中膂经加强肾脏的经脉功能联系。因此,在治疗胃痛时可选用的经脉显著优于传统经脉,扩大了胃痛治疗的经脉选择范围。

此外,盛氏针灸疗法对疼痛的理解,从"寒"与"通道不通"两个角度理解而选用相关经脉也是盛氏针灸疗法辨经的特色之一,以下为胃痛与经脉对应见表3-18。

表 3-18 胃痛与经脉对应图

疼痛	分 型		联 系 经 脉
胃疼	外寒型	胃经	肺经、风门经、大杼经、膀胱经
	内寒型		脾经、八俞经、肾经、关元经、中膂经、气海经、胃经
胃痛	气滞型	胃经	肝经、胆经
	气虚型		脾经、八俞经、肾经、气海经、关元经、中膂经
	痰饮型		肺经、脾经、肾经、气海经、关元经、中膂经、风门经、大杼经
	血瘀型		心经、肝经、脾经、膈俞经、八俞经
	内热型		心经、膈俞经、肝经、肺经

（2）经脉测定标准规范化辅助诊断：盛氏经脉测定诊断具有诊断胃痛病变经脉与虚实属性。通过长期胃痛疾患测定发现以下规律：总体测定结果为虚实夹杂。胃经实证：胃痛实证；胃经虚证：胃痛虚证；脾经虚证、胃经实证：脾弱胃强；肝经实证、胆经实证、胃经实证：肝气犯胃；脾经虚证、肾经虚证、胃经实证：脾肾两虚型胃痛；脾经虚证、八俞经虚证：脾虚型胃痛；肺经实证、脾经实证：痰饮型胃痛。以上临床举例可以作为诊治参考，具体可以经经脉测定后明确病变经脉，作为取穴的辅助依据。

（3）归经中药的选用：中药治疗胃痛理论丰富，疗效显著。从《伤寒论》经典方剂理中丸的主要功效是主治中上焦虚寒导致的腹痛。其组方为人参、白术、干姜、甘草。经文献研究发现这四位中药均入肺、心、脾、胃经四条经脉。因此，中药归经与方剂疗效关系密切。根据疼痛的致病因素，主要从外寒、内寒、气滞、气虚、痰饮、内热、瘀血选择相应入经的中药。因此，临床根据病变经脉选用祛寒、温阳、补阳、理气、化痰、益气、活血祛瘀、祛热的中药。具体归经中药按表 3-19 方法选用。

表 3-19 胃痛归经中药对照表

病性	经 脉						
	胃 经	脾经（八俞经）	肝 经	胆 经	肾经（气海经、关元经）	肺经（大杼经、风门经）	心经（督俞经、膈俞经）
表寒	生姜 白芷	紫苏子 生姜	荆芥 防风		羌活	桂枝 紫苏子	桂枝
寒邪	干姜 吴茱萸	附子 干姜	吴茱萸 小茴香		附子 肉桂	干姜 肉桂	附子 干姜
气滞	枳实 瓜蒌皮	橘皮 枳实	九香虫 枸橘	木香 青皮	乌药 沉香	橘皮 瓜蒌皮	
痰饮	半夏 白附子	半夏 天南星	天南星 天浆壳	竹茹	海蛤壳 海藻	天南星 皂荚	川贝母 天竺黄

病性	经　脉						
	胃　经	脾经 （八俞经）	肝　经	胆　经	肾经（气海 经、关元经）	肺经（大杼 经、风门经）	心经（督俞 经、膈俞经）
血瘀	王不留行 干漆	泽兰 马鞭草	川芎 丹参	川芎	夏天无 鸡血藤	郁金	丹参 桃仁
内热	石膏 知母	荷叶	栀子 夏枯草	夏枯草	知母 决明子	芦根 天花粉	栀子 淡竹叶
气虚	甘草 白术	党参 太子参			山药 黄精	党参 太子参	人参 甘草
阳虚		益智仁 菟丝子	淫羊藿 胡芦巴		肉苁蓉 巴戟天	胡桃肉 蛤蚧	

2. 经治

盛氏针灸疗法治疗胃痛根据经脉辨证选区相应穴位,注重整体气机的调整,辅以协调胃部经脉气血的升降。从疼痛入手,着重解决"寒"与"通道阻塞"问题,在传统经脉选用基础上,注重新经脉与胃部疾患的关系,加强了经脉在胃痛等内科杂症的治疗效果与临床应用意义。

（1）寒型胃痛

1）外寒型胃痛

相关经脉:肺经、风门经、大杼经、胃经、膀胱经。

主穴:建里、胃夹脊、风门夹脊、大杼夹脊、肺夹脊。

配穴:足三里、天枢、孔最、内合谷、少商、陷谷。

方义:外寒入侵阻截阳气,易侵袭膀胱经与肺经,肺脾金水相生受阻,进而寒邪犯胃,胃气壅滞致使胃部气机不通而痛。局部选用建里、胃夹脊、风门夹脊、大杼夹脊、肺夹脊可散寒疏通胃部经脉气机;远取天枢、足三里、孔最、内合谷、少商、陷谷。诸穴共奏温阳散寒,温胃止痛之功。

2）内寒型胃痛

相关经脉:脾经、八俞经、肾经、关元经、中脊经、气海经、胃经。

主穴:建里、中脘、水分、鸠下、气海。

配穴:足三里、三阴交、太溪、关木、内陷谷、绝中。

方义:脾肾阳气不足致使内寒滋生,脾胃互为表里,脾阳不能温煦胃阳,进而寒邪犯胃,胃气壅滞致使胃部气机不通而痛。局部选用建里、中脘、水分、鸠下、气海可散寒疏通胃部经脉气机;远取足三里、三阴交、太溪、关木、内陷谷、绝中。诸穴共奏温阳散寒,温胃止痛之功。

（2）瘀滞型胃痛

1）气滞型胃痛

相关经脉:肝经、胆经、胃经。

主穴：建里、巨阙、上脘、肝夹脊、胆夹脊。

配穴：足三里、天枢、太冲、阳陵泉、行间。

方义：肝胆之气升降失司，肝气不升，胆气不降，肝脾互为相克，肝气横逆犯胃，致使胃气壅滞致使胃部气机不通而痛。局部选用建里、巨阙、上脘、肝夹脊、胆夹脊可升肝降胆疏通胃部经脉气机；远取足三里、天枢、太冲、阳陵泉、行间。诸穴共奏疏泄肝胆、和胃止痛之功。

2）气虚型胃痛

相关经脉：脾经、八俞经、胃经、肾经、气海经、关元经、中脊经、肺经。

主穴：中脘、天枢、鸠下、建里、水分、气海、紫宫。

配穴：足三里、三阴交、太溪、关木、内陷谷、绝中、孔最。

方义：肺、脾、肾气不足致使脏腑功能低下，气机升降不力，致使胃气不足，胃气壅滞致使胃部气机不通而痛。局部选用中脘、天枢、鸠下、建里、水分、气海、紫宫可补益肺脾肾气以疏通胃部经脉气机；远取足三里、三阴交、太溪、关木、内陷谷、绝中、孔最。诸穴共奏益气通络，和胃止痛之功。

3）痰饮型胃痛

相关经脉：肺经、脾经、肾经、风门经、大杼经、胃经。

主穴：建里、中脘、水分、紫宫、华盖、璇玑。

配穴：足三里、三阴交、太溪、孔最、内合谷、落枕。

方义：肺、脾、肾三脏水液代谢发生异常，导致大量痰湿内蕴，脾胃运化失司，胃气壅滞致使胃部气机不通而痛。局部选用建里、中脘、水分、紫宫、华盖、璇玑可祛除痰湿以疏通胃部经脉气机；远取足三里、三阴交、太溪、孔最、内合谷、落枕。诸穴共奏化痰理气，和胃止痛之功。

4）血瘀型胃痛

相关经脉：心经、心包经、肝经、脾经、膈俞经、八俞经、胃经。

主穴：建里、中脘、鸠下、鸠尾、上脘、膻中。

配穴：天枢、内关、足三里、三阴交、太冲、八木、第二中渚。

方义：心、肝、脾三脏主藏血、血脉、统血功能下降导致血瘀于体内，导致胃部气血阻滞致使胃气壅滞致使胃部气机不通而痛。局部选用建里、中脘、鸠下、鸠尾、上脘、膻中可活血化瘀以疏通胃部经脉气机；远取天枢、足三里、三阴交、太冲、八木、第二中渚。诸穴共奏理气活血，和胃止痛之功。

5）内热型胃痛

相关经脉：心经、膈俞经、肝经、胃经、肺经。

主穴：建里、膻中、上脘、鸠上、紫宫。

配穴：足三里、天枢、神门、内关、第二中渚、太冲、孔最。

方义：心、肝、胃、肺是最易引起脏腑之热，多由于内邪积聚日久导致胃气壅滞致使胃部气机不通而痛。局部选用建里、膻中、上脘、鸠上、紫宫可泄热以疏通胃部经脉气机；远取足三里、天枢、神门、内关、第二中渚、太冲、孔最。诸穴共奏祛热和胃止痛之功。

3. 操作方法及注意事项

（1）胃痛是临床常见症状，大多数胃部疾患，如慢性胃炎、溃疡等均会出现胃痛，因此，针灸治疗胃痛时，需要先明确诊断，排除如胃部肿瘤、恶性溃疡等严重疾病，避免不必要的医疗纠纷。

（2）盛氏针灸治疗胃痛注重针刺调节气机，在针刺的过程尤为需要关注针刺方向，根据气血盛衰、经脉循行方向选用相应的针刺方向，如虚证针刺方向需顺其经脉，实证需逆其经脉。此外，针刺进针时，针气必须向下，无须捻转与提插，推针辨气，如遇沉紧之感便停针。

（3）脾胃为后天之本，关乎人体气血之盛衰，但临床中诸多胃部疾患多先选用中西药治疗，且有部分患者常关注胃部检查如胃镜等的结果，如胃部萎缩、肠化、幽门螺旋杆菌阳性等，进而影响情绪。由于情绪不良是导致胃部疾病症状的重要因素之一。因此，胃痛治疗时，如明确病因，可以优先介入针灸治疗，同时辅以情志干预，如此可事半功倍。

（四）典型案例

闫某，男，28 岁，2017 年 6 月 26 日初诊。

患者一年前无明显诱因出现胃痛，牵引右胁及脐周，伴胃脘部胀满，不思饮食，呕吐酸水，曾于外院查胃镜示慢性萎缩性胃炎，炎症（++）、肠化（++）。经西医对症治疗与中药内服后症状缓解不明显，遂至我科求诊。

发病以来纳差，口干口苦，渴不欲饮，身重肢倦，小便色黄，大便不畅，夜寐安，舌质淡，苔黄厚腻，脉弦滑。

体格检查：腹平软、皮肤无红肿，剑突下压痛（+），无反跳痛，无叩击痛，肠鸣音每分钟 3~5 次，腹壁反射正常。

辅助检查：胃镜提示慢性萎缩性胃炎，炎症（++）、肠化（++）。

经脉电测定，肝经双侧实证、胆经右侧虚证、胃经双侧实证。

针灸处方：① 泻法，建里、巨阙、足三里（双侧）、天枢（双侧）、太冲（双侧）；② 补法，上脘、阳陵泉（右侧）。

操作方法：泻法采用针刺直刺上述穴位，要求针感较为强烈，得气后无须提插捻转，留针 30 min 后取针，勿按压针孔。补法采用皮内针固定于上述穴位，留针 2 天。

二诊（2017 年 7 月 3 日）：胃痛较前显著减轻，偶有发生，无其他伴随症状。

经脉电测定，肝经右侧实证、胃经右侧实证。

针灸处方：泻法，建里、上脘、足三里（右侧）、天枢（右侧）、太冲（右侧）。

三诊（2017 年 7 月 13 日）：胃痛基本已痊愈。3 个月后复查胃镜示慢性非萎缩性胃炎，炎症（+）。

（五）结语

胃痛是针灸疗法优势病种，随着生活水平的提高，食物及情绪变化是影响胃部功能的主要因素。胃痛的发生常常导致患者出现形体消瘦、疲劳、睡眠障碍、情绪焦虑等症状，严重影响生命质量。因此,着重整体机能的调整是治疗胃痛的基本治则。但由于目前临床研究主要是观察单一穴组(如足三里、内关、中脘等)对胃部激素、细胞的影响,甚至基因作用的研究,但这已经脱离中医治疗胃病的基石,即辨证辨经不明,有时胃痛与胃经也许没有太大的联系。因此,针灸治疗胃痛的研究应着重身体更高层面的研究,如胃-脑的关系研究。

第四章　盛氏针灸疗法医话

第一节　盛氏针灸疗法理论研究

一、腕踝针为什么能有疗效?

腕踝针是从临床实践中逐步总结出来的,又经过了广大群众的实践检验。临床实践证明,它确实有疗效。

在中医学中,针灸疗法的理论基础是经络理论。腕踝针为什么有疗效? 根据笔者学习的初步体会,腕踝针的实践和经络理论是符合的。

腕踝针疗法,归结起来,不外乎三个方面。一是画线分区,把身体从上到下分为六个区;二是定点进针,从腕踝部六个点进针治疗全身的某些疾病;三是皮下平刺,不要求任何针感。这三个方面同中医学理论,都有相符之处。

首先,腕踝针疗法把人体的腹侧和背侧分为阴阳两面,1、2、3 区在阴面,4、5、6 区在阳面;又以横膈膜为界把躯体分为上、下两部,上六区同腕部六个进针点相应,下六区同踝部六个进针点相应。这同经络理论中的十二经脉的分布大体一致。上 1、上 2、上 3 三个分区沿阴面上行,相当于手三阴。下 1 到下 6 六个分区,也相当于足三阴和足三阳。而且,上六区联结横膈膜以上胸腔的心、肺,下六区联结横膈膜以下腹腔的脾、胃、肝、肾,这同手六经主要联结上焦的心、肺等,足六经主要联结中、下焦的脾、胃、肝、肾等,也是一致的。

把上、下两部连接起来,从纵行全身上下的六个区来看,也同十二经按同名关系所归纳的六经相一致。如上 1 区的心经属手少阴,下 1 区的肾经属足少阴,都是少阴经。

经脉是人体气血运行的通路。腕踝针基本上按照十二经脉循行线路进行治疗,因而可以疏通经络,协调气血。

但是,十二经脉是循行线路,为什么在体表上也有分区呢?

首先,按照经络理论,十二经脉深行于体内,经脉的分支——络脉则别出于体表。《素问·皮部论》说:"凡十二经络脉者,皮之部也。"它联络成网,覆盖在皮肤上。这就不是一条条循行的线,而是一片片铺开的面了。因此,经气散布到体表,沿十二经脉的走向形成十二皮肤区域,叫作"十二皮部"。把这个皮部分区同腕踝针疗法在体表的划区来对照:少阴在腹侧中间,与 1 区相合;由此绕躯体向后转,依次为厥阴、太阴、阳明、少阳,最后是背侧中间的太阳,也大体上相当于从 1 区到 6 区的划区。

其次,腕踝针的十二个进针点大致相当于十二经脉上的"络穴"。手六经的通里、内关、列缺、偏历、外关、支正等 6 个络穴,或者在腕部进针点上,或者是针尖通过的部位。足六经的大钟、蠡沟、公孙、丰隆、光明、飞扬,除公孙、大钟距离稍远以外,其他也都处于踝部进针点附近针尖所到之处。

这不是偶然的。络穴是络脉由经脉向躯体浅表分出去的部位,主要沟通表里二经,加强它们在体内的联系。在络穴附近浅刺皮部,可以针对这一条经脉进行调整,振奋阳气。因此,笔者认为,腕踝针之所以有疗效,还是因为循经取穴。笔者也曾试过,小肠经病变不取腕踝针上 6 区域而取尺骨内缘的养老穴;大肠经病变不取腕踝针上 4 区域而取合谷穴,且也用皮下平刺,可以取得同样的疗效。

腕踝针的这 12 个进针点,同古代的"陶针"也有类似之处。陶针,即用陶瓷片在体表浅刺。其中有一种专在"手六关"和"足六关"进针。手六关,即在肩、肘、腕部(左右共六个部位),各环刺六个点。足六关,同样是在股、膝、踝部环刺六个点。陶针在腕踝部的 12 个刺激点,正好相当于腕踝针的 12 个进针点。据《验方新编》一书记载,陶针对各种痹证、腰痛、历节风、瘫痪等疾病有效。这同腕踝针对各种关节痛、腰肌劳损、瘫痪等疗效较好的临床经验,也是一致的。但腕踝针集中到腕踝部的 12 个部位,删繁就简,方便易行。而且,根据中医学,四肢为本,头身为标,腕踝部当十二经之"本",属于"本"部,作用也更大。这就是腕踝针的发展了。

再看腕踝针画线分区的适应证。中医学中的十二经脉,不仅是体表上的循行线路,而且各经有各经的"证候";并且是对一定的"症候群"的概括。例如,上 1 区主治前额痛、高血压、失眠、结膜炎、鼻塞、舌偏斜、急性咽炎、急性气管炎、心绞痛、心动过速、精神症状等;而心经也主治头痛、眩晕、心烦失眠、目赤肿痛、鼻塞、舌强、喉痹、喘逆上气、心痛、心烦惊惕、昏迷谵妄等。两者是很接近的。

最后,腕踝针的皮下平刺法,是指只进到皮下,不进入肌层。这接近于古代十二刺中的所谓"浮刺"和"直针刺"。"浮刺者,傍入而浮之,以治肌急而寒者也。""直针刺者,引皮乃刺之,以治寒气之浅者也。"(《灵枢·官针》)前者斜向刺入浮浅的肌表,后者提起皮肤,把针沿皮刺入,不伤肌肉,都有些像腕踝针的刺法。

从临床疗效看,我们可以发现一个现象,腕踝针治疗的有效病例,以官能性疾病和神经性疼痛居多,大都属于中医学所谓"络脉病"。在经络理论中,络脉居于浅表,皮部是外邪入侵的第一线。"百病之始生也,必先于皮毛,邪中之,则腠理开,开则入客于络脉。"因此,在皮部浅刺,不论是浮刺、直针刺,还是毛刺、半刺、扬刺等,主要是调理保卫表的卫气,可以治疗各种络脉病。当然,我们不能由此得出结论说,腕踝针不能治内脏病。但是,没有一种疗法可以包治百病,腕踝针也必然有其一定的适用范围。

腕踝针并不是古代已有经验的简单继承。它不但在许多方面暗合于古人的经验,而且在许多方面又有所发展。

按照传统经络理论,针灸要求"得气",有酸、麻、胀、痛等针感,才能"气至病所",达到治疗的目的。腕踝针却要求不引起任何针感。我们在临床上也体会到,腕踝针越是没有感觉,疗效越好。无针感而能治病,这就对传统理论提出了一个挑战。

对于这个问题,笔者的初步看法是,所谓无针感无非是说刺激十分轻微。在传统针法中,大多数人都认为,轻刺激是补法,重刺激是泻法。腕踝针的皮下平刺,虽然基本上没有感觉,但不等于说没刺激。刺到皮下,进针一寸半,又要留针半小时,就给予人体一种持续的轻刺激,可以推动人体内部的生理活动。因它无感觉,并不等于说不得气。得气而不通过针感表现出来,这是腕踝针的一个发展。

因此,笔者从临床实践中体会到,腕踝针是一种较强的补法。按照中医学,"用针者,必先察其经络之虚实""虚者补之,实者泻之"。因为腕踝针对虚证或实中有虚的病症,疗效较好,对于实证,如急性阑尾炎不能用,需要改用泻法。如果情况的确是这样,那么,腕踝针发展了针刺中的补法,丰富了中医学的针灸疗法。

腕踝针疗法同中医学的符合,绝不是偶然的巧合。这说明了中医学的经络理论是临床实践的总结。它可以从腕踝针的实践中得到一次新的检验,腕踝针疗法是从临床实践中独立总结出来的,也可从经络理论中找到自己的理论根据。因此,笔者认为,腕踝针如能在中西医结合的指导方针下,同经络理论进一步结合起来,还会得到更大的发展。

二、针灸领域革命性的突破——发现新经脉及研制成功二十经脉测定自动诊断仪

(1)自发现了六条新经脉加上日本长滨善夫发现两条新经脉把十二经发展成为二十经,使指及趾内外侧均布有经脉,使整个背俞从第1~20椎相应二十经脉,进一步充实了经络学说、经脉背俞脏腑关系的完整性,扩大了经脉脏腑的治疗面,使经脉学说进一步充实、完善和发展。

(2)发现了颈胸腰骶椎与经脉的联系,研制成功了二十经脉测定自动诊断仪。该诊断仪能提示颈胸腰骶椎病变的客观数据,从而进行虚实辨证。在治疗上能够有的放矢,补泻分明,因此获得突破性的效果。

(3)发现了经脉节段的存在,整个躯体的背、腰、骶和胸腹部存在着前后水平对称性的联系。背部脊椎的正中是11椎下脊中穴与胸腹部任脉正中中脘穴相对称,脊中两侧是脾俞。因此,中脘属脾,脾为中土。上腹中脘穴产生疼痛时,刺脾俞或脾夹脊穴立解。同样,上脘作痛刺胆夹脊立解,巨阙作痛刺肝夹脊立解,鸠尾作痛刺膈夹脊立解,建里作痛刺胃夹脊立解,下脘作痛刺三焦夹脊立解,脐中作痛刺气海夹脊立解。下腹月经痛大多在石门,深刺上髎立解。这不但说明躯体前后存在经脉水平对称性的联系,而且通过这种经脉节段的联系,在诊断上能明确帮助脏腑辨证,也就是说如上腹痛在巨阙,由于巨阙前后水平对称为肝俞。故而属肝胃不和,肝气郁结,肝血瘀滞或湿热所致。其余21椎背俞与胸腹部的节段关系,均可类推。经脉节段的存在与神经节段并不一致,有其的独立性。

(4)既然二十经脉测定自动诊断仪的测定数据能正确提示颈、胸、腰、骶椎病变和虚实所在,按照提示进行取穴补泻,往往能获得出乎意料的效果。这说明新老二十经脉和其同名

背俞脊椎均客观存在直接联系。因此,我们认为新老二十经脉的循引路线均应延伸至和其同名背俞脊椎相连接。同时,针灸之所以能通过虚实辨证进行补泻治疗各种疾病,按现代医学来讲均应通过大脑中枢调节才能实现,除神经中枢之外,我们认为还存在着"经络中枢"。"经络中枢"通过经脉下达脊椎,内连脏腑外络肢节,具有其独特的循引路线和经脉节段,是一个独立的循环体系。

(5)二十经脉测定自动诊断仪能与中医学的八纲辨证相结合,能正确定位脏腑、经脉、脊椎、关节、软组织等处的病变部位和阴阳虚实,使中医学针灸的诊断开始具有客观指标,填补了这方面的空白,使针灸的诊断具有了客观性、科学性,从而使针灸诊断水平获得突破性的提高。

(6)由于新经脉的发现和二十经脉测定自动诊断仪的研制成功,通过临床长期不断的测试和验证,我们敢于肯定地对两千余年来一直不变的十二经脉路线穴位图谱大胆提出某些修正,使其不再继续误导,提出修正如下。

1)胆经下肢的循引路线自阳陵泉、胆囊(奇)、陵下(新)、阳交、外丘、光明、阳辅、悬钟等大部分穴位均在腓骨前缘,唯独阳交一穴在腓骨后缘,针刺阳交,其针感只能在腓骨后缘上下传导,绝不导向腓骨前缘;而其他穴位的针感均在腓骨前缘上下传导,绝不导向腓骨后缘。同时,阳交恰恰在新经脉关元经循行路线上,当循阳交上下发生病变时,二十经脉测定仪的数据变化表现在关元经,与胆经无关。因此,我们肯定阳交属于关元经,而图谱上胆经的循引路线应该是直行下循丘墟。胆经的阳交穴应该除去。

2)关于膀胱经在臀部大腿后侧的循引路线,我们同样大胆提出原来图谱的不妥之处。根据临床大量病例的观察及测定仪的反复测试,我们认为膀胱经在臀腿后廉的循引是秩边→承扶→殷门→委中→合阳……,应该是直行的,不存在交叉状,而浮郄、委阳应该属于关元经为妥。同时委阳一线上下的病变,始终在关元经的井穴测定数据发生变化,膀胱经的井穴数据不变化。

3)由于同样情况,我们肯定提出膀胱经的申脉应属关元经,仆参应直接连接金门,列缺属于风门经,肘髎、巨骨应属大杼经。

(7)按照现代解剖学,大脑神经中枢,交感或副交感神经通过脊椎联系全身脏腑器官,现在针灸有了经络中枢,其经脉通过脊椎(夹脊、背俞)联系脏腑器官,因而"五脏之俞,皆出于背"背俞穴除与其同名脏腑联系外,还与其同名经脉相连,有了二十经脉测定仪,具有客观数据,可提供病变脏腑经脉的阴阳虚实,使学习针灸能看得见,摸得着,从玄虚到现实,能做到对号入座。并可作为中医经脉辨证辅助参考。此外,在中西医之间更易产生共同语言,在中西结合方面开通更宽的渠道。

(8)根据经脉节段的发现,躯体前后阴阳经脉水平对称的联系。我们认为脐中应该与十五椎下下极俞相对称,临床观察中,脐中作痛,刺气海夹脊立解,但刺肾夹脊无效。因此,督脉命门应与任脉水分相对应,同时也说明阴阳水火的关系。

(9)经十二经别中六合的理论,即阴经合入其表里相关的阳经后上行项头部。我们在临床不断测试观察中,在头痛病例中发现一则偏头痛的病例,其测定数据有三种可能:①胆经(实),②胆经正常,肝经(实),③肝、胆经俱实,而临床表现均在头项部胆经的循行路线。

这说明在胆经正常,肝经实的情况下,出现偏头痛,其症状仍可表现在胆经的路线上,从风池上引头部,而不一定是巅顶。我们认为肝经经别合入胆经的部位是项部的风池穴,临床以实证居多。膀胱经头痛的临床表现从天柱上引至头目。测定数据提示:① 膀胱经虚或实;② 膀胱经正常,肾经虚或实;③ 膀胱经与肾经俱虚或俱实。因此,根据测定数据提示虚实取天柱、次髎或天柱、肾夹脊进行补泻,均可获得显效。以上证明了经别六合理论的正确性。

(10) 通过数十年的临床实践,我们建议取背俞穴时以夹脊穴代替,不但能获得同样的效果而且安全性更高。

(11) 二十经脉测定仪的测试,如有明显症状,85%~90%患者的测试都能提供正确病变数据,尤其是各种痛证。按照提示,结合脏腑经脉、脊椎、关节、软组织等临床表现进行分析,取穴补泻,绝大部分都能获得显效,也就是说当场见效。我们认为祖国医学针灸的威力就在于大部分症状,尤其是痛证,都应该要求当场见效。以急性腰扭伤或踝关节扭伤为例,在X线片证实无骨折或脱臼的情况下,都应该达到当时见效,那才是针灸的效果。否则患者隔5天、7天、10天,患者自己也不清楚是自身修复功能起了作用,还是针灸治疗起了作用,不应算作针灸的效果。至于10%~15%的患者在测试中不显示,我们提出经脉病的虚实辨证可以根据动与静,工作与休息的不同时间、不同阶段与症状的关系来区别虚证与实证,也就是说活动、工作时或后症状减轻,静止、休息时或后症状加重属实证;反之,活动、工作时症状加重,静止休息时或后症状减轻属虚证,这样辨证完全符合测定仪提供数据虚实的变化。

(12) 运用二十经脉测定自动诊断仪数十年的临床测试中,在计算正常和病变数据的过程中,发现了一个非常特殊的情况,就是胆经正常和病变的计算方法不同于其他19经脉的计算方法,否则在数据反映上会产生极大误差。我们已经把这一特殊情况,输入测定仪的小型电脑中自动调整。至于膀胱经的井穴——至阴因在日常生活中经常与鞋袜摩擦造成皮肤粗厚,所以电阻阻抗高于其他井穴。根据实际情况亦已在电脑中相应调整。

当然8条新经脉尚未完善,初步认为均应上行至头面,有待后起之秀继续努力做进一步的研究加以补充。

上述内容如能得到重视支持和推广普及,针灸领域将会出现一个革命性科学性的发展和突破性的提高。中医针灸将在世界范围内树立更高的威信。

三、针灸经脉病虚实辨证与动静态的关系

中医针灸治疗疾病关键在于辨证。针灸治疗经脉病的辨证主要是辨虚实,即虚则补之,实则泻之。正确辨证疗效显著,往往立竿见影;否则,虚则更虚,实则更实。

针灸临床经脉病常见的症状不外乎内因(本虚),外因(外邪入侵经脉)及不内外因(跌、打、扭、挫、闪、劳累等)可引起的痛、酸、胀、麻、痒、热、冷……古代经脉病的虚实辨证主要按麻痒属虚,疼痛属实作为辨证依据。现代的针灸教材大致按患者体质的强弱、针感的敏感迟钝及耐受程度、取穴部位肌肉丰厚与否、急性病慢性病等来作为虚实补泻的依据。根据上述古今经脉病虚实辨证的方法进行针治,有的疗效显著,有的无效。即使同一病种、同样症状、发生在同样部位、用同样方法治疗,效果也不一致。

通过临床千余例病案的观察及分析发现,由于各种原因导致全身各部位产生的各种症状,都应以虚实辨证的观点来对待。也就是说,痛有虚痛、实痛,酸有虚酸、实酸,胀有虚胀、实胀……笔者发现主症的虚实与患者的动静态存在着密切的关系。临床常见的颈、胸、腰、骶、椎病,关节韧带扭伤、跌打、挫伤、肌肉劳损、骨质疏松、落枕、肩周炎、腱鞘炎、网球肘、坐骨神经痛、软组织损伤病变等,都可以出现两种情况。其一是静止、休息、睡眠时(或后)症状减轻,活动工作时(或后)症状加重;其二是恰恰相反,静止、休息、睡眠时(或后)症状加重,活动工作时(或后)症状减轻。趋静缓解,趋动增剧属虚;反之,趋静增剧,趋动缓解属实。

运用上述虚实辨证的原则,通过大量病例的问诊和治疗,大大提高针灸的诊断水平和疗效。兹将动静态在每天不同时间与主症差异变化的规律进行经脉病的虚实辨证总结归纳见表4-1。

表4-1 动静态与虚实的关系

虚 证	实 证
静止、休息、睡眠时(或后)症状减轻或消失,活动、工作时加重	静止、休息、睡眠时(或后)加重,活动、工作时减轻;开始活动时出现症状,稍多活动反减轻或消失
早晨起床时无症状或较轻,活动、工作时逐步加重,下班时或睡前更重	活动、工作时症状反减轻或消失,活动增多或下班时又转重;随活动逐步减轻,下班或睡前症状完全消失
开始起步时症状较轻或无症状,随活动量增加逐步加重	开始起步时症状较重,多走或活动即减轻,越活动,越轻松;或开始起步时较重,稍多活动即减轻,再多走动又加重
久坐起立时较轻或无症状,随活动量增加逐步加重	久坐加重或久坐起立时症状较重,活动后反减轻
初睡时症状重,半夜减轻,晨起更轻;或上半夜重,下半夜轻	初睡时症状轻,夜半转重,清晨略减;或夜半转重,清晨更重
工作、活动时症状重,停止后减轻	工作活动时尚可,停止后症状反转重
逢晴天、阴雨、刮风、下雪,症状无变化	晴天症状减轻,阴雨、刮风、下雪转重
在患处作轻按摩,症状减轻	在患处重按或甚至用硬物顶住患处才能减轻症状,或请旁人在患处用力敲打则舒

经脉电测定是运用经脉电测定仪测定十二经脉井穴的电阻转换成电流数。当十二经脉及其相关脏腑发生病变时,其数据即出现异常。数据超过正常值属实证,低于正常值属虚证,该客观数据相当准确。但由于测定一个患者需花费较多时间,分析数据,做出诊断亦需掌握较多环节,目前经脉电测定在临床上实际应用者较少。因此,如能掌握上述表内主症动静态与经脉病虚实辨证的关系,基本上能抓住要害,做出经脉病虚实的准确诊断。

关于针刺补泻方法,盛氏针灸疗法认为应依据《灵枢·官能》中谈及"针所不为,灸之所宜""阴阳皆虚,火自当之"。这是针灸虚实补泻的宝贵总结。古代的针具,由于技术落后,针身较粗,深刺穴位针感甚强,而在治疗时还强调气至病所,属于强刺激,具有较好的泻实作用。如辨证有误,错将虚证辨为实证,在针灸无效的情况下,应更换为"灸之所宜"。灸法具有较好的补虚作用。

盛氏针灸疗法针灸临床数十年,曾综合对各种针刺补泻方法,结合当前人体的耐受度及疗效,认为一般用毫针得气后作提插捻转,加强刺激,留针 15~20 min,必要时接上脉冲电,已能达到泻实的要求。至于灸法补虚,考虑到现代人们对直接灸不能接受。其他灸法效果不理想,盛氏针灸疗法最后发现"皮内针"(即用皮内针在穴位上做平刺,埋入皮内,黏上胶布,留针 3 天)是最方便理想的补法,与直接灸有异曲同工之妙,往往在针后症状立即明显缓解或消失,有出人意料的效果。而且简便、无痛、有效,患者甚至小孩亦能接受。

结果:对 111 例病例(包括颈椎病、肩周炎、腰腿痛、膝关节痛、踝关节痛、网球肘等病变),按上表进行问诊做出虚实辨证,再运用经脉电测定的数据做出虚实辨证相对照,全部符合。共涉及病经 140 经次,其中 120 经次属实,20 经次属虚(部分病例涉及病经 1 条以上)。虚实经次间总的比例为 1:6。实证多于虚证。

上述 111 例病例,根据虚实辨证诊断,运用上述补泻方法,获得突出疗效。其中显效 105 例,占 94.6%,有效 6 例,占 5.4%。疗效评定:① 显效,症状全部消失,随访 3 月未再发作;② 有效,症状基本消失,尚有少量不适,随访 3 月,未再加重(表 4-2、表 4-3);③ 无效,症状无明显改善,随访 3 月,症状加重或无变化。

表 4-2　观察病例的虚实对照表

		病　名						
		颈椎病	肩周炎	腰腿痛	膝关节痛	踝关节痛	网球肘	合计
虚实	虚证	2	2	5	4	2	4	20
	实证	10	18	60	16	8	10	120
涉及经次		12	20	65	20	10	14	140

表 4-3　观察病例疗效表

		病　名						
		颈椎病	肩周炎	腰腿痛	膝关节痛	踝关节痛	网球肘	合计
疗效	显效	10	12	57	10	6	10	105
	有效	1	0	3	2	0	0	6
	无效	0	0	0	0	0	0	0
病例合计		11	12	60	12	6	10	111

【典型病例】

1. 实证病例

邬某,男,45 岁。

1997 年 6 月 19 日初诊,诉头晕头痛视物模糊伴颈项板滞,2 年来每日发作。晨起床时尤甚,午后稍减。MRI 检查示第 5~6 颈椎椎间盘、第 6~7 颈椎椎间盘变性伴后突,黄韧带增厚,椎管狭窄。诊断为颈椎病。

按主症与动静态关系属实证。经脉电测定,肝经双实,三焦经右实,小肠经左实(查颈椎方面肝经联系第 3 颈椎,三焦经联系第 5 颈椎,小肠经联系第 7 颈椎)。

治疗:取穴第 3 颈椎嵴(双侧),风池(双侧),第 5 颈椎嵴(右侧),第 7 颈椎嵴(左侧)。

方法:针刺强刺激加脉冲电 30 min。

1997 年 6 月 23 日复诊,诉原在宁波上海各医院治疗 1 年,未见效果。经上次治疗后,症状明显改善,诊断前颈部左右旋的活动度为 45°,现为 80°,但仍有板滞感;头项转动时引起头晕亦明显好转。治疗同前,前后共治 4 次,症情基本解决。1997 年 7 月 14 日再次从宁波赶来要求再治疗 1 次,予以巩固。迄今未再发作。

2. 虚证病例

倪某,女,62 岁。

2000 年 12 月 13 日初诊,诉后项板滞酸痛 1 年余。头部前俯后仰时尤甚,伴头晕不适,晨起身时较轻,下午、傍晚增剧。颈部 X 线片示第 5~6 颈椎病骨质增生后突。

按主症与动静态关系应属虚证。第 5 颈椎棘突右侧压痛明显。经脉电测定,三焦经右虚(查第 5 颈椎棘突下联系三焦经)。

治疗:取穴右侧第 5 颈椎嵴,第 5 颈椎棘突下,应予补法。

方法:上二穴取皮内埋针法,胶布固定,留针 3 天。

3 天后复诊,诉经上次治疗,后项板滞、酸痛伴头晕明显缓解,治疗同前,3 天后来称主症完全解除。迄今未发作。

【讨论】

首先,中医学宝藏之一是虚实辨证,这是西医学所没有的。在西医学中疼痛没有虚实之分。事实上任何原因造成的痛证,都存在虚实之分,其治法也各异。虚补,实泻。如能掌握正确辨证,就能获得立竿见影的效果,针灸治疗经脉病,绝大部分痛证可当场缓解。如跌、打、扭、挫、闪所引起的疼痛,只要没有造成骨折,休息 1~2 周后都能逐步自愈。因此,经脉病的虚实辨证是诊断的首要。其次是补泻的方法。针法是深部器械性的刺伤,属于泻法。灸法是浅部皮肤烧灼伤,属于补法。盛氏针灸疗法认为人类本身具有机体自我防御恢复的本能,当人体遭受各种伤痛,机体自身把全身各种有利积极因素(红细胞、白细胞、抗体、补体等)集中到伤痛处把它修补完好,恢复原样。针灸是通过辨证做出虚实诊断后,运用补虚泻实的方法,有意识地把人体各种积极因素调动到有病的经脉上来进行修补从而解除病痛。

关于虚实与动静态相关的中医机制,盛氏针灸疗法认为虚者本虚,气行血行,气虚血滞,则诸症见矣。通过静止、休息、睡眠后,机体有所恢复,能量有所增加,气血运行有所改善,再用补法扶正,气虚得以充实,气血运行通畅,症状当即缓解。实者邪实,由于外邪(风、寒、水、湿、燥、火)入客经络或跌、打、扭、挫、闪均能导致经脉气滞血瘀,气血运行受阻而症状见矣。静止、休息、睡眠时气血运行缓慢,外邪凝滞,瘀阻脉络更甚,因而症情加剧。当活动、工作时气血有所推动,受阻局部气血运行有所改变,因而症状有所改善。再用泻法祛邪,活血化瘀,气血得以通畅,症状随即解除。经脉病的虚实辨证必须从客观实际出发,主症结合动静态的变化,以一分为二的观点做出虚实辨证,才能超越常规,获得准确的诊断,大大提高诊断质量和疗效。

四、人体有 20 条正经吗？——评盛善本针灸师的观点

经络学说是中医学的宝贵遗产,是中医学理论体系的重要组成部分。多少年来,它一直为历代医家所重视并据此对疾病的诊断治疗取得了不计其数的疗效。虽然经络的实质至今尚未突破,但并不妨碍经络学说走向世界并获得广泛的认可。应该说,经络学说是我国劳动人民通过长期的医疗实践不断观察总结而逐步形成的。在《黄帝内经》中已初步形成了系统的理论,此后经过历代医家的实践和气功修炼者的亲身体验不断地充实发展而逐步趋于完整。根据经络学说治病也有特殊情况,如针刺"光明""太冲"可治眼病;针刺"内庭"可治鼻部疼痛,以及其他某些疾病可通过非十二经脉上的经外奇穴或阿是穴也可达到治病的目的。如"四缝"治疳积、"中魁"治呕吐等,这些无法用经络学说来解释的现象启示我们,经络学说的内容是无比丰富的,我们对经络学说的认识绝非已尽善尽美,尚有许多内容有待于我们去进一步开发、认识和总结。

经络学说中的经脉有十二经脉(又称正经)和奇经八脉。十二正经分别是在手上终于少商的手太阴肺经;始于商阳的手阳明大肠经;终于中冲的手厥阴心包经;始于关冲的手少阳三焦经;终于少冲的手少阴心经和始于少泽的手太阳小肠经。在足上始于隐白的足太阴脾经;始于大敦的足厥阴肝经;始于厉兑的足阳明胃经;终于足窍阴的足少阳胆经;始于涌泉的足少阴肾经和终于至阴的足太阳膀胱经。奇经八脉乃是任脉、督脉、冲脉、带脉、阴维脉、阳维脉、阴跷脉和阳跷脉。其中冲脉、带脉、阴维脉、阳维脉、阴跷脉和阳跷脉的腧穴都寄附于十二正经与任、督脉之中。唯任脉、督脉二脉各有其所属腧穴,故任脉、督脉有时与十二正经相提并论,合称"十四经"。十四经具有一定的循行路线、病候及所属腧穴,是临床针灸治疗及药物归经的基础。本文是讨论除以上十二正经外,还有可能存在其他正经吗?

在 20 世纪 80 年代上海第二医科大学陈大中教授主讲的针灸学习班上,笔者通过学习深感中医经络学说的博大精深。但同时亦对各条正经在手足上的分布不规律和不对称感到有所疑惑,曾求教于陈大中教授,为什么足少阴肾经不同于其他经或终于趾上而始于足心的涌泉? 为什么有的指(小指)趾(大足指)上有 2 条经络,而有的趾(中足指)上却无 1 条经络? 记得陈大中教授当时考虑片刻后对笔者说,"这是老祖宗传下来的。"笔者听了也觉得有道理,凭什么去质疑历史悠久且久经考验的祖国经络学说呢? 至 90 年代一个挚友介绍笔者认识了八十高龄的盛善本,并读了他撰写的《六条新经脉的发现——针灸临床新疗》一书后,其观点深深震撼了我,直觉告诉我,这是一个崭新的、有价值的观点。它关系到长久以来人们对十二正经的看法,幸而这种看法丝毫没有否定现有的十二正经,只是另外补充了八条正经,提出人体有二十条正经而已。

19 世纪中叶,正在成长中的化学科学发现自己处于相当困惑之中,如何将已发现的元素分类归属。当时英国科学家道尔顿关于元素之间的区别仅仅在于他们的质子质量不同的论点,逐渐地被承认,并且有了若干相互抗衡的有关原子质量的计算数据。1864 年英国化学家纽兰斯提出了当时知道的最佳解释:63 种元素之间的关系可以按原子量的递增顺序排列来说明。但是他遭到了嘲笑,杂志拒绝刊登他的论文,嘲弄他按原子质量得出的元素排列顺序简直就像是把它们(元素)按照字母顺序排列一样愚蠢。但是门捷列夫接受了这种观点,并在此基础上,于 1869 年把相类似性质的元素,如酸性、硬度、熔点都自然地集合成族,设计并提出了周期表的模式。对周期表有效性的最强有力的检验证明是,表上有一些空白处是门捷列夫故意留着的,后来被发现的新元素填满了。这说明空白在表上的存在是必需的。又如门捷列夫根据周期表预言,后发现新的元素镓、钪、锗的特性。这三种元素果然分别在 1875 年、1879 年和 1885 年被发现。在这里举门捷列夫周期表的例子,除了说明门捷列夫超常的理解力和创造力外,还说明大自然是那么的有序、和谐和完美。

同样,十二正经在指及趾上的排列竟会如此不对称,特别是足少阴肾经不落在趾上而落在脚心涌泉穴上。这种不对称的分布不是很令人奇怪和疑惑吗?为什么在指及趾上会存在空缺呢?另外从脊椎上的相应椎位排列与穴位的对应分布来看也有空缺存在(表4-4)。

表4-4　对应于十二正经的脊椎上的穴位分布

脊　　椎																				
胸　　椎												腰　　椎					骶　　椎			
1	2	3	4	5	6	7	8	9	10	11	12	1	2	3	4	5	1	2	3	4
												13	14	15	16	17	18	19	20	21
		肺俞	厥阴俞	心俞				肝俞	胆俞	脾俞	胃俞	三焦俞	肾俞		大肠俞		小肠俞	膀胱俞		白环俞与下髎同属脾经

这种不对称的分布不是很令人奇怪吗?从“对称”和“美”的角度似乎提示了如门捷列夫周期表中空白预示新元素的存在那样,表4-3上的空白也预示着存在新经脉的可能性,当然,这只是理论模式上的可能性。时间是检验真理的唯一标准。虽然经络的实质至今尚未发现,但经络的客观存在至今已有定论,并大致可通过以下几点依据来判断检验之。① 经络的作用之一是反映机体异常的变化,因此,脏腑和经脉如发生病变,都会有症状反映到有关的经脉或穴位上来(包括自觉痛和压痛);② 脏腑的疾病通过相

应经络穴位的针治可得到治疗；③ 经络穴位要有循经感传的针刺感应，也包括可用仪器测定声波传感等；④ 如果有经络敏感的人，则用针刺或电脉冲刺激其经脉的井穴时，其刺激感会沿着经脉的路线传导；⑤ 当某系经脉发生病变时，相应在该经脉的路线上的皮肤电阻会较一般正常低下，其反应点会沿着该经脉排列成线状；⑥ 当用经脉测定仪测定某经脉的电流时，发现电流异常，则意味着相对于经脉的脏腑发生病变。根据经脉的穴位或其脊椎上同名背俞进行补泄，其症状很快获得缓解。与此同时，其电流也随着趋向平衡。

盛善本于1917年生于上海，是具有50余年经验的临床针灸师，经过长期的临床实践、细致观察和总结，根据上述6条判断反复验证后，提出了人体有20条正经的观点。将十二正经演变到二十正经。其新增的8条正经分别是手上老商穴的风门经、次阳穴的大杼经、中泽穴的膈俞经、关泽穴的气海经；足上内厉兑的中膂经、第二内厉兑的气海经、第二厉兑穴的八俞经和内窍阴穴的关元经。此时，对落入涌泉穴的肾经改至第5足趾内侧。同时新增的八条正经对应于脊椎上的相应分布，见表4-5。

表4-5 对应于新增8条正经的脊椎上的穴位分布

脊椎																				
胸　　椎												腰　　椎					骶　　椎			
1	2	3	4	5	6	7	8	9	10	11	12	1	2	3	4	5	1	2	3	4
												13	14	15	16	17	18	19	20	21
大杼（属肺）	风门（属肺）				督俞（属心）	膈俞（属心）	胰俞（属胰）							气海俞（属肾）		关元俞（属肾）			中膂俞（属肾）	

综合表4-3和表4-4数据可发现它们竟然镶嵌得如此完整。这不得不使人惊叹，人体是"和谐"和"完美"的。

盛善本根据二十正经的观点用于临床实践，解决了以往临床治疗中的不足。例如，过去碰到没有经脉的部位出现病变、在治疗上缺乏理论根据，现在按新增经脉来治疗，更显全面和有效。此外，新经脉亦使一部分经外奇穴和新穴位有了归属，见表4-6。

表4-6 归属新经脉的经外奇穴和新穴位名

新经脉	经外奇穴	新穴位
大杼经	上都、一扇门、落枕、傍虎、河口	落另五、第4颈椎嵴、见明
风门经	老商、髃前、年府	内合谷、抬举、举臂、第6颈椎嵴
督俞经	痛灵、池泉、肘俞、中都	疟门
气海经	腰眼、膝旁、成骨、外踝尖、外踝上	后阳关、足益聪

续　表

新经脉	经 外 奇 穴	新 穴 位
关元经	陵后、陵空下、中空	跳跃
中臀经	鹤顶、膝前	四强、鼠蹊、膝下、健膝
膈俞经	中泉、斗肘	
八俞经	泉生足、女膝、足踵	落地、失眠

盛善本曾应邀先后赴中国台湾地区,以及美国、葡萄牙、挪威等讲学,深得好评。其著作已被美国国会图书馆收藏。他认为自己只是提出了一个观点,8 条新正经还很不完善,包括经络的走向、新穴位的扩充、临床的实践等。他说,他已是耄耋之人,对名利已无所求。但愿他的二十正经观点能引起针灸界的关注,能引起讨论,他期望得到批评和指正。

就笔者而言,是赞同盛善本观点的,故写此文。

五、列缺穴与头项关系的探讨

在古代针灸文献记载中,列缺穴能治疗头项部的疾病,如《四总穴歌》:"头项寻列缺"。但列缺穴与头项关系的探讨笔者的老师盛善本曾对列缺穴有不同的见解,认为"头项寻列缺"只限于第 6 颈椎及其软组织病引起的头颅强痛才有效果,且是通过新经脉——风门经的循行走向起到治疗效果的。于是,笔者经长期的临床观察,发现在治疗落枕等颈部疾病时,针刺列缺穴有的效果立竿见影,但有的毫无效果。为了提高临床疗效,笔者对95 例落枕患者进行针刺治疗,独取患侧列缺穴,观察其疗效,希望有助于得出列缺穴与颈椎的特定关系。

1. 一般资料

95 例均为门诊患者,其中男 56 例,女 39 例;年龄最小 16 岁,最大 42 岁;病程最短1 天,最长 3 天。且以往无颈椎病史。根据患者的主诉,检查患者头项部的压痛点,从第 3~7 颈椎依次按压颈椎棘突及棘突两侧,取压痛最明显处。根据压痛点,分为第3~7 颈椎组。

2. 治疗方法

根据《国家标准经穴部位》取患侧的列缺穴,在常规消毒后,用 1.0 寸 30 号不锈钢针直刺 0.5 寸,捻转至局部产生酸胀感后,留针 20 min。每日 1 次,3 次为 1 个疗程,治疗 1 个疗程后统计疗效。

3. 治疗效果

(1) 疗效标准:痊愈,颈项部疼痛酸胀消失,压痛点消失,颈部功能活动恢复正常;未愈,症状无改善。

(2) 治疗结果:临床疗效比较见表 4-7。

表 4 - 7　各组疗效比较

组别	例数	痊愈(例)	未愈(例)	有效率(%)
第 3 颈椎	21	7	14	33.3
第 4 颈椎	19	6	13	31.6
第 5 颈椎	20	7	13	35.0
第 6 颈椎	18	14	4	77.8
第 7 颈椎	17	6	11	35.3

注:从表中可见,第 6 颈椎压痛组其有效率为 77.8%,明显大于非第 6 颈椎压痛组,且 $\chi^2 = 11.59$, $P < 0.05$,各组对比差异有显著意义。

4. 讨论

列缺为肺经的络穴,与大肠相表里,同是八脉交会穴之一——通任脉。《四总穴歌》:"头项寻列缺",说明列缺能治疗头像疾病。但首先从肺经的循行路线来看,肺经不经过头项部,与颈椎无相关的联系,并且肺经的其他穴无治疗头项疾病的作用;其次,大肠经循行于颈侧部,不到项后,虽然手三阳经与大椎相交,但与第 6 颈椎无直接联系;最后任脉循行于前正中线,与后项部联系不大。因此,列缺治疗头项疾病的作用不是通过肺经、大肠经及任脉实现的。

临床上有治疗落枕作用的上肢穴位有许多,如列缺、落枕、后溪、中渚、合谷等。但临床实践中,上述任一穴位不能治疗所有的落枕及其他颈部疾病,而且通过这次观察可以发现这个问题的存在。因此,不同种的落枕及其他颈部疾病,应由其相应的治疗穴位,而不是很笼统地说"头项寻列缺",使其作用泛化。

通过本次调查分析,笔者认为列缺治疗头项疾病的作用不是通过肺经、大肠经及任脉实现的,而是如盛善本所认为的列缺穴是通过某条特定的经脉达项部;并且列缺仅局限于治疗第 6 颈椎及其软组织病所引起的头项疼痛。

六、海派针灸名家盛善本学术思想及临证经验

盛善本从事针灸临床工作 60 余年,汲取其父所传授临床经验,继承并发展了海派盛氏针灸疗法理论,其中 6 条新经脉的发现补充了针灸背俞穴与脏腑的对应关系,使经络系统更加完整,把手、足三阴三阳十二经脉,针灸相关书籍中没有的经脉部位补充完善。此外,发现了颈、胸、腰、骶椎与经脉的关系、经脉节段的存在、动静态与虚实辨证的关系等。在此基础上研制成功二十经脉测定自动诊断仪,其测定数据可与中医学的八纲辨证相结合,能准确确定位脏腑。因此,盛氏针灸疗法为针灸疗法提供了客观辨证诊断方法与简便的治疗方法,体现了中医针灸简便灵验的特色,以下介绍其主要学术思想。

1. 经脉节段调治理论

经络理论中关于经脉的循行描述多以纵向为主,较少有横向联系及循行路线,但在临床配穴方法中有俞募配穴法、前后配穴法等,以及经络感传现象。根据现有经络理论较难诠释

这些临床问题;穴位作用一定是通过经脉联系实现的。因此,盛善本认为经脉之间一定存在横向的联系,如中脘、脾俞、脊中之间存在经脉的联络,就如神经节段的分布,但又有别于神经节段。以此把督脉与任脉及膀胱经、胆经、胃经、脾经、肾经等联系起来,并形成一一对应的关系。该理论可以解释临床症状及临床配穴法,并指导临床诊断与确定治疗方案。经临床证实,疗效显著。

2. 二十经脉理论及电测定诊断方法

通过临床观察与实践,结合现代医学关于穴位的研究理念,创立了二十经脉理论体系,二十经脉是由手足十二经加上日本长滨善夫医生发现的八俞经和膈俞经,以及盛氏针灸疗法团队经过多年临床探索而发现的六条新经脉(风门经、大杼经、督俞经、气海经、关元经、中膂经)。该理论最显著特色是每一指、趾都布有经脉,手、足二十经相应第1椎到20椎、20个背俞。因此,该理论可以指导疾病的诊治,在经络腧穴的选取上具有重要指导意义。结合二十经脉测定可以帮助临床医生诊断与治疗。

经脉电测定是"盛氏针灸"的重要组成部分,穴位具有低电阻特性,通过观察穴位导电量的变化可以间接判断经络的状态。穴位知热感度特性,通过在井穴上施以热灸,计算患者所能承受的时间,测定两侧井穴的异常,以反映经络的状态。基于穴位低电阻特性与知热感度特性,通过测定井穴的导电量间接反映经络的虚实。在前人基础上,经过长期的临床实践与研究,开创性地研制了二十经脉测定自动诊断仪,通过测定井穴的导电量获得客观的数据,统计分析测定数据,以此诊断经络的虚实,同时采用独创的泻实补虚的针刺方法治疗,获得了满意疗效。经过40余年不断研究,积累上万例电测定资料,该测定方法已形成一套完整的治疗理论与体系,成功解决了针灸经脉诊断缺乏客观数据的问题,为临床针灸治疗提供新思路和方法。

3. 动静态辨证法与经络虚实的关系

虚实的诊断临床多以脏腑辨证为主,并结合9种体质理论,在临床中具有一定的实用价值,经络是针灸治疗的灵魂,经络虚实的诊断依据脏腑辨证或经络循行、症状,使针灸选取经络及穴位存在一定局限性。盛善本采用动静态辨证的方法对虚实诊断具有很好的补充作用。具体的方法是以活动后、休息后、工作后等身体或症状的变化情况作为诊断依据,同时采用实证针刺、虚证皮内针的方法治疗,在临床上具有很强的实用性,按照表2-17辨证施治屡试屡验。

4. 颈腰椎疾病与经脉关系

颈腰椎疾病是西医的诊断名,颈腰椎的节段数似乎与十二经脉的循行关系不大,但在临床中发现列缺、落枕、后溪、中渚、合谷都能治疗颈椎病,但疗效时好时坏。因此,盛善本经过临床观察及总结,认为不同颈椎节段发生疾病与上述穴位存在一定的对应关系。在《素问·刺腰痛》中对腰痛进行了详细的论述,不同的腰痛症状对应的治疗经络及穴位不同,但在临床中腰痛的选穴较单一,因此,盛善本认为腰椎节段与经脉同样存在一一对应的关系(表4-9)。上述对应关系在临床使用中获得满意的疗效。颈、胸、腰、骶椎与经脉关系的理论为临床治疗脊柱源性疾病提供了客观理论依据。

表4-9 颈、腰椎与经脉关系

脊椎节段	联系经脉	局部穴位	远端穴位
第3颈椎	胆经、大肠经	第3颈夹嵴	合谷
第4颈椎	大杼经(新经脉)	第4颈夹嵴	落枕
第5颈椎	三焦经	第5颈夹嵴	中渚
第6颈椎	风门经(新经脉)	第6颈夹嵴	列缺
第7颈椎	小肠经	第7颈夹嵴	后溪
第2骶椎水平	膀胱经	次髎、膀胱俞	委中
第1骶椎水平	胆经	上髎、小肠俞	阳陵泉
第4腰椎下水平	胃经	大肠夹脊、大肠俞	足三里
第2腰椎下水平	肾经	肾夹脊、肾俞	复溜
第1骶椎水平	肝经	上髎(深刺)	蠡沟
第4骶椎水平	脾经	下髎、白环俞	阴陵泉
第3腰椎下水平	气海经(新经脉)	气海夹脊、气海俞	新阳陵
第5腰椎下水平	关元经(新经脉)	关元夹脊、关元俞	委阳
第3骶椎水平	中膂经(新经脉)	中髎、中膂俞	内三里

七、二十经脉电测定自动诊断仪在临床中的应用

随着人们对中医学的持续关注,经络作为中医理论的核心之一,一直备受研究。《扁鹊心书》中写道:"古人望而治病者,不过熟其经络故也,今人不明经络,只读药性病机,故不能别病所在,经络为识病之要道。"因此,对医者而言,"明经络"是极为重要的。经络,是先祖根据循经传感现象,并通过长期的临床经验总结归纳而出,通过经络使人体各部分连接成一个有机的整体。经络以一种完全不同于现代医学理论的方式,阐述人体机能的调控和生命过程。自20世纪50年代以来,国内外众多研究者通过电、声、光、磁、热及同位素等物理方式检测,显示了经络的一些生物物理学特性和可视化定位。

1. 经脉电测定的理论基础

全国高等中医药院校规划教材《经络腧穴学》对经络的定义为"经络是运行气血、联系脏腑和体表及全身各部的通道。"经络系统有机地联系人体的各脏腑和器官,并起到可运行气血、协调阴阳的作用。正如《灵枢·经别》所说:"夫十二经脉者,人之所以生,病之所以成,人之所以治,病之所以起,学之所始,工之所止也。"经络学说的临床应用主要是可以说明病理变化和指导辨证诊断、针灸推拿的治疗和药物归经等。经络学说是中医学理论的基础,对于中医各科的临床诊疗具有重要指导意义。

2. 经脉电测定在临床的应用

盛氏针灸疗法的重要组成部分之一——二十经脉电测定自动诊断仪乃是盛氏针灸疗法

独家研制。它能正确提示病变脏腑,经脉,颈、胸、腰、骶椎各关节,软组织等部位的阴阳虚实,其测定数据基本上可与中医八纲辨证相结合,使针灸的辨证诊断具有了客观指标,填补了自古以来针灸辨证诊断无客观指标的空白,是针灸领域新的突破,为推广中国针灸的事业起到积极作用。

当西医检测不出患者所患何种疾患时,通过此经脉电测定自动诊断仪并结合中医四诊——望、闻、问、切便可得知经脉的病理状态,从而反映脏腑等是否存在异常。通过此经脉电测定自动诊断仪测定井穴的导电量获得客观的数据,并进行统计分析测定所得数据,以此诊断得出经脉的虚实,并采用相对应的泻实补虚的针灸疗法,使许多难治性疾病得到一定的改善;亦通过测定结果可提前看出脏腑是否存在病理改变,起到较好的防病作用。

3. 总结

随着现代医学科技的发展,对中医的量化诊疗方式的改进势在必行。经络理论是中医学中的重要基础理论。对经络测定的目的在于通过测定相应腧穴的生物物理特性,来了解机体的经络特性,从而更准确地进行中医诊断分析,指导疾病的治疗。临床中对经脉虚实的改变、经脉失衡的情况的探究,都能相应证实经脉具有反映证候的作用。多种寒、热、虚、实证候表现的出现也可以从经脉阴阳气血的盛衰来进行诊断。经脉理论的分经辨证、循经取穴和药物归经等作用结合经脉测定这一方式,能够更加客观准确的应用。十二经脉变动还有其对应的病症,通过分经辨证观察经气虚实等病候,可明确病位,了解病性、病程和预后等。在临床上检测后发现了异常的经脉之后,进而依据循经取穴的原则,对主病的经脉上的穴位进行治疗及指导药物的选用。经脉测定的方式是现代化科技与传统中医理论的结合,辅助了中医临床诊断,是在常规的生物医学检测技术上的添加,更全面地观察机体的改变,具有很大的发展空间。

第二节　盛氏针灸疗法临床研究

一、X 线胃计波摄影术观察针刺足三里对胃蠕动的影响

1. 引言

在中医政策照耀下,针灸疗法普遍应用于临床,进一步研究针灸治疗的机制实为当前的重要工作。足三里为针灸治疗中常用的重要穴位,我们选择了足三里,并用非穴位及其他穴位作对照,应用 X 线胃计波摄影术的方法,进行对胃蠕动影响的研究。

足三里属于足阳明胃经合穴,位于膝眼下 3 寸,胻骨外廉大筋内宛宛中。解剖部位在胫骨上端和腓骨小头关节部的下方,胫骨前肌和趾长伸肌之间,有胫前动脉,分布着腓深神经,由股神经前皮支和腓肠外侧皮神经司皮肤感觉。《灵枢·经脉》谓:"胃足阳明之脉,其支者从大迎前,下人迎,循喉咙,入缺盆,下膈,膈胃络脾;其直者,起于胃口,下循腹里,下至气街中而合,……"《四总穴歌》:"肚腹三里求。"《千金十要穴》歌诀:"三里内庭穴,肚腹中妙诀。"《针灸大成》:"足三里穴主胃中寒,心腹胀满,肠鸣,腹痛,食不下,大便不通……"《千金

翼方》:"足三里主腹中寒胀满,肠中雷鸣,小肠胀,喜呕、口苦、久泄利,食不化,中消谷苦饥……"综上所述,足三里一穴,无论从它所主治的疾患来看,或从其循行部位来看,都是与胃肠有着非常密切的关系。

研究针刺穴位对人体胃蠕动的影响,利用X线检查方法是比较满意的。动物实验的结果,不能完全表明人体生理活动的情况。过去已有学者在患者手术麻醉情况下,直接观察针刺前后人体胃蠕动的变化,但由于麻醉的影响,胃蠕动的情况必然与正常生理状态下有所不同,不能真实地表明穴位刺激的影响,且针刺穴位研究延长了手术时间对患者不利,是不符合研究原则的。利用X线观察方法简单易行,所以我们选择这一方法进行研究。

首先我们选择了27名无胃肠疾患的健康者进行X线检查,采用透视及摄片的综合方法。空腹服钡餐后先行透视,观察胃蠕动的波数、波幅及胃的张力和位置,然后摄片。在针刺前后做相同的检查,以资比较。观察的结果是不够满意的,透视多少带有主观成分,不能作为客观的记录,而摄片仅能记录胃蠕动过程中的瞬间情况,无法记录全部过程,也很难说明问题,如有的摄片所见与透视不符,透视时胃蠕动亢强,波幅很宽,而摄片表现胃蠕动并不亢强,波幅很浅。此外,针刺穴位前后胃蠕动波轻度的改变,无论在透视,还是摄片上,都不能明显表现,不能当作客观结果分析比较。因此,一般的胃肠检查方法也不能充分满足这个研究的要求。

以后我们采取胃计波摄影法,将胃蠕动波整个过程,全面地在X线片上做客观的记录仅有0.1 cm差别的波幅改变,亦能通过测量计算出来,完全可以显示出蠕动改变的真实情况,大大便利了研究工作的进行。

2. 方法

(1) X线胃计波摄影的操作:我们将旧的活动滤光器自行改制成胃计波摄影器,所有可有水平裂隙的铅板,是以每条宽12 mm的铅条所组成,铅板间隙的距离为0.4 mm,X线投照时,铅板移动11 mm,由于还有1 mm未感光,故在照片上每格留有一白色线条,曝光时间14 s,电流强度50 mA,电压60~70 kV,距离100 cm。钡餐的调配处方如硫酸钡150 g、阿拉伯胶粉3 g、糖精3片、香精3滴,加水至300 mL。吞饮钡餐后,取俯卧位检查,俯卧位观察胃蠕动比较满意,同时便于进行胃计波摄影操作。先初步观察胃的形态及蠕动情况,然后应用胃计波摄影器摄片,一般钩形胃做纵轴计波摄影,牛角形胃做横轴配计波摄影,这样能使胃的蠕动波表现更为清晰,便于观察和测量分析。

(2) 胃计波摄影的X线观察情况:我们选择了13名无胃肠疾患的健康者进行针刺X线观察,主要选择针刺足三里观察对于胃蠕动的影响,并选择大腿中部内侧殷门向内1寸处的非穴位作为对比观察,部分例子选择上巨虚和梁丘做X线比较观察。

X线观察步骤:空腹服钡餐后,先进行透视及胃计波摄片作为正常对照,然后针刺足三里,再进行透视及胃计波摄片作为比较。隔数日后,重新再做检查,观察方法和步骤与上次完全相同,仅以非穴位代替足三里穴位进行同样检测,再与上次足三里穴位的胃蠕动情况作比较。

本组 13 例中 10 例针刺足三里穴位和非穴位前后两次作胃计波摄影的对比观察,2 例针刺上巨虚和梁丘穴位,1 例单独针刺非穴位。

X 线观察情况见表 4-10。

表 4-10 胃计波摄影的对比观察

姓 名	针刺足三里穴位			针刺非穴位和其他穴位			备 注
	波幅减小（cm）	波幅不变	波幅增加（cm）	波幅减小（cm）	波幅不变	波幅增加（cm）	
黄某	0.5					0.3	非穴位
江某	0.6			0.4			非穴位
陆某	1.0					0.4	非穴位
黄某		不变			不变		非穴位
竹某			0.2	3.0			非穴位
宋某			0.5		不变	0.2	非穴位
朱某			0.7			0.1	非穴位
胡某			0.9	0.4			非穴位
李某			1.1				非穴位
刘某			1.3	0.1			非穴位
李某				0.4			非穴位
倪某				2.0			上巨虚、梁丘
唐某				1.0			上巨虚、梁丘

由表 4-10 观察,针刺足三里 10 例中,胃蠕动波波幅减小 3 例,波幅不变 1 例,波幅增加 6 例,针刺非穴位及其他穴位 13 例中胃蠕动波波幅减小 7 例,波幅不变 2 例,波幅增加 4 例。

在同时针刺足三里和非穴位的对照 10 例中,2 例在针刺足三里和非穴位后,波幅均见增加,但以针刺足三里后的波幅增加为显著;4 例在针刺足三里后,波幅增加而在针刺非穴位时波幅减小;1 例在针刺足三里和非穴位后,波幅均无改变;1 例在针刺足三里和非穴位后,波幅均见减小;2 例在针刺足三里后,波幅减小,而针刺非穴位后,反见增加。

针刺上巨虚和梁丘的 2 例,波幅均见减小。兹将 13 例在针刺前后胃蠕动波幅的改变,再分析见表 4-11、表 4-12。

表 4-11 针刺穴位前后胃蠕动波幅的改变

针刺足三里 （10 例）	波幅减小（cm）				波幅 不变	波幅增加（cm）			
	0.1~0.5	0.6~1.0	1.1~1.5	>1.5		0.1~0.5	0.6~1.0	1.1~1.5	>1.5
胃蠕动波幅的改变	1 例	2 例			1 例	2 例	2 例	2 例	

表4-12 针刺穴位与非穴位前后胃蠕动波幅的改变

针刺非穴位和其他穴位(13例)	波幅减小(cm)				波幅不变	波幅增加(cm)			
	0.1~0.5	0.6~1.0	1.1~1.5	>1.5		0.1~0.5	0.6~1.0	1.1~1.5	>1.5
胃蠕动波幅的改变	4例	1例		2例	2例	4例			

按表4-11、表4-12所见,针刺足三里10例中,胃蠕动波幅增加者6例(60%),而波幅增加超过0.5 cm而达0.6~1.5 cm者4例。在针刺非穴位及其他穴位13例中,胃蠕动波幅增加者仅4例(30.8%),而增加幅度均在0.1~0.5 cm范围内,没有一例超过0.5 cm者。在针刺上巨虚和梁丘的2例,胃蠕动波幅均呈现显著减小,一例减小1 cm,另一例减小2 cm,表现出明显的抑制状态。

以上数据分析可以说明针刺足三里,对胃蠕动波具有明显的兴奋作用,波幅最高增加达1.5 cm,而针刺非穴位和其他穴位则蠕动波幅减小和不变者9例,占69.2%,略增者4例,波幅增加仅在0.1~0.4 cm范围内。

3. 实验举例

刘某,于针刺足三里及非穴位前后行胃计波摄影4次,比较观察胃蠕动波的改变。每1张胃计波摄影片在胃幽门窦大弯缘及胃体大弯缘各计算五格蠕动波幅,取其平均值以资比较见表4-13。

表4-13 胃幽门窦大弯缘及胃体大弯缘蠕动波幅

针 刺 穴 位	胃幽门浅大弯缘(cm)	胃体大弯缘(cm)
针刺足三里前	2.5	2.5
针刺足三里后	3.8	3.4
针刺非穴位前	2.4	2.7
针刺非穴位后	2.3	2.6

针刺足三里后,胃蠕动波幅显著增宽,增宽幅度达0.9~1.3 cm,表现明显的兴奋作用。针刺非穴位后,胃蠕动波幅未见增宽,反而减小0.1 cm。

4. 结 语

针刺足三里后,胃蠕动波幅显著增宽,增宽幅度达0.9~1.3 cm,表现明显的兴奋作用。针刺非穴位后,胃蠕动波幅未见增宽,反而减小0.1 cm。

二、基于经脉电测定诊断技术针刺治疗血管神经性头痛疗效观察

血管神经性头痛是临床常见病、多发病,以一侧或双侧发作性、波动性的头痛为主要症状,具有反复性发作、疼痛程度剧烈等特点。其发病率为985.2/10万,年发病率为79.7/10万,其中,25~29岁发病率最高,且呈逐年升高的趋势。针灸疗法作为一种公认的安全有效且价格低廉的替代疗法,在治疗血管神经性头痛上具有一定的优势。但针灸疗法目

前面临临床辨证缺乏客观性、治疗方法繁多、方法选取缺乏客观依据及虚实补泻方法几近偏废等问题。故笔者在前期研究的基础上,采用以经脉电测定为主的经脉诊断技术客观选取经脉及穴位针刺治疗血管神经性头痛患者 53 例,并与药物治疗 53 例相比较,现报告如下。

1. 临床资料

(1) 一般资料:106 例血管神经性头痛患者均为我院针灸科及脑病科门诊患者,按就诊先后顺序采用查随机数字表法将患者随机分为治疗组和对照组,每组 53 例。治疗组中男 28 例,女 25 例;平均年龄为(43±13)岁;平均病程为(3.23±1.72)年。对照组中男 27 例,女 26 例;平均年龄为(44±14)岁;平均病程为(3.51±1.45)年。两组性别、年龄及病程比较,差异无统计学意义 ($P > 0.05$),具有可比性。

(2) 诊断标准:参照《上海市中医病症诊疗常规(第 2 版)》中血管神经性头痛的诊断标准。① 头痛部位多在头部一侧额颞、前额、巅顶或左或右辗转发作;② 头痛的性质多为跳痛、刺痛、胀痛、昏痛、隐痛,或头痛如裂等;③ 头痛每次发作可持续数分钟、数小时、数日,也可持续数星期者;④ 隐袭起病,逐渐加重或反复发作。

(3) 纳入标准:① 符合上述诊断标准;② 神经系统检查、物理检查和影像学检查无异常发现;③ 年龄为 18～75 岁,性别不限;④ 在接受本研究方法期间停用其他治疗;⑤ 自愿加入本试验,并签署知情同意书。

(4) 排除标准:① 癫痫、脑外伤、脑血管意外、颅内感染、颅内占位性病变、头面部神经痛所引起的头痛;② 眼科疾病及全身性疾病引起的头痛;③ 妊娠或哺乳期妇女、精神病患者;④ 不愿加入本研究、中途主动退出或失访者;⑤ 试验中病情持续加重或出现严重并发症者。

2. 治疗方法

(1) 治疗组:选用二十经脉测定自动诊断仪(实用新型专利号:9423908)测定经脉井穴的电流值,电极端一端置于印堂,然后移动测定笔,依次测定两侧经脉井穴,仪器会自动生成每个井穴的数据,并得出中位数;根据测定值判定虚实,测定值高于中位数 30% 为实证,低于中位数 30% 为虚证;然后根据经脉的异常情况,选取存在失衡的经脉治疗。穴位选取采用远近配穴法,如足太阳膀胱经取昆仑、委中、天柱、通天、眉冲等。虚证选用皮内针治疗,实证采用毫针针刺治疗。

1) 皮内针治疗:按照国家经穴标准选取相应的穴位。皮肤经常规消毒后,采用 0.22 mm×5 mm 麦粒型皮内针进行针刺,操作时绷紧穴位周围皮肤,用镊子夹持皮内针,依据穴位所在经脉的循行,垂直经脉进针,要求患者无明显不适感,然后用胶布固定,埋置1天,并嘱患者勿碰及埋针区域。

2) 毫针针刺治疗:按照国家经穴标准选取相应的穴位。皮肤经常规消毒后,采用 0.30 mm×40 mm 毫针行夹持法进针直刺,深度为 0.5～1 寸,再施以小幅度的提插捻转平补平泻手法,每次每穴持续刺激 1 min,针感要求局部酸胀并以有传导为最佳,留针 30 min。

治疗组患者每星期治疗 5 次,10 次为 1 个疗程,共治疗 3 个疗程。

（2）对照组：口服盐酸氟桂利嗪胶囊，每次 10 mg，每日 1 次；口服养血清脑颗粒，每次 4 g，每日 3 次。共治疗 2 个月。

3. 治疗效果

（1）观察指标：观察两组患者治疗前后血液流变学指标（血浆黏度、红细胞沉降率）及麦吉尔疼痛问卷表［疼痛评级指数评估（PRI）、视觉模拟评分法（VAS）和现有疼痛强度评分法（PPI）］评分的变化情况。

（2）疗效标准：根据麦吉尔疼痛问卷表减分率评定疗效。减分率＝（治疗前评分－治疗后评分）/治疗前评分×100%。显效：减分率≥75%。有效：减分率>25%，且<75%。无效：减分率≤25%。

（3）统计学方法：所有数据采用 SPSS18.0 软件进行统计分析。计量资料以均数±标准差表示，采用 t 检验；计数资料采用卡方检验，以 $P < 0.05$ 表示差异有统计学意义。

（4）治疗结果

1）两组治疗前后各项血液流变学指标及麦吉尔疼痛问卷表评分比较：两组治疗前各项血液流变学指标（血浆黏度、红细胞沉降率）及麦吉尔疼痛问卷表（PRI、VAS、PPI）评分比较，差异均无统计学意义（$P > 0.05$）。两组治疗后各项血液流变学指标及麦吉尔疼痛问卷表评分与同组治疗前比较，差异均具有统计学意义（$P < 0.01$，$P < 0.05$）。治疗组治疗后麦吉尔疼痛问卷表（PRI、VAS、PPI）评分与对照组比较，差异均具有统计学意义（$P < 0.01$），具体见表 4 - 14。

表 4 - 14　两组治疗前后各项血液流变学指标及麦吉尔疼痛问卷表评分比较（$\bar{x}\pm s$）

组别	例数	时间	PRI 评分（分）	VAS 评分（分）	PPI 评分（分）	血浆黏度（mPa·s）	红细胞沉降率（mm/h）
治疗组	53	治疗前	29.33±11.25	6.84±1.55	2.93±0.86	2.15±0.87	23.65±9.57
		治疗后	19.45±6.43[1)2)]	4.21±1.68[1)2)]	1.63±0.35[1)2)]	1.85±0.35[2)]	19.65±7.65[2)]
对照组	53	治疗前	28.95±10.74	6.76±1.82	2.54±1.33	2.07±0.78	24.12±9.78
		治疗后	24.76±10.7[2)]	5.91±2.51[2)]	2.11±0.45[2)]	1.84±0.31[2)]	19.76±9.95[2)]

注：与同组治疗前比较 1）$P < 0.01$，2）$P < 0.05$；与对照组比较 3）$P < 0.05$。

2）两组临床疗效比较：治疗组总有效率为 88.7%，对照组为 71.7%，两组比较差异具有统计学意义（$P < 0.05$），具体见表 4 - 15。

表 4 - 15　两组临床疗效比较（例）

组别	显效	有效	无效	总有效率
治疗组	53	16	31	88.7%[1)]
对照组	53	15	23	71.7%

注：与对照组比较 1）$P < 0.054$。

4. 讨论

血管神经性头痛属于中医学"头风""头痛""首风"等范畴,多为内伤诸疾导致气血逆乱,瘀阻经脉,脑失所养而发为头痛。针灸治疗血管神经性头痛具有确切疗效。有研究报道,中医学治疗能明显减少血管神经性头痛患者头痛发作次数,缩短发作时间,明显改善血流动力学检测指标及 VAS 分值,还能降低头痛的复发率,并能使脑脊液生成减少,回流增加,稳定受损伤的脑脊膜,舒缓脑血管压力。

头痛的辨证具有明显的经脉辨证特色,分为阳明经、少阳经、太阳经及厥阴经。但在现实临床中经脉辨证存在有经不辨、有穴不取的现象,究其原因经脉辨证主要还是依据患者的主诉,并没有客观指标和一套完善且操作性强的治疗体系和方法。日本学者长滨善夫在视神经萎缩患者身上发现穴位具有低电阻特性后,大量的临床研究已证实穴位具有高导电能力及低电阻的特异性,因此,通过穴位导电量的变化可以间接判断经脉的状态。穴位知热感度特性是由日本学者赤羽幸兵卫发现的,其通过在井穴上施以热灸,计算患者所能承受的时间,测定两侧井穴的异常,以反映经脉的状态。因此,根据穴位低电阻特性与知热感度特性,通过测定井穴的导电量来反映经脉的虚实具有客观理论依据。根据上述理论研制的经脉测定自动诊断仪经长期的临床实践与验证,具有反映经脉虚实状态的作用,配合针刺与皮内针进行泻实补虚可明显提高临床疗效。

本研究结果显示治疗组总有效率优于对照组($P < 0.05$),且两组治疗后各项血液流变学指标及麦吉尔疼痛问卷表评分具有显著改善($P < 0.01$,$P < 0.05$),提示基于经脉电测定诊断技术进行针刺治疗是一种治疗血管神经性头痛的有效方法,能提供客观化的经脉辨证依据,从而拓展针灸诊治的新思路与新方法。

三、基于盛氏六脉诊疗技术针刺治疗椎动脉型颈椎病疗效观察

椎动脉型颈椎病是颈椎病常见类型之一,发病率仅次于神经根型颈椎病,约占 20%,好发于 40~60 岁人群,且发病率与年龄呈平行趋势,随着社会进步,本病已成为严重影响生活质量的问题之一。盛氏六脉诊疗针灸技术具有悠久的历史,在椎动脉型颈椎病经脉辨证及治疗方法方面具有其特色,因此,本课题采用盛氏六脉诊疗技术治疗椎动脉型颈椎病,并与常规针刺治疗相比较,现报告如下。

1. 临床资料

(1) 一般资料:70 例椎动脉型颈椎病患者均为上海中医药大学附属上海市中西医结合医院针灸科及骨伤科,长寿街道社区卫生服务中心、长风社区卫生服务中心的针灸科,按就诊先后顺序采用查随机数字表法将患者随机分为治疗组和对照组,每组 35 例。治疗组中男 13 例,女 22 例;平均年龄为(43 ± 8)岁;平均病程为(3.26 ± 1.22)年。对照组中男 14 例,女 21 例;平均年龄为(44.2 ± 8.5)岁;平均病程为(3.42 ± 1.24)年。两组性别、年龄及病程比较差异无统计学意义($P > 0.05$),具有可比性。

(2) 诊断标准:参照 2010 年中国康复医学会颈椎病专业委员会发布的《颈椎病诊治与康复指南》的诊断标准。① 颈性眩晕,可有猝倒史;② 体征见旋颈试验(+),颈部过伸或转

动至某一方位时出现视物旋转、恶心、呕吐,脱离该方位时症状消失;③ 颈部 X 线片示节段性不稳或钩椎关节增生,颈椎体前后缘增生,椎间孔狭窄,颈椎生理弧度改变或 CT、MRI 示有椎间盘突出或有椎动脉变细;④ 多伴交感神经症状,如耳鸣、耳聋、视力障碍、恶心呕吐、胸痛、心慌等;⑤ TCD 诊断标准参考临床多普勒超声学中椎-基底动脉供血不足血流速度的正常参考值,多普勒超声检查提示椎-基底动脉供血不足,椎动脉或基底动脉血流减慢。

(3) 纳入标准:① 符合椎动脉型颈椎病诊断标准;② 年龄 20~70 岁,性别不限;③ 在接受本研究方法期间停用其他疗法;④ 自愿加入本研究,并签署知情同意书者。

(4) 排除标准:① 眼源性及耳源性、神经症、颅内肿瘤等导致的眩晕;② 急性心、肝、肾等并发症,或合并有其他严重原发性疾病;③ 妊娠或哺乳期妇女、精神病患者;④ 参加其他临床试验者。

(5) 中止、剔除标准:① 病例选择不符合纳入标准,符合排除标准;② 未曾按照试验方案治疗进行;③ 在随机化之后没有任何数据;④ 试验中发现严重安全性问题或不良反应必须终止治疗者;⑤ 患者因为依从性、发生其他疾病或认为疗效不佳而未能完成治疗方案。

2. 治疗方法

(1) 治疗组:选用二十经脉测定自动诊断仪,首先把导线一段固定于印堂,然后用测定笔依次测定井穴(指甲缘 0.5 寸),测定仪会产生每个井穴的电流值。测定结束后根据测定值判定虚实,测定值高于中位数 30% 为实证,低于中位数 30% 为虚证;然后根据经脉的异常情况,选取存在失衡的经脉治疗。根据经脉测定的诊断结果,选用相应的穴位与治疗方法。穴位依照二十经脉理论,以及颈椎与经脉关系理论选取。如三焦经异常,选用第 5 颈椎夹脊、中渚、外关,治疗方法按照针灸虚实补泻理论选用,如虚证经脉使用皮内针方法,实证经脉选用穴位注射(水针)方法。按照经脉测定结果与国家经穴定位标准选取穴位,皮肤经常规消毒后,虚证经脉的穴位,首先绷紧穴位周围的皮肤,用镊子夹持麦粒型皮内针垂直经脉平刺入穴位,要求患者无痛感,然后用胶布固定。放置至第 2 天后更换。实证经脉的穴位,选用 5 mL 一次性针筒,注射药物为 5% 碳酸氢钠注射液。抽取 2 mL,注射方法同针刺方法,首先采用爪切法进针直刺,深度为 1.0 寸,得气后推入每穴 0.2 mL,要求患者产生强烈酸胀感为宜,然后出针,并用乙醇棉球按压。

(2) 对照组:根据《上海市中医病症诊疗常规(第 2 版)》选取双侧第 3~5 颈椎嵴、风池、天柱。根据国家经穴定位标准选取上述穴位,皮肤经常规消毒后,取 0.30 mm×40 mm 毫针,采用爪切法进针直刺,其中双侧第 3~5 颈椎嵴深度为 1.0 寸;风池、天柱针刺深度为 0.8 寸,针尖方向为鼻尖。得气后留针 30 min。

两组患者每星期治疗 5 次,连续治疗 3 周。

3. 治疗效果

(1) 观察指标:观察两组治疗前后多普勒超声学中椎动脉血流速度及临床症状体征评分、颈性眩晕症状与功能评估量表评分的变化情况。

(2) 疗效标准:根据症状体征评分减分率评定疗效。减分率 = [(治疗前评分−治疗后评分)/治疗前评分]×100%。

显效：减分率≥75%。

有效：减分率>25%，且<75%。

无效：减分率≤25%。

（3）统计学方法：所有数据采用 SPSS18.0 软件进行统计分析。计量资料以均数±标准差表示，采用 t 检验；计数资料采用卡方检验。以 $P < 0.05$ 表示差异有统计学意义。

（4）治疗结果

1）两组临床疗效比较：治疗组总有效率为 85.7%，对照组为 62.9%，两组比较差异具有统计学意义（$P < 0.05$），具体见表 4-16。

表 4-16　两组临床疗效比较（例）

组别	例数	显效	有效	无效	总有效率(%)
治疗组	35	12	18	5	85.7[1]
对照组	35	7	15	13	62.9

注：与对照组比较 1) $P < 0.05$。

2）两组治疗前后各指标比较：两组治疗前椎动脉血流速度、临床症状体征评分、颈性眩晕症状与功能评估量表评分比较差异均无统计学意义（$P > 0.05$）。两组治疗后椎动脉血流速度、临床症状体征评分、颈性眩晕症状与功能评估量表评分与同组治疗前比较差异均具有统计学意义（$P < 0.01$，$P < 0.05$）。治疗组治疗后椎动脉血流速度、临床症状体征评分、颈性眩晕症状与功能评估量表评分与对照组比较差异均具有统计学意义（$P < 0.05$），具体见表 4-17。

表 4-17　两组治疗前后各指标比较（$\bar{x} \pm s$）

组别	例数	时间	LVA(cm/s)	RVA(cm/s)	临床症状体征评分(分)	评估量表评分(分)
治疗组	35	治疗前	42.3±4.26	40.2±3.75	8.26±2.49	13.26±2.15
		治疗后	62.4±5.21[2)3)]	61.2±3.48[2)3)]	13.24±3.25[2)3)]	21.26±2.49[2)3)]
对照组	35	治疗前	41.5±5.21	43.2±4.25	7.86±2.15	13.21±2.48
		治疗后	52.1±3.29[1)]	50.3±4.29[1)]	10.21±3.11[1)]	16.25±2.68[1)]

注：与同组治疗前比较 1) $P < 0.05$，2) $P < 0.01$；与对照组比较 3) $P < 0.05$。

4. 讨论

椎动脉型颈椎病属于中医学"眩晕"范畴，多为长期劳损，筋骨失养，髓海失充所致。针灸治疗椎动脉型颈椎病具有确切疗效，有研究报道针灸具有增加椎动脉血流速度，降低血管指数，改善脑供血状况，并且还具有缓解肌肉痉挛、镇痛、促进淋巴回流和血液循环的作用。目前针灸治疗椎动脉型颈椎病穴位选取方法主要依据患者症状与影像学检查结果，存在穴位选取单一、主观等问题，没有客观指标和一套完善且操作性强的治疗体系和方法。盛氏针灸疗法是上海市虹口区非物质文化遗产项目，具有百年历史，经四代人传承形成其特色的临床学术价值,尤其在颈椎病研究方面具有其独特的经脉辨证特色,根据穴位良导络特性及穴位知热感度特性研制成功的经脉测定仪可以通过测定井穴导电量判断经脉的虚实状态,结合其颈椎与经脉关系理论,可以客观选取颈椎局部穴位治疗,同时配合针刺与皮内针进行泻实补虚方法可明显提高临床疗效。本研究结果显示,治疗组总有效率优于对照组($P <$ 0.05),且两组治疗后椎动脉血流速度、临床症状体征评分、颈性眩晕症状与功能评估量表评分具有显著改善($P < 0.01$, $P < 0.05$),提示基于盛氏六脉诊疗技术是一种治疗椎动脉型颈椎病的有效方法,能提供客观化的经脉判断及穴位选取方法,为针灸诊治椎动脉型颈椎病提供了新思路与新方法。

四、基于盛氏六脉诊疗技术针刺治疗颈型颈椎病临床研究

颈型颈椎病亦称局部型颈椎病,临床表现为头、肩、颈、臂的疼痛及相应的压痛点,但影像学检查没有椎间隙狭窄等明显的退行性改变,或仅有颈椎生理曲线的改变,椎体间不稳定及轻度骨质增生等变化。此型在临床上极为常见,是颈椎病的最初阶段。由于症状较轻,往往重视不够,以致反复发作使病情加重。针灸治疗颈型颈椎病具有疗效显著、副作用小等优势,但临床研究存在选穴与治疗方法多样,经脉辨证以及补泻方法等中医针灸特色偏废等问题。盛氏针灸疗法是上海市虹口区非物质文化遗产项目,颈椎病是其长期实践与研究的疾病之一。因此,课题组以盛氏六脉诊疗技术制定诊治方案治疗颈型颈椎病,采用科学研究方法,验证该技术治疗颈型颈椎病的疗效,以期形成针灸治疗颈型颈椎病的特色方案。

1. 临床资料

(1)一般资料:研究对象,参照2010年中国康复医学会颈椎病专业委员会发布的《颈椎病诊治与康复指南》的诊断标准,选择符合纳入研究范围的患者共计60例(表4-18)。这60例均来自所在单位的针灸科及骨伤科。将患者采用简单随机数字表分为观察组、对照组,每组30例。两组患者性别、年龄、病程等比较差异无显著性意义($P > 0.05$)。

表4-18 两组一般资料比较($\bar{x} \pm s$)

组别	例数	性别(例)		年龄(岁)	病程(年)
		男	女		
观察组	30	14	16	46.17±9.17	4.43±1.02
对照组	30	17	13	44.28±8.48	3.91±1.12

(2)诊断标准

1)典型的落枕史。

2)颈项强直、疼痛,可有整个肩背疼痛发僵,不能点头、仰头,以及转头活动,呈斜颈姿势。

3)急性期颈椎活动绝对受限,颈椎各方向活动范围近于零度,咳嗽或打喷嚏时症状不加重。

4)颈椎旁肌、第1~7胸椎旁或斜方肌、胸锁乳头肌有压痛。

（3）纳入标准：① 符合颈型颈椎病的诊断标准；② 年龄 20~65 岁，性别不限；③ 在接受本研究方法期间停用其他疗法；④ 自愿加入本研究，并签署知情同意书者。

（4）排除与中止标准：① 急性心、肝、肾等并发症，或合并有其他严重原发性疾病。妊娠或哺乳期妇女、精神病患者；② 妊娠或哺乳期妇女、精神病患者；③ 不愿加入本研究、中途主动退出或失访者；④ 研究中，病情持续加重或出现严重并发症者。

2. 分组与治疗方法

将符合标准的患者随机分为观察组、对照组。采用随机试验设计方法（用简单数字表法，随机化分组方案隐藏），将符合纳入标准的患者随机分配到观察组与对照组，两组受试者分别接受相应治疗。两组分别在治疗开始前和治疗结束后对受试者相关情况进行评估。评估者为不参与诊疗的注册针灸师，评估人员尽量减少与受试者交流与评估无关的问题。治疗均由具有针灸中级以上职称的专人负责实施操作，在试验开始前进行统一培训，统一操作规范。

（1）观察组（$n = 30$）：采用盛氏六脉诊疗技术方法。

1）二十经脉测定自动诊断仪测定。测定方法：选用二十经脉测定自动诊断仪，首先把导线一段固定于印堂，然后用测定笔依次测定井穴（指甲缘 0.5 寸），测定仪会产生每个井穴的电流值。测定结束后测定仪会自动生成每条经脉的虚实结果。

2）穴位选取方法：根据经脉测定的诊断结果，选用相应的穴位与治疗方法。穴位依照二十经脉理论，以及颈椎与经脉关系理论选取，如三焦经异常，选用第 5 颈椎脊、中渚、外关，治疗方法按照针灸虚实补泻理论选用，如虚证经脉使用皮内针方法，实证经脉选用针刺方法。

3）操作方法：按照经脉测定结果与国家经穴定位标准选取穴位，皮肤经常规消毒后，虚证经脉的穴位，首先绷紧穴位周围的皮肤，用镊子夹持麦粒型皮内针垂直经脉平刺入穴位，要求患者无痛感，然后用胶布固定。放置至第 2 天后更换。实证经脉的穴位，选用针刺方法，首先采用爪切法进针直刺，深度为 1.0 寸；得气后留针 30 min，要求患者产生强烈酸胀感为宜。

4）治疗时间与周期：每周 5 次，5 次为 1 个观察疗程，共治疗 3 个疗程。

（2）对照组（$n = 30$）：采用普通针刺治疗。参照《上海市中医病症诊疗常规（第 2 版）》选取双侧第 3~5 颈椎嵴、风池、天柱。操作方法：国家经穴定位标准选取上述穴位，皮肤经常规消毒后，取 30 号 1.5 寸的不锈钢毫针，采用爪切法进针直刺，其中双侧第 3~5 颈椎嵴深度为 1.0 寸；风池、天柱针刺深度为 0.8 寸，针尖方向为鼻尖。得起后留针 30 min。治疗时间：每次留针 30 min，每周 5 次，5 次为 1 个观察疗程，共治疗 3 个疗程。

3. 治疗效果

（1）观察指标：治疗前后颈椎病疗效评分，麦吉尔疼痛问卷表［疼痛评级指数评估（PRI）、视觉模拟评分法（VAS）、现实疼痛强度评分法（PPI）］。

（2）疗效标准：疗程结束后进行疗效评定，依据麦吉尔疼痛问卷表减分率评定疗效。减分率＝（治疗前评分－治疗后评分）/治疗前评分×100%。显效：减分率≥75%。有效：减分率>25%,<75%。无效:减分率≤25%。

(3) 统计学方法:符合纳入标准患者的资料及观察项目数据由统计学专业人员负责输入电脑与分析处理,计数资料采用卡方检验,计量资料用 $\bar{x} \pm s$ 表示。采用 SPSS 20.0 统计软件进行统计学处理,对数据进行正态性和方差齐性检验,符合正态分布且方差齐者,组间比较用单因素方差分析(One-way ANOVA)LSD 法,方差不齐者用 Dunnett's T3 法;数据不符合正态分布用非参数检验,检验水准 $\alpha = 0.05$,$P < 0.05$ 为有统计学意义。并定期将数据输入进行数据统一统计校验。

(4) 治疗结果:治疗后观察组总有效率为90%,优于对照组;两组治疗后疼痛评级指数评估(PRI)、视觉模拟评分法(VAS)、现实疼痛强度评分(PPI)有明显改善($P < 0.05$),观察组 PRI、VAS、PPI 显著改善($P < 0.01$),优于对照组,详见表4-19、表4-20。

表4-19　两组疗效比较(例)

组别	例数	显效	有效	无效	总有效率
观察组	30	13	14	3	90.00%[1]
对照组	30	8	13	9	70.00%

注:两组疗效比较1) $P < 0.05$。

表4-20　两组治疗前后麦吉尔疼痛问卷表评分比较($\bar{x} \pm s$)

组别	例数	时间	VAS 评分(分)	PRI 评分(分)	PPI 评分(分)
观察组	30	治疗前	6.13±1.24	27.12±9.31	2.56±0.57
		治疗后	4.01±1.27[1)3)]	16.17±5.38[1)3)]	1.72±0.41[1)3)]
对照组	30	治疗前	6.25±1.37	26.27±8.35	2.84±0.63
		治疗后	5.14±2.51[2)]	22.41±6.41[2)]	2.01±0.35[2)]

注:与同组治疗前比较1) $P < 0.01$,2) $P < 0.05$;与对照组治疗前比较3) $P < 0.05$。

4. 讨论

(1) 针灸治疗颈型颈椎病具有疗效明显,副作用少的特点:颈型颈椎病是颈椎病最为早期的类型,在中医学中属于"项痹"的范畴,与风、寒、湿邪入侵,正气亏虚导致经脉阻滞,气血瘀滞有关。颈型颈椎病的治疗方法繁多,多以改善肌肉痉挛、消除水肿为主要治则,但多存在远期疗效欠佳,药物等不良反应等问题。针灸作为颈型颈椎病主要疗法之一,经临床验证具有改善疼痛、酸胀、僵直症状等作用。本研究也证实针刺方法具有显著镇痛,改善症状的作用。

(2) 盛氏六脉诊疗之经脉电测定辨证方法,以及客观数据化的诊断结果,具有辅助指导临床选穴意义:经脉辨证是针灸诊治疾病的核心诊断思维,查阅文献发现颈型颈椎病的中医针灸辨证多注重脏腑辨证,临床症状辨证,尤为注重阿是穴的使用,经脉辨证几近偏废,究其原因与颈型颈椎病的临床症状多与神经的分布路线有关,以及经脉循行路线与症状不尽相同有关。因此颈型颈椎病经脉辨证难以得到较为明确的运用。盛氏针灸疗法是上海市虹口区非物质文化遗产项目之一,具有百年历史,其六条新经脉学说弥补了经脉辨证中临床症状与经脉关系,以及经脉电测定学说通过测定井穴皮肤电阻,诊断经脉虚实状态,可视化的经脉诊断结果体现经脉辨证的数据性与客观性,具有辅助针灸临床经脉诊断,提高临床诊断的准确性与治疗疗效。通过本次研究证实盛氏六脉诊疗技术可以更有效治疗颈型颈椎病,在镇痛与改善症状方面优于对照组。

（3）盛氏针灸疗法之颈椎椎体与经脉的关系学说,明确经脉与颈椎椎体的一一对应关系,具有开创性:颈椎与经脉的关系从已有经脉循行看多于督脉、膀胱经、胆经等有关,多呈纵向循行,但临床中颈椎病的症状既有纵性症状,已有横行症状,与神经类似,但有别于神经,研究证实《四总穴歌》中"头项寻列缺"可能有误,亦说明颈椎与经脉存在一定对应关系,因此盛氏针灸疗法之六条新经脉学说与颈椎与经脉关系学说很好地补充了颈椎病的经脉循行路线与颈椎之间关系的内容,具体联系见表4-21。

表 4-21　颈椎椎体与经脉的关系

颈椎	关联经脉	局部穴位	远端穴位
第3颈椎	胆经、大肠经、肝经	风池	合谷
第4颈椎	大杼经	肩杼	落枕
第5颈椎	三焦经	天髎	中渚
第6颈椎	风门经	肩风	列缺
第7颈椎	小肠经	肩中俞	后溪

通过本研究发现盛氏六脉诊疗技术在改善颈型颈椎病的疼痛程度、临床症状方面具有显著优势,尤其镇痛方面尤为明显。因此,本研究认为盛氏针灸疗法具有治疗颈型颈椎病的作用,在镇痛方面有显著优势;兼备了经脉电测定技术和经脉与经脉关系学说拓展针灸诊治颈型颈椎病新思路与新方法,值得临床推广。

五、祛邪回神针法结合认知行为疗法治疗轻度抑郁症的临床观察

抑郁症作为人类主要的精神疾患之一,具有自杀率高,社会负担重的特点。临床表现为情绪低落,兴趣减退,思维反应迟钝,严重者具有消极的行为。据世界卫生组织统计,全球约有3.22亿抑郁症患者,患病率高达4.4%,每年有85万人的死亡与抑郁相关。抑郁症的终生患病率高达15%,15%的重度抑郁可因自杀而导致死亡。目前抑郁症的治疗以西药为主要治疗手段,但起效慢、疗效不佳、成瘾,以及药物的毒副作用等问题影响临床应用。此外,心理疗法作为有效治疗抑郁症的方法,亦存在起效慢、疗效不巩固等问题,因此,探寻一种快速起效且无毒副作用的疗法势在必行。针灸疗法作为中医疗法之一,在调节免疫、内分泌激素、神经系统等方面作用已得到广泛验证,且无明显毒副作用。上海市非物质文化遗产项目——盛氏针灸疗法自创的祛邪回神针法治疗抑郁症,经长期临床应用发现具有起效快,疗效显著等特点,为了客观验证祛邪回神针法治疗抑郁症的疗效,按照随机对照原则严谨设计

研究方案,报告如下。

1. 临床资料

(1) 一般资料:根据《国际疾病分类 ICD-10(第 10 版)》符合 ICD 中抑郁发作的诊断标准,纳入符合研究范围的轻度抑郁症患者 90 例,均来自上海市中西医结合医院针灸科、神志病科与虹口区精神卫生中心的门诊。采用随机试验设计方法(用简单数字表法,随机化分组方案隐藏)分为针刺组、针刺结合心理组和心理组,均 30 例,三组患者性别、年龄、病程比较无显著差异 ($P > 0.05$),具有可比性,详见表 4-22。

表 4-22 三组一般资料比较($\bar{x} \pm s$)

组别	例数	性别(例)		年龄(岁)	病程(年)
		男	女		
针刺组	30	10	20	38.21±4.52	3.11±1.32
心理组	30	8	22	37.12±3.46	3.41±1.25
针刺加心理组	30	9	21	39.42±4.24	3.53±1.42

(2) 诊断标准

1) 症状标准:心境低落由轻到重,同时伴有以下项目中的 4 个则可判定。① 无兴趣感及愉悦感;② 身体感到疲劳,精力明显下降;③ 运动较为迟缓;④ 明显的自卑感及内疚感;⑤ 想象及思考能力显著下降;⑥ 有轻生的念头,甚至产生自杀倾向;⑦ 睡眠质量严重下降;⑧ 食欲不振,体重显著减轻;⑨ 无性欲望,性能力降低。若患者的社会功能受到损害,使得患者自身承受极大的痛苦则判定病情严重。

抑郁程度参照汉密尔顿抑郁量表(hamilton depression scale, HAMD):积分<7 分为正常;积分 7~16 分为轻度抑郁状态;积分在 17~23 分为中度抑郁状态;积分在 24~34 分为重度抑郁状态;积分>34 分为严重抑郁症。

2) 病程标准:有以上症状的同时持续 2 周的时间。如有情感性障碍家族史则有助于诊断。

(3) 纳入标准:① 符合轻度抑郁症的西医诊断标准;② 年龄 18~50 岁,性不限;③ HAMD 评分在 7~16 分之间,属于轻度患者;④ 在接受本研究方法期间停用其他疗法;⑤ 自愿加入本研究,并签署知情同意书者。

(4) 排除标准:① 排除器质性精神障碍;精神分裂症双相障碍及合并其他精神障碍;躯体疾病如甲状腺功能减退所致精神障碍,药物或其他活性物质和非成瘾物质所致精神障碍。② 合并各种心脑血管、肝、肾、造血系统等严重原发性疾病者。③ 易合并感染和出血者。④ 有严重的自杀企图和行为者。

(5) 剔除标准:① 疗程未结束但发生严重不良反应,根据医生的判断应停止相应治疗者,即中止该病例的临床研究,但已超过 1/2 疗者应统计疗效;② 临床研究期间出现病情持续恶化等危险事件,根据医生的判断应该停止临床试验者,即中止该病例的临床研究,但已超过 1/2 疗程者应统计为无效。

2. 治疗方法

(1) 针刺组

1) 采用祛邪回神针法针刺治疗,穴位选取:人中、少商(双侧)、隐白(双侧)、大陵(双侧)、申脉(双侧)。

2) 操作方法:取仰卧位,按照国家标准《腧穴名称与定位》(GB/T 12346—2006)选取上述穴位;穴位局部皮肤常规消毒,选用直径 0.25 mm×40 mm 一次性不锈钢毫针针刺,大陵与申脉穴采用直刺进针,人中、少商、隐白采用斜刺进针,要求缓慢进针,刺激量大,留针30 min;针刺操作人员均统一培训,规范操作。

3) 治疗时间:留针 30 min,每周 5 次,共治疗 15 次。

(2) 心理组:采用认知行为治疗,由精神科治疗师负责实施,共 6 次,每周 2 次,每次50 min,治疗均设定固定主题和内容,按照治疗手册进行,依次:① 支持、建立关系、签订契约(倾听、共情、积极关注、抑郁症和 CBT 的心理教育等);② 了解、建立关系、认知评估(初步建立认知的个案概念化、设定治疗计划);③ 症状的心理意义和认知的作用(识别认知、行为功能分析、家庭作业进行认知行为记录和现实检验等);④ 认知与情绪的关系、认知重建、行为训练(行为激活、日常活动安排、家庭作业进行认知重建和行为训练);⑤ 认知、基本信念讨论与重建、行为训练(完善认知的个案概念化、行为的垂直分析、问题解决策略、家庭作用继续认知重建和行为训练,认知闪存卡和认知座右铭、检验基本信念);⑥ 认知、基本信念重建、行为训练与阶段小结(确认和修饰基本信念、阶段性总结前 6 次内容、巩固积极认知、继续行为训练、未来行为计划)。

(3) 针刺加心理组:针刺结合心理组采用祛邪回神针法针刺结合认知行为疗法治疗,操作方法与治疗时间同针刺组与心理组。

3. 治疗效果

(1) 观察指标:治疗前,治疗后 1 周,3 周的临床疗效,汉密尔顿抑郁量表(HAMD),汉密尔顿焦虑量表(Hamilton anxiety rating scale, HAMA)评分。

(2) 疗效标准:由 2 名精神科医生分别进行评定,两者间经一致性检验 Kappa = 0.90分。疗程结束后进行疗效评定,计算治疗前后 HAMD 评分改善率求得疗效指数。疗效指数 =(治疗前 HAMD 评分−治疗后 HAMD 评分)/治疗前 HAMD 评分×100%。痊愈:疗效指数>75%。显效:疗效指数>50%且≤75%。有效:疗效指数>25%且≤50%。无效:疗效指数≤25%。

(3) 统计学方法:由不参与临床研究实施的资料收集人员汇总后,由统计学专业人员负责分析处理。计数资料采用卡方检验,计量资料用均数±标准差($\bar{x}±s$)表示。采用 SPSS21.0 统计软件进行统计学处理。对数据进行正态性和方差齐性检验,符合正态分布且方差齐者,组间比较用单因素方差分析(One-way ANOVA)LSD 法,方差不齐用 Dunnett's T3 法;数据不符合正态分布用非参数检验,检验水准 $\alpha = 0.05$, $P < 0.05$ 为有统计学意义,并定期将数据输入进行数据统一统计校验。

（4）治疗结果

1）三组临床疗效比较

A. 治疗 1 周后针刺组有效率 73.3%、针刺结合心理组有效率 80%，优于心理组 46.7%（$P < 0.01$），详见表 4 - 23。

表 4 - 23　治疗 1 周后临床疗效比较（例）

组别	例数	显效	有效	无效	总有效率（%）
针刺组	30	4	18	8	73.3[1]
心理组	30	1	13	16	46.7
针刺加心理组	30	6	18	6	80[2]

注：1）与心理组比较 $P < 0.05$；2）与心理组比较 $P < 0.01$。

B. 治疗 3 周后针刺组有效率 86.7%、针刺结合心理组有效率 93.3%，优于心理组 63.3%（$P < 0.05$），详见表 4 - 24。

表 4 - 24　治疗 3 周后临床疗效比较（例）

组别	例数	显效	有效	无效	总有效率（%）
针刺组	30	9	17	4	86.7[1]
心理组	30	5	14	11	63.3
针刺加心理组	30	13	15	2	93.3[2]

注：1）与心理组比较 $P < 0.05$；2）与心理组比较 $P < 0.01$。

2）三组患者治疗前后 HAMD 评分比较：治疗前三组的 HAMD 评分比较差异无统计学意义（$P > 0.05$），具有可比性。治疗 1 周后针刺组、针刺结合心理组的 HAMD 评分改善优于心理组（$P < 0.01$）；治疗 3 周后针刺组、针刺结合心理组的 HAMD 评分改善优于心理组（$P < 0.05$）；提示针刺结合心理组抗抑郁优于心理组，起效时间快，详见表 4 - 25。

表 4 - 25　三组患者治疗前后 HAMD 评分比较（$\bar{x} \pm s$）

组别	例数	治疗前	治疗 1 周后	治疗 3 周后
针刺组	30	13.21±3.21	8.35±2.41[2]	6.23±2.31[1]
心理组	30	12.35±2.68	10.42±2.13	7.52±2.12
针刺加心理组	30	13.82±2.96	7.65±2.56[2]	6.16±2.01[1]

注：1）与心理组比较 $P < 0.05$；2）与心理组比较 $P < 0.01$。

3）三组患者治疗前后 HAMA 评分比较：治疗前 3 组的 HAMA 评分比较差异无统计学意义（$P > 0.05$），具有可比性。治疗 1 周后针刺组、针刺结合心理组的 HAMA 评分改善优于心理组（$P < 0.01$）；治疗 3 周后针刺组、针刺结合心理组的 HAMA 评分改善优于心理组（$P < 0.05$）；提示针刺结合心理组抗焦虑优于心理组，详见表 4-26。

表 4-26 三组患者治疗前后 HAMA 评分比较（$\bar{x}±s$）

组别	例数	治疗前	治疗 1 周后	治疗 3 周后
针刺组	30	15.21±3.68	9.34±2.83[2]	5.69±1.45[1]
心理组	30	14.25±2.94	11.45±3.03	6.65±2.03
针刺加心理组	30	15.01±3.22	8.88±2.32[2]	5.32±1.97[1]

注：1）与心理组比较 $P < 0.05$；2）与心理组比较 $P < 0.01$。

4. 讨论

抑郁症是现代医学名，归属中医学"郁证""脏躁""百合病"的范畴。中医郁证理论起源于《黄帝内经》，最早记载于张仲景《金匮要略·妇人杂病脉证并治》。郁证有广义和狭义之分。广义上，郁证泛指由外感六淫、七情内伤等多种因素引起的脏腑气机不和，从而导致多种病理产物滞塞和郁结之证。狭义上，仅指因情志因素而导致的气机阻滞，情志失常。

针灸治疗轻中度抑郁症具有临床疗效明确，不良反应少，安全等优势。近年来国内外开展针灸治疗轻中度临床研究表明，针灸在改善抑郁症患者心情低落、身体疲劳感、注意力下降，降低不良反应与副作用等方面具有一定优势，并在国内外相关机构发布的抑郁治疗指南中推荐针灸疗法作为辅助治疗。此外，针灸治疗抑郁症的机制研究也表明，针刺可良性调整 HPA 轴，下调血浆 ACTH 和 CORT 浓度，同时还可以通过调节细胞因子与脑源性神经营养因子，影响单胺类神经递质如 5-HT、DA 等水平，进而达到改善抑郁症的作用。但根据一项 Cochrane 的系统回顾，由于临床试验的证据质量普遍较低，针刺治疗的疗效是否优于药物，与药物联用时是否优于单用药物，是否优于心理治疗，以及是否具有安全性优势，均难以得到确切结论。

盛氏针灸疗法是上海市非物质文化遗产项目，已有百年历史，在针灸治疗神志疾病方面积累了大量临床资料。在发病原因方面，盛氏针灸疗法认为随着社会的发展，人们精神状态因人与自然（六淫、戾气等）、人与社会（七情、劳逸、饮食），以及人与脏腑功能（痰湿、瘀血）等问题互相冲突，耗损阳气，导致邪气轻易入侵体内，影响五脏功能与气血运行，进而侵占思维行为的指挥权出现神志失常的临床表现。

郁证属于神志病，传统中医多采用调节脏腑气血状态以达到治疗郁证的效果，在查阅大量文献可以发现：针灸多以选取头穴为主要穴位治疗，辅以体针治疗，如百会、神庭等，远取合谷、足三里、三阴交等，临床取得一定疗效。但是即使部分经验穴能获得满意疗效，但就中医而言，郁证的中医针灸治疗需要严格的脏腑经脉辨证，根据辨证辨经结果选区相应经脉与穴位。盛氏针灸疗法根据长期临床观察，在中医针灸治疗郁证方面认为，郁证的主要病位与病机是神明受损，人处于失神状态。因此，根据不同病因应采用不同治疗方案。因外邪入侵扰乱神明的郁证以"祛除外邪，回神明志"为主要治则；因五脏功能失调出现气血逆乱而导致神明受损的郁证以"通调病脏之气血以养神明"为主要治则；如内外兼困，则和而治之。

在针刺选穴与操作手法方面，盛氏针灸疗法认为"慢速的针灸重刺激井穴"的方法具有祛除外邪，回神定志的功效，慢速即为缓慢的进针，重刺激即为重插与左转针刺手法。孙思邈《备急千金要方》中记载的"十三鬼穴"是目前临床治疗精神疾患的重要组穴，其中大部分的穴位均位于人体的端点，针刺时刺激量巨大，患者多有疼痛难忍之感，但针刺后均可静心宁神，因此盛氏针灸疗法经过长期临床实践，改良选用十三鬼穴之人中、少商、隐白、大陵、申脉 5 个穴位，结合慢速的重刺激针法命名为"祛邪回神针法"。

认知行为治疗（cognitive behavioral therapy，CBT）是一组综合的心理行为治疗方法，主要原理是通过改变抑郁患者的思维、信念及行为，达到改善或消除抑郁患者的不良认知，与不良情绪和行为。目前认知行为疗法是抑郁症治疗中的非药物治疗首选方案，但存在起效周期慢，远期疗效不巩固等问题。

通过本研究证实祛邪回神针法是治疗轻度抑郁症的有效方法之一，联合认知行为疗法具有更好的疗效，并能显著缩短起效时间，值得临床推广。

附录一　子午流注简便选穴法

　　盛氏针灸疗法对于针灸治疗疾病,除了注重通过经脉辨证来诊断疾病,选择相应经脉腧穴运用补虚泄实的治疗方法外,还注重子午流注,认为应"因时施治""按时针灸""按时给药"等。下面附子午流注的研究及快速便查法。

　　子午流注是中国古典传统医学的一个重要部分,根源于五运六气,它记载于中国最早的医学著作《黄帝内经》(《素问》和《灵枢》)中。它概括了整个中国经典医学理论体系,医学理论深奥,学者较难掌握推算和运用,尤其对国外学者来说,更是困难重重。子午流注被历代医学家所重视,亦得到国外医学家所注意。由于历史条件的限制,虽然子午流注得到历代医家的整理和发扬,但由于理论深奥,推算复杂,很难应用于临床。经过多年的探索,发现了快速查穴的方法,能使学者在一分钟的时间内,即可查到何日、何时开何穴。随时可以灵活运用,发挥子午流注的作用。

　　子午流注的主要内容是根据"天人相应"的原理,人是小天地,与宇宙大天地相关联系,人体气血的循环,受大自然的影响,阴阳气血的盛衰,随自然界的变化,周而复始,有规律地变化着。

　　在一天之中"子"是半夜 23~1 点钟,"午"是中午 11~13 点钟,在一年之内"子"是子冬至(12 月 21~22 日)开始的半个月,"午"是自夏至(6 月 21~22 日)开始的半个月。冬至是阴尽阳生,夏至是阳尽阴生,子午是表示时间、气候的变化。

　　"流"是流动,"注"是灌注,流注就是将人体气血比作水流,从子到午,从午到子循环流注。随着时间的变换,阴阳各经气血有盛有衰,状如海水涨潮退潮,有固定的时间一样,周流循环不息。十二经的六十六个穴位(井、荥、输、原、经、合)按规定的日时开穴,这是针灸治病取穴最适当的时机。

　　子午流注法则一般临床应用的有两种。

　　(一) 十二经纳支法

　　根据人体生物钟将十二经纳入十二地支十二时辰,每天二十四小时配合十二经脉脏腑。运用子母补泻的法则,选取穴位,每天循环一周。

　　(二) 子午流注法

　　十二经的五输穴和原穴配合五行和天干地支,规定某日某时开某穴,每天循环一周。

　　首先,必须知道什么叫"天干"和"地支"?

　　在中国古代,人们经常用天干、地支来计算年份、月份、日子和时辰。

1. 十天干

为了国外学者便于学习,十天干使用阿拉伯数字来代替(表1-1)。

表1-1　天干与阿拉伯数字对照表

甲	乙	丙	丁	戊	己	庚	辛	壬	癸
1	2	3	4	5	6	7	8	9	10

2. 十二地支

十二地支试用罗马数字来代替(表1-2)。

表1-2　地支与罗马数字对照表

子	丑	寅	卯	辰	巳	午	未	申	酉	戌	亥
I	II	III	IV	V	VI	VII	VIII	IX	X	XI	XII

3. 天干地支相配合成六十甲子

天干地支符号对照表见表1-3。

表1-3　天干地支符号对照表

1	2	3	4	5	6	7	8	9	10	11	12
甲子	乙丑	丙寅	丁卯	戊辰	己巳	庚午	辛未	壬申	癸酉	甲戌	乙亥
1 I	2 II	3 III	4 IV	5 V	6 VI	7 VII	8 VIII	9 IX	10 X	11 XI	12 XII
13	14	15	16	17	18	19	20	21	22	23	24
丙子	丁丑	戊寅	己卯	庚辰	辛巳	壬午	癸未	甲申	乙酉	丙戌	丁亥
3 I	4 II	5 III	6 IV	7 V	8 VI	9 VII	10 VIII	1 IX	2 X	3 XI	4 XII
25	26	27	28	29	30	31	32	33	34	35	36
戊子	己丑	庚寅	辛卯	壬辰	癸巳	甲午	乙未	丙申	丁酉	戊戌	己亥
5 I	6 II	7 III	8 IV	9 V	10 VI	1 VII	2 VIII	3 IX	4 X	5 XI	6 XII
37	38	39	40	41	42	43	44	45	46	47	48
庚子	辛丑	壬寅	癸卯	甲辰	乙巳	丙午	丁未	戊申	己酉	庚戌	辛亥
7 I	8 II	9 III	10 IV	1 V	2 VI	3 VII	4 VIII	5 IX	6 X	7 XI	8 XII
49	50	51	52	53	54	55	56	57	58	59	60
壬子	癸丑	甲寅	乙卯	丙辰	丁巳	戊午	己未	庚申	辛酉	壬戌	癸亥
9 I	10 II	1 III	2 IV	3 V	4 VI	5 VII	6 VIII	7 IX	8 X	9 XI	10 XII

注:1~60个号码,其中单数属阳,偶数属阴。

十天干与十二地支顺序相配一周是60天。因此,以年来讲,是一个循环60年;以月来讲,是一个循环60个月;以日来讲,是一个循环60日;以时辰来讲,是一个循环60时辰(5天)。

举例来说,如某人新生一个小孩是阳历 1990 年 1 月 1 日 12 点钟出生(表 1-4)。

表 1-4　年月日时辰阴阳历干支对照表

	年	月	日	时
阳　历	1990	1	1	12
阴　历	1989	12	5	12
天干地支	己巳	丙子	丙寅	甲午

由上可知,这小孩应该是己巳年丙子月丙寅日甲午时生,这就是习惯上讲的生辰八字。

(1)十二经脉配合一天内的十二时辰:详见表 1-5。

表 1-5　十二地支时辰经脉对照表

十二地支	24 小时	十二经脉
子	23~1	胆
丑	1~3	肝
寅	3~5	肺
卯	5~7	大肠
辰	7~9	胃
巳	9~11	脾
午	11~13	心
未	13~15	小肠
申	15~17	膀胱
酉	17~19	肾
戌	19~21	心包
亥	21~23	三焦

(2)天干地支相应五行阴阳:详见表 1-6。

表 1-6　五行阴阳干支对照表

五行	木		火		土		金		水	
阴阳	阳	阴	阳	阴	阳	阴	阳	阴	阳	阴
天干	甲	乙	丙	丁	戊	己	庚	辛	壬	癸
地支	寅	卯	午	巳	辰戌	丑未	申	酉	子	亥

（3）十二经相应天干的阴阳五行：详见表1-7。

表1-7　脏腑阴阳五行天干对照表

五行	木	火	土	金	水
腑	胆	小肠	胃	大肠	膀胱、三焦
阳	甲	丙	戊	庚	壬
阴	乙	丁	己	辛	癸
脏	肝	心	脾	肺	肾、心包

（4）五输穴和原穴相应五行：详见表1-8。

表1-8　五行与脏腑五输穴原穴对照表

五行	经脉	木	火	土		金	水
五输穴和原穴		井	荥	输	原	经	合
阴经(脏)	肺	少商	鱼际	太渊	太渊	经渠	尺泽
	心包	中冲	劳宫	大陵	大陵	间使	曲泽
	心	少冲	少府	神门	神门	灵道	少海
	脾	隐白	大都	太白	太白	商丘	阴陵泉
	肝	大敦	行间	太冲	太冲	中封	曲泉
	肾	涌泉	然谷	太溪	太溪	复溜	阴谷
阳经(腑)	大肠	商阳	二间	三间	合谷	阳溪	曲池
	三焦	关冲	液门	中渚	阳池	支沟	天井
	小肠	少泽	前谷	后溪	腕骨	阳谷	小海
	胃	厉兑	内庭	陷谷	冲阳	解溪	足三里
	胆	窍阴	侠溪	足临泣	丘墟	阳辅	阳陵泉
	膀胱	至阴	通谷	束骨	京骨	昆仑	委中

（5）十二经五输穴结合阴阳五行产生的母子补泻穴：详见表1-9。

表1-9　十二经脉五输穴母子补泻对照表

天干	五行和阴阳	十二经脉	母穴	五输穴的五行	五行相生	子穴	五输穴的五行	五行相生
甲	阳木	胆	侠溪	荥水穴	水生木	阳辅	经火穴	木生火
乙	阴木	肝	曲泉	合水穴	水生木	行间	荥火穴	木生火
丙	阳火	小肠	后溪	输木穴	木生火	小海	合土穴	火生土
	阳相火	三焦	中渚	输木穴	木生火	天井	合土穴	火生土

续　表

天干	五行和阴阳	十二经脉	母穴	五输穴的五行	五行相生	子穴	五输穴的五行	五行相生
丁	阴火	心	少冲	井木穴	木生火	神门	输土穴	火生土
	阴相火	心包	中冲	井木穴	木生火	大陵	输土穴	火生土
戊	阳土	胃	解溪	经火穴	火生土	厉兑	井金穴	土生金
己	阴土	脾	大都	荥火穴	火生土	商丘	经金穴	土生金
庚	阳金	大肠	曲池	合土穴	土生金	二间	荥水穴	金生水
辛	阴金	肺	太渊	输土穴	土生金	尺泽	合水穴	金生水
壬	阳水	膀胱	至阴	井金穴	金生水	束骨	输木穴	水生木
癸	阴水	肾	复溜	经金穴	金生水	涌泉	井木穴	水生木

1）十二经纳支法：十二经配合十二地支在一天的十二时辰气血运行 1 周,每一经脉气血流注是一个时辰(2 小时)。中国古代的医药家发现利用这个现象进行治疗可获得更好的疗效。

气血流注进入肺经是上午 3 点钟,而离开是上午 5 点钟。气血顺序流注十二经脉,从肺经最后到达肝经是十二个时辰(24 小时)。次日早晨 3 点再从肝经进入肺经。这个气血流注顺序经脉的情况就叫作"脏腑钟"。

如某一经脉或脏腑受到病邪的入侵,最好的治疗时间是在其本身气血流注时辰的开始给予强刺激泻法来祛邪。如某一经脉或脏腑气血衰弱,最好的治疗时间是在其本身气血流注时辰的末了给予轻刺激补法来扶正。

例如,肺经病邪入侵给予强刺激泻法应在上午 3 点开始的时候,如肺经虚弱需要给予补法,应在上午 5 点的时候。当你在扶正和泻邪的时候,肺经和肺脏同样都自动得到调整,这就是"脏腑钟"的作用。

十二经(脏腑)配合十二时辰,取其母子进行补泻,见表 1-10。

表 1-10　十二经脉时辰母子补泻对照表

十二 地支	子	丑	寅	卯	辰	巳	午	未	申	酉	戌	亥
脏腑钟	胆 23～1	肝 1～3	肺 3～5	大肠 5～7	胃 7～9	脾 9～11	心 11～13	小肠 13～15	膀胱 15～17	肾 17～19	心包 19～21	三焦 21～23
泻子穴	阳辅	行间	尺泽	二间	厉兑	商丘	神门	小海	束骨	涌泉	大陵	天井
补母穴	侠溪	曲泉	太渊	曲池	解溪	大都	少冲	后溪	至阴	复溜	中冲	中渚

泻子穴应在时辰的开始,补母穴应在时辰的末了。

2）子午流注法：根据十二级的五输穴和原穴配合天干地支,在结合每天的天干去选择按规定时间开穴,每 10 天一个循环。

按照古代和现代的针灸书著去寻找某年、某月、某日、某时开某穴,是一个较麻烦和曲折的过程,需要花费一定的时间。现在我们找到了一个又简单又快速的方法,能在 20 秒内就能找到所需穴位。

首先,在明确一年内每一天的天干地支基础上,制作成表1-11~表1-20。每一表格有它自己的日期和开穴时间,在表格的右上角有一个编号,如在表1-11的右上角有1、11、21、31、41、51,在表1-12是2、12、22、32、42、52,依次类推,直到表1-20是10、20、30、40、50、60。

假如今天是2019年2月18日,可以通过日干支表查询该日的干支为丙戌,随后,可以发现23这个号码是在表1-13中,表1-13就是这一天12个时辰所开的穴位,您可以选择与治疗有关的时间和穴位。假如患者是心包经方面的病痛,可以按照表内在13~15点钟取劳宫穴,随后再取所需的有关穴位,亦可增加疗效。由于甲与己合,乙与庚合,丙与辛合,丁与壬合,戊与癸合,因此,在表内"合日互用"栏的穴位亦可应用,如在该日13~15点钟是肝或肝经的疾患,就可取用太冲穴,同时也可结合"十二经纳支法"一起取用。

子午流注开穴见表1-11~表1-20可以方便快速地查找当日应选用的穴位,有利于针灸临床诊治及疗效的提高。

表1-11 时间干支为1甲子1Ⅰ,11甲戌1Ⅺ,21甲申1Ⅸ, 31甲午1Ⅶ,41甲辰1Ⅴ,51甲寅1Ⅲ时选穴

时　　辰	十二经脉气血流注	
	因定时间开穴	合日相互惜用
甲子1Ⅰ 23~1		阳辅(GB38)
乙丑2Ⅱ 1~3	行间(LI2)	
丙寅3Ⅲ 3~5		小海(SI8)
丁卯4Ⅳ 5~7	神间(H7)、太溪(K3)、大陵(P7)	
戊辰5Ⅴ 7~9		支沟(TH6)
己巳6Ⅵ 9~11	商丘(SP5)	隐白(SP1)
庚午7Ⅶ 11~13		
辛未8Ⅷ 13~15	尺泽(LU5)	鱼际(LU1)
壬申9Ⅸ 15~17		
癸酉10Ⅹ 17~19	中冲(P9)	大溪(K3)
甲戌11Ⅺ 19~21	窍阴(GB44)	
乙亥12Ⅻ 21~23		中封(LI4)

表1-12 时间干支为2乙丑2Ⅱ,12乙亥2Ⅻ,22乙酉2Ⅹ, 32乙未2Ⅷ,42乙巳2Ⅵ,52乙卯2Ⅳ时选穴

时　　辰	十二经脉气血流注	
	因定时间开穴	合日相互惜用
丙子3Ⅰ 23~1	前谷(SI2)	
丁丑4Ⅱ 1~3		少海(H3)
戊寅5Ⅲ 3~5	陷谷(ST43) 丘墟(GB40)	

时　辰	十二经脉气血流注	
	固定时间开穴	合日相互惜用
己卯 6 Ⅳ 5~7		间使(P5)
庚辰 7 Ⅴ 7~9	阳溪(LI5)	商阳(LI1)
辛巳 8 Ⅵ 9~11		
壬午 9 Ⅶ 11~13	委中(UB40)	通谷(UB66)
癸未 10 Ⅷ 13~15		
甲申 1 Ⅸ 15~17	液门(TH2)	临泣(GB41)
乙酉 2 Ⅹ 17~19	大敦(LI1)	
丙戌 3 Ⅺ 19~21		陷谷(SI5)
丁亥 4 Ⅻ 21~23	少府(H8)	

表 1-13　时间干支为 3 寅 3Ⅲ,13 丙子 3Ⅰ,23 丙戌 3Ⅺ,
33 丙申 3Ⅸ,43 丙午 3Ⅶ,53 丙辰 3Ⅴ时选穴

时　辰	十二经脉气血流注	
	固定时间开穴	合日相互惜用
戊子 5 Ⅰ 23~1		足三里(ST36)
己丑 6 Ⅱ 1~3	太白(SP3) 太冲(LI3)	
庚寅 7 Ⅲ 3~5		天井(TH10)
辛卯 8 Ⅳ 5~7	经渠(LU8)	少商(LU11)
壬辰 9 Ⅴ 7~9		
癸巳 10 Ⅵ 9~11	阴谷(K10)	然谷(K2)
甲午 1 Ⅶ 11~13		
乙未 2 Ⅷ 13~15	劳宫(P8)	太冲(LI3)
丙申 3 Ⅸ 15~17	少泽(SI1)	
丁酉 4 Ⅹ 17~19		灵道(H4)
戊戌 5 Ⅺ 19~21	内庭(ST44)	
己亥 6 Ⅻ 21~23		阴陵泉(SP9)

表 1-14　时间干支为 4 丁卯 4Ⅳ,14 丁丑 4Ⅱ,24 丁亥 4Ⅻ,
34 丁酉 4Ⅹ,44 丁未 4Ⅷ,54 丁巳 4Ⅵ时选穴

时　辰	十二经脉气血流注	
	固定时间开穴	合日相互惜用
庚子 7 Ⅰ 23~1	三间(LI3) 腕骨(SI4)	
辛丑 8 Ⅱ 1~3		曲泽(P3)

时　　辰	十二经脉气血流注	
	固定时间开穴	合日相互惜用
壬寅 9Ⅲ 3~5	昆仑（UB60）	至阴（UB67）
癸卯 10Ⅳ 5~7		
甲辰 1Ⅴ 7~9	阴陵泉（GB34）	侠溪（GB43）
乙巳 2Ⅵ 9~11		
丙午 3Ⅶ 11~13	中渚（TH3）	后溪（SI3）
丁未 4Ⅷ 13~15	少冲（H9）	
戊申 5Ⅸ 15~17		解溪（ST4）
己酉 6Ⅹ 17~19	大都（SP2）	
庚戌 7Ⅺ 19~21		曲池（LI11）
辛亥 8Ⅻ 21~23	太渊（LU9）　神门（H7）	

表 1-15　时间干支为 5 戊辰 5Ⅴ,15 戊寅 5Ⅲ,25 戊子 5Ⅰ,
35 戊戌 5Ⅺ,45 戊申 5Ⅸ,55 戊午 5Ⅶ时选穴

时　　辰	十二经脉气血流注	
	固定时间开穴	合日相互惜用
壬子 9Ⅰ 23~1		关冲（TH1）
癸丑 10Ⅱ 1~3	复溜（K7）	
甲寅 1Ⅲ 3~5		
乙卯 2Ⅳ 5~7	曲泉（LI8）	
丙辰 3Ⅴ 7~9		
丁巳 4Ⅵ 9~11	大陵（P7）	
戊午 5Ⅶ 11~13	厉兑（ST45）	
己未 6Ⅷ 13~15		
庚申 7Ⅸ 15~17	二间（LI2）	
辛酉 8Ⅹ 17~19		
壬戌 9Ⅺ 19~21	束骨（UB65）　冲阳（ST42）	
癸亥 10Ⅻ 21~23		涌泉（K1）

表 1-16　时间干支为 6 己巳Ⅵ,16 己卯 6Ⅳ,26 己丑 6Ⅱ,
36 己亥 6Ⅻ,46 己酉 6Ⅹ,56 己未 6Ⅷ时选穴

时　　辰	十二经脉气血流注	
	固定时间开穴	合日相互惜用
甲子 1Ⅰ 23~1	阳辅（GB38）	
乙丑 2Ⅱ 1~3		行间（LI2）

续 表

时　辰	十二经脉气血流注	
	因定时间开穴	合日相互惜用
丙寅 3 Ⅲ 3~5	小海(SI8)	
丁卯 4 Ⅳ 5~7		神门(H7)
戊辰 5 Ⅴ 7~9	支沟(TH6)	
己巳 6 Ⅵ 9~11	隐白(SP1)	商丘(SP5)
庚午 7 Ⅶ 11~13		
辛未 8 Ⅷ 13~15	鱼际(LU10)	尺泽(LU5)
壬申 9 Ⅸ 15~17		
癸酉 10 Ⅹ 17~19	太溪(K3) 太白(SP3)	中冲(P9)
甲戌 11 Ⅺ 19~21		窍阴(GB44)
乙亥 12 Ⅻ 21~23	中封(LI4)	

表 1-17　时间干支为 7 庚午 7Ⅶ,17 庚辰 7Ⅴ,27 庚寅 7Ⅲ,
37 庚子 7 Ⅰ,47 庚戌 7Ⅺ,57 庚申 7Ⅸ时选穴

时　辰	十二经脉气血流注	
	因定时间开穴	合日相互惜用
丙子 3 Ⅰ 23~1		前谷(SI2)
丁丑 4 Ⅱ 1~3	少海(H3)	
戊寅 5 Ⅲ 3~5		陷谷(ST43)
己卯 6 Ⅳ 5~7	间使(P5)	
庚辰 7 Ⅴ 7~9	商阳(LI1)	阳溪(LI5)
辛巳 8 Ⅵ 9~11		
壬午 9 Ⅶ 11~13	通谷(UB66)	委中(UB54)
癸未 10 Ⅷ 13~15		
甲申 1 Ⅸ 15~17	临泣(GB41) 合谷(LI4)	液门(TH2)
乙酉 2 Ⅹ 17~19		大敦(LI1)
丙戌 3 Ⅺ 19~21	陷谷(SI5)	
丁亥 4 Ⅻ 21~23		少府(H8)

表 1-18　时间干支为 8 辛未 8Ⅷ,18 辛巳 8Ⅵ,28 辛卯 8Ⅳ,
38 辛丑 8 Ⅱ,48 辛亥 8Ⅻ,58 辛酉 8Ⅹ时选穴

时　辰	十二经脉气血流注	
	因定时间开穴	合日相互惜用
戊子 5 Ⅰ 23~1	足三里(ST36)	
己丑 6 Ⅱ 1~3		太白(SP3)

时　　辰	十二经脉气血流注	
	因定时间开穴	合日相互惜用
庚寅 7Ⅲ 3~5	天井（TT10）	
辛卯 8Ⅳ 5~7	少商（LU11）	经渠（LU8）
壬辰 9Ⅴ 7~9		
癸巳 10Ⅵ 9~11	然谷（K2）	阴谷（K10）
甲午 1Ⅶ 11~13		
乙未 2Ⅷ 13~15	太冲（LI3）太渊（LU9）	劳宫（P8）
丙申 3Ⅸ 15~17		少泽（SI1）
丁酉 4Ⅹ 17~19	灵道（H4）	
戊戌 5ⅪⅠ 19~21		内庭（ST44）
己亥 6Ⅻ 21~23	阴陵泉（SP9）	

表 1-19　时间干支为 9 壬申 9Ⅸ，19 壬午 9Ⅶ，29 壬辰 9Ⅴ，
39 壬寅 9Ⅲ，49 壬子 9Ⅰ，59 壬戌 9Ⅺ时选穴

时　　辰	十二经脉气血流注	
	因定时间开穴	合日相互惜用
庚子 7Ⅰ 23~1		三间（LI3）
辛丑 8Ⅱ 1~3	曲泽（P3）	
壬寅 9Ⅲ 3~5	至阴（UB67）	昆仑（UB60）
癸卯 10Ⅳ 5~7		
甲辰 1Ⅴ 7~9	侠溪（GB43）	阴陵泉（GB34）
乙巳 2Ⅵ 9~11		
丙午 3Ⅶ 11~13	后溪（SI3）阳溪（LI5）束骨（UB65）	中渚（TH3）
丁未 4Ⅷ 13~15		少冲（H9）
戊申 5Ⅸ 15~17	解溪（ST41）	
己酉 6Ⅹ 17~19		大都（SP2）
庚戌 7Ⅺ 19~21	曲池（LI11）	
辛亥 8Ⅻ 21~23		太渊（LU9）

表 1-20　时间干支为 10 癸酉 10Ⅹ，20 癸未 10Ⅷ，30 癸巳 10Ⅵ，
40 癸卯 10Ⅳ，50 癸丑 10Ⅱ，60 癸亥 10Ⅻ时选穴

时　　辰	十二经脉气血流注	
	因定时间开穴	合日相互惜用
壬子 9Ⅰ 23~1	关冲（TH1）	
癸丑 10Ⅱ 1~3		复溜（K7）

时　　辰	十二经脉气血流注	
	因定时间开穴	合日相互惜用
甲寅 1Ⅲ 3~5		
乙卯 2Ⅳ 5~7		曲泉(LI8)
丙辰 3Ⅴ 7~9		
丁巳 4Ⅵ 9~11		大陵(P7)
戊午 5Ⅶ 11~13		厉兑(ST45)
己未 6Ⅷ 13~15		
庚申 7Ⅸ 15~17		二间(LI2)
辛酉 8Ⅹ 17~19		
壬戌 9Ⅺ 19~21		束骨(UB65)
癸亥 10Ⅻ 21~23	涌泉(K1)	

1. 胡智海

盛氏针灸疗法第四代传人与代表性传承人,主任医师,副教授、硕士研究生导师,上海中医药大学附属上海市中西医结合医院针灸科主任与教研室主任,虹口区名中医。毕业于上海中医药大学针灸专业。担任中国整形医师协会中医美容分会常务理事,中国针灸学会灸疗分会委员,中国中西医结合学会教育工作委员会青年委员,中华中医药学会全科医学分会委员,上海针灸学会海派针灸分会副主任委员,上海针灸学会埋线专业委员会副主任委员,上海针灸学会软组织修复专业委员会副主任委员,上海中医药学会中医皮肤美容分会副主任委员,上海市中医药学会适宜技术分会常务理事,上海市中医专家社区师带徒项目专家成员,上海市首届中医药科普巡讲团成员,上海中医药领军人才学术共同体成员,虹口区针灸推拿质控组组长。主持与参与市级以上课题25项,发表论文41篇,出版著作2本。曾获得上海市区域名医提名奖、上海市卫生计生系统先进工作者、上海市卫生计生系统五四青年奖章、虹口区领军人才、虹口区十佳医生、上海中医药大学优秀科主任、上海市优秀志愿者等称号。

在中医传统诊疗基础上,擅长运用盛氏针灸疗法方法调治身体,针药结合治疗虚劳(亚健康)、失眠,抑郁焦虑症,月经失调、多囊卵巢综合征等妇科疾病,高血脂、高血黏度、肥胖等代谢综合征,骨关节运动系统疾病等。

2. 王毅

盛氏针灸疗法第五代传人,主治医师,上海市中西医结合医院针灸科副主任、上海中医药大学讲师。毕业于上海中医药大学针灸推拿骨伤系,2006年进入上海市中西医结合医院针灸科工作。担任上海中医药大学附属上海市中西医结合医院针灸科主任助理、第五党支部支部委员,上海针灸学会海派针灸分会委员、上海市针灸学会埋线专业委员会委员,上海市中医药学会中医住院医师规范化培训分会委员,虹口区针灸推拿质控组秘书长。主持市局级以上科研项目5项,发表论文23篇,作为副主编出版专著2本。在盛氏针灸疗法经脉测定仪研究与子午流注针法方面研究方面颇有造诣。曾获得医院优秀党员、优秀教学秘书、优秀论文奖等荣誉。

以盛氏针灸疗法学说为指导,采用中医针灸疗法如针、灸、罐、穴位注射、刺络放血等结合中药治疗内分泌、代谢、骨关节系统疾病,尤擅长针药治疗月经不调、多囊卵巢综合征、带下异常、老年性阴道炎等妇科疾患;肥胖、高尿酸血症等代谢综合征。通过经脉测定解读经脉状况。

3. 吴政

盛氏针灸疗法第五代传人,主治医师,毕业于上海中医药大学针灸推拿骨伤专业,2007年进入上海市普陀区长寿街道社区卫生服务中心针灸科工作,担任长寿街道社区卫生服务中心康复科负责人。上海针灸学会海派针灸分会委员,上海针灸学会埋线专业委员会委员。入选上海市中医专家社区师带徒项目。主持及参与市区级课题2项,发表论文3篇。曾获得全国优秀青年志愿者、上海市用户满意服务明星、普陀区青年英才、普陀区十佳医生等荣誉称号。

以盛氏针灸疗法为指导,采用针灸疗法结合中草药治疗骨关节、五官科、妇科及代谢疾病等,尤擅长运用针药治疗小儿近视、月经不调、痛经、肥胖等疾病。

4. 金晓晓

盛氏针灸疗法第五代传人,主治医师。毕业于上海中医药大学针灸推拿专业,2008年进入上海市长风社区卫生服务中心针灸科工作,上海针灸学会海派针灸分会成员,上海市针灸学会埋线专业委员会成员。入选上海市中医专家社区师带徒项目,主持及参与市区级科研项目3项,发表论文4篇,获得2018年度普陀区农工民主党优秀党员称号等荣誉。

以盛氏针灸疗法为指导,熟练运用各种中医针灸疗法,治疗骨关节病及内分泌系统疾病,尤擅长针灸治疗失眠及调理肥胖等代谢综合征。

5. 王雯

盛氏针灸疗法第五代传人,康复治疗师。毕业于上海中医药大学康复治疗学专业,2016年进入上海中医药大学附属上海市中西医结合医院针灸科工作。担任上海中医药大学附属上海市中西医结合医院针灸科科研秘书、中国针灸学会会员、上海针灸学会海派针灸分会委员。主持区级重点项目1项,参与市局级以上项目5项,发表论文6篇,作为副主编出版专著2本。在核心稳定力康复技术中医康复,中医针灸与康复技术融合方面研究颇有造诣,熟练掌握临床与动物试验技术流程。曾获得国家发明专利1项。

以盛氏针灸疗法学说为指导,融合传统康复技术结合康复理念治疗内分泌、代谢、骨关节系统疾病,尤擅长治疗中风、面神经炎、肥胖、代谢综合征、颈腰椎等脊柱源性疾病。经脉测定结果解读。

附录三 盛氏针灸疗法发展历程

年 份	事 件
1917	盛善本出生
1933	盛善本拜师学习中医针灸,形成盛氏六脉理论雏形
1945	盛善本在泥城桥地区开设诊所
1945	盛善本毕业于中国医学院
1958	盛善本进入上海金融医院任针灸科主任
1959	盛善本任上海虹口区中心医院针灸科主任
1970	盛善本继承师傅所授,完善盛氏针灸疗法,形成六条新经脉
1972	潘守纶进入上海市虹口区中心医院,盛善本收其为徒
1975	盛善本发表论文《针灸结合中药治疗慢性鼻窦炎疗效分析》(上海工人医生杂志,1975 年 7 期)
1975	盛善本发表论文《针刺及注射引起针刺后遗症的治疗》(上海医学情报交流杂志,1975 年 9 期)
1976	盛善本发表论文《为什么腕踝针能有疗效》(自然辩证法杂志,1976 年 2 期)
1977	盛善本发表论文《辨证分析治疗急性腰扭伤 100 例》(上海针灸年会论文汇编,1977 年)
1979	盛善本任上海市针灸学会委员,并被聘为上海针灸医生进修班教授,于 1984 年 9 月及 1987 年 12 月两次获得表彰状
1980	盛善本退休
1982	第一代二十经脉测定仪研制成功
1984	盛善本在挪威天然药物中心召开挪威针灸医生学习讨论会介绍针灸临床 40 年的经验总结及六条新经脉的应用,并登载在奥斯陆 *Aftenpoften* 及 *Oppland Arbeiderblad*。
1988	盛善本在中国北京科学院针灸研究所针灸专家座谈并大型报告会介绍六条新经脉的发现和临床应用
1988	盛善本在葡萄牙麦台拉岛丰沙尔第一届国际健康卫生人口保护会议上介绍六条新经脉的发现和应用(大会颁给主讲证书并将论文载于大会论文摘要汇编)
1988	盛善本在中国驻葡萄牙大使馆组织邀请在里斯本 Centro Clinico das Picoas 医院介绍针灸治疗在上海医院中的地位和疗效及六条新经脉的发现和应用

年 份	事 件
1989	盛善本在美国德州针灸协会邀请在德州休士顿该协会会员大会上介绍六条新经脉的发现和应用
1991	香港港清出版社出版《六条新经脉——针灸临床新疗》的英文版
1992	盛善本应在日本京都召开的第三次世界针灸学术大会的邀请,在会上以录像方式,发表了六条新经脉的发现
1993	研究成功二十经脉测定自动诊断仪,并获得国家实用新型发明专利
1993	盛善本与潘守纶受邀请赴中国台湾访问讲学,承陈立夫先生接见并赠书。访问阳明医学院传统医学研究所、荣氏总医院,并蒙海基会副秘书长李庆平先生设宴招待
1994	获得美国国立图书馆版权证书
1996	盛善本成功医治时任挪威上议院院长佛达尔的头风病,获得挪威永久居留权
1998	胡智海进入上海市中西医结合医院针灸科跟师于潘守纶、盛善本
1999	潘守纶、盛善本撰写《六条新经脉的发现》发表于《中国科学人》杂志
2004	盛善本过世
2005	潘守纶退休
2006	王毅进入上海市中西医结合医院针灸科跟师于胡智海
2008	胡智海任上海市中西医结合医院针灸科主任
2009	胡智海聘为副主任医师
2012	胡智海聘为上海中医药大学兼职副教授
2014	胡智海获得上海市卫生计生系统青年五四奖章
2014	上海市中医药发展办公室三年行动计划:盛氏针灸临床经验传承与创新项目立项
2014 起	胡智海在国家级及上海级中医药学习班上做盛氏针灸疗法相关学术报告 15 次
2015	上海市中西医结合医院针灸科入选虹口区重点专科,聘请中国针灸学会副会长吴焕淦教授、潘守纶副主任医师为学术顾问
2015	胡智海入选上海市中发办社区师带徒项目导师,带教吴政、金晓晓医师
2015	胡智海入选上海市中医药领军人才学术共同体人才项目
2015	盛氏针灸疗法志愿者服务团队成立
2016 起	胡智海参加上海星尚频道"X 诊所"栏目录制,共录制中医养生节目 30 余期,深受百姓喜爱
2016	胡智海聘为主任医师,上海中医药大学副教授,2016 胡智海聘为虹口区非物质文化遗产课堂讲师
2017	盛氏针灸疗法入选虹口区第三批非物质文化遗产项目
2017	胡智海入选虹口区盛氏针灸疗法代表性传承人

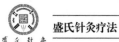
续　表

年份	事件
2018	胡智海入选虹口区领军人才
2018	虹口区名中医胡智海学术经验传承工作室成立
2018	胡智海获得上海市区域名医提名奖
2018	胡智海获得虹口区十佳医生称号
2018	胡智海获得上海市卫生计生系统先进工作者
2018	盛氏针灸疗法志愿者服务团队荣获虹口区首届最佳志愿者服务项目
2019	盛氏针灸疗法入选上海市第六批非物质文化遗产项目
2020	《盛氏针灸疗法》一书将由科学技术出版社出版